U0334388

中国居民营养与健康状况监测报告之十：2010—2013年

中国孕妇乳母营养与健康状况

主　　编　王　杰

副主编　杨丽琛　姜　珊

编写人员　（以姓氏笔画为序）

丁钢强　于文涛　于冬梅　王　竹　王　杰　王　睿

王丽娟　毛德倩　朴　伟　朴建华　毕　烨　李　敏

李卫东　杨丽琛　杨振宇　杨晓光　何宇纳　宋鹏坤

张　坚　张　倩　张环美　陈　竞　庞学红　房红芸

房玥辉　赵丽云　胡小琪　胡贻椿　荫士安　段一凡

姜　珊　黄　建　满青青　霍军生

人民卫生出版社

图书在版编目（CIP）数据

中国居民营养与健康状况监测报告之十：2010—2013年中国孕妇乳母营养与健康状况 / 王杰主编. —北京：人民卫生出版社，2020

ISBN 978-7-117-29540-6

Ⅰ. ①中… Ⅱ. ①王… Ⅲ. ①居民－合理营养－调查报告－中国－2010-2013②居民－健康状况－调查报告－中国－2010-2013③孕妇－膳食营养－调查报告－中国－2010—2013④妇女－哺乳－膳食营养－调查报告－中国－2010—2013 Ⅳ. ①R151.4②R194.3③R153.1

中国版本图书馆 CIP 数据核字（2020）第 017523 号

| 人卫智网 | www.ipmph.com | 医学教育、学术、考试、健康，购书智慧智能综合服务平台 |
| 人卫官网 | www.pmph.com | 人卫官方资讯发布平台 |

中国居民营养与健康状况监测报告之十：
2010—2013 年　中国孕妇乳母营养与健康状况

主　　编：王　杰
出版发行：人民卫生出版社（中继线 010-59780011）
地　　址：北京市朝阳区潘家园南里 19 号
邮　　编：100021
E - mail：pmph @ pmph.com
购书热线：010-59787592　010-59787584　010-65264830
印　　刷：中农印务有限公司
经　　销：新华书店
开　　本：787×1092　1/16　印张：13
字　　数：316 千字
版　　次：2020 年 2 月第 1 版　2020 年 2 月第 1 版第 1 次印刷
标准书号：ISBN 978-7-117-29540-6
定　　价：60.00 元

打击盗版举报电话：010-59787491　E-mail：WQ @ pmph.com
质量问题联系电话：010-59787234　E-mail：zhiliang @ pmph.com

　　国民营养与健康状况是反映国家经济与社会发展、卫生保健水平和人口素质的重要指标，也是制定国家公共卫生及疾病预防控制政策不可或缺的信息基础。定期开展具有全国代表性的人群营养健康状况监测，收集国民食物消费和营养素摄入状况、身体指数等信息，是分析国民营养与健康状况的重要手段，对提高全民族健康素养、推进健康中国建设具有重要意义。

　　近年来，我国社会经济快速发展，国民营养健康水平有所改善，对营养健康的需求也越来越高。但与此同时，工业化、城镇化、人口老龄化进程加快，以及生态环境、生活方式、膳食结构等的不断变化，也对居民营养与健康状况造成一系列新的影响。为及时获取这一关键时期中我国居民膳食模式信息，全面掌握我国城乡居民营养健康水平和营养相关慢性疾病的现况及变化规律，2010年原卫生部疾控局将过去10年开展一次的中国居民营养与健康状况调查变换为常规性的营养监测，于2010—2013年，由中国疾病预防控制中心营养与健康所在全国组织实施。

　　"2010—2013年中国居民营养与健康状况监测"覆盖全国31个省（自治区、直辖市）约25万人群，涵盖居民膳食与营养、体格发育状况、主要营养相关慢性病患病情况等。结果显示，近十年来我国营养素需要量基本得到满足，膳食质量有所提高，人群营养状况得到进一步改善。但居民膳食结构仍然不尽合理，微量营养素缺乏和营养失衡并存的现象依然存在，超重肥胖问题凸显，高血压、糖尿病等营养相关慢性病患病率持续增加。

　　当前，国民营养及健康状况日益受到政府相关部门及公众关注，《"健康中国2030"规划纲要》指出，推进健康中国建设，是全面建成小康社会、基本实现社会主义现代化的重要基础，是全面提升中华民族健康素质、实现人民健康与经济社会协调发展的国家战略，是积极参与全球健康治理、履行2030年可持续发展议程国际承诺的重大举措。为全力推进健康中国建设，我们要进一步加强国民营养工作，对不同地区、不同人群进行有针对性的营养干预，不断改善国民营养素养，为实现中华民族伟大复兴的中国梦和推动人类文明进步做出更大贡献。

原卫生部副部长
中华预防医学会会长
中国工程院院士
2018年8月

　　女性从怀孕到分娩后 2 年是孕育新生命、缔造母子健康、历经身心巨大挑战的重要生命历程,母亲是新生命 1 000 天营养与健康的重要承载者,母亲的营养与健康状况影响母婴双方近期和远期的患病风险,如超重、肥胖、高血压、糖尿病等,更影响儿童的体格、智力及成年后的劳动能力。关注生命早期 1 000 天母亲(孕妇和乳母)的营养与健康,即是关注社会发展和人类未来。《国民营养计划(2017—2030)》提出"定期开展人群营养状况监测",并把"生命早期 1 000 天营养健康行动"作为重大行动之一。根据营养对基因表观遗传学和疾病风险的影响,全生命周期的疾病预防应该从备孕、孕期和哺乳期女性着手,为建设健康中国夯实基础,增进社会健康、公平、和谐与活力。

　　为全面了解孕期和哺乳期女性的营养与健康状况,掌握关键信息及变化趋势,2010—2013 年,原国家卫生计生委疾控局组织开展中国居民营养与健康状况监测,其中 2010—2012 年对全国内地 31 个省(自治区、直辖市)150 个监测点的 6 岁及以上居民和孕妇开展了营养与健康监测,2013 年对全国内地 30 个省(自治区、直辖市,不含西藏自治区)55 个监测点的 0~5 岁儿童和 0~2 岁儿童的母亲(本报告中简称为乳母)进行调查。对于孕妇和乳母人群,调查了基本信息、经济收入、孕产史、疾病史、生活方式、食物消费频率、食物和调味品摄入量、补充剂服用情况,测量了身高、体重和血压,检测了血液中血红蛋白、血糖、维生素 A 和维生素 D 水平。针对孕妇人群,还调查了产检信息、三餐习惯,并测定了血脂水平。针对乳母人群,还调查了分娩信息、测量腰围,并检测血液中铁蛋白、C 反应蛋白、锌、维生素 B_{12}、叶酸水平,也回顾性询问了乳母在孕前和孕期的体重情况、贫血、补充剂服用和疾病状况,为系统分析孕前和孕期营养与健康状况对产后相关指标的影响提供证据。

　　与 2002 年全国居民营养与健康调查中的孕妇和乳母调查相比,2010—2013 年的孕妇和乳母调查有如下特点:①调查样本量增加,其中孕妇样本量由 3 662 人增加到 4 284 人,乳母样本量由 4 242 人增加到 12 514 人;②核心指标延续,孕妇和乳母的体格状况、食物和营养素摄入量、贫血和孕期疾病患病率、产检情况、乳母的分娩情况等;③调查窗口前移至怀孕前,包括调查了孕前贫血史、补充剂服用史、孕前体重等;④增加与孕产妇和新生儿健康密切相关的指标,包括孕期体重增长、产后体重滞留、母乳喂养和辅食添加知识与行为;⑤增加了实验室检测指标,包括血糖、血脂、铁蛋白、C 反应蛋白、锌、维生素 A、维生素 D、维生素 B_{12}、叶酸水平等。本报告基于 2010—2013 年监测方案,描述我国孕妇和乳母的营养与健康状况,分析与 2002 年监测中相同指标的变化趋势,并与膳食指南、中国居民膳食营养素参考摄入量等推荐指标进行比较，分析孕妇和乳母的重点营养与健康问题，提出营养改善与健康管理建议。

　　本报告中涉及的监测数据是在原国家卫生计生委的领导下，在各省、自治区、直辖市相关部门的大力支持下，经过国家监测工作组、各省及各监测点工作队的辛苦付出和调查对象的通力配合下完成的，书稿编写过程中得到了各级领导、妇幼营养领域专家以及监测工作组成员的鼎力相助，在此表示由衷的感谢。为了进一步提高本书的质量，以供再版时修改，诚恳地希望各位读者、专家提出宝贵意见。

王　杰　杨丽琛

2018 年 12 月

监测现场工作组成员

（按照姓氏笔画排序）

丁钢强　于文涛　于冬梅　马冠生　王　寻　王　杰　王　睿　王志宏　王丽娟
王京钟　王惠君　毛德倩　田　园　付　萍　朴建华　刘开泰　刘爱玲　许晓丽
孙　静　苏　畅　杜文雯　李　敏　李　婕　李卫东　李文仙　李丽祥　杨丽琛
杨艳华　杨振宇　杨晓光　何　丽　何宇纳　宋鹏坤　张　伋　张　宇　张　坚
张　兵　张　倩　张继国　陈　竞　庞学红　房红芸　孟丽萍　赵　彤　赵文华
赵丽云　胡小琪　胡贻椿　荫士安　段一凡　贾凤梅　贾珊珊　徐海泉　郭齐雅
黄　建　黄振武　赖建强　满青青　霍军生

目　录

第一章
调查方案

一、调查背景

生命早期 1 000 天，即从女性怀孕到子代 2 岁，是胎儿生长发育的关键窗口期，也是女性最特殊的生理和心理过程，孕期和哺乳期承载着母子营养与健康，对能量和营养素的需求明显高于非孕和非哺乳期。生命早期具有较强的可塑性，是全生命周期营养与健康改善的最重要环节。生命早期营养不但决定了胎儿组织器官与智力发育，更影响着基因表观遗传修饰，进而影响着子代患远期慢性、代谢性疾病的风险。同时，孕期和哺乳期营养与健康直接关系到孕产妇生命安全和分娩结局，也对孕产妇远期疾病风险有巨大影响。改善全生命周期健康必须从生命早期着手，从监测和促进孕产妇的营养与健康开始。

了解和分析孕妇和乳母的营养与健康状况及变化趋势，是促进孕产妇和胎儿生命安全、增进母子近期及远期健康、贯彻和落实《国民营养计划（2017—2030）》重要行动的基础，也是评价我国居民营养与健康水平，反映我国经济发展、卫生保健服务和人口素质的重要指标，并将为国家制定相关公共卫生政策提供科学依据。美国、日本等多个国家均定期开展孕产妇的营养与健康状况调查或监测，发布监测报告，根据监测结果制定营养改善政策，促进了当地人民健康和社会发展。

我国于 1959 年、1982 年、1992 年和 2002 年分别开展了四次全国范围的营养与健康调查，对于了解我国孕妇和乳母的膳食结构变迁、营养与健康水平及其相关慢性疾病的流行病学特点及变化规律发挥了重要作用，更为政府制定孕产妇营养与健康政策提供了重要科学依据。

2010—2013 年，原国家卫生与计划生育委员会疾病预防控制局组织开展了新一轮的中国居民营养与健康状况监测，其中 2010—2012 年对全国 31 个省、自治区、直辖市 150 个监测点的 6 岁及以上居民和孕妇开展了营养与健康监测，2013 年对全国 30 个省、自治区、直辖市 55 个监测点的 0~5 岁儿童和 0~2 岁儿童的母亲（本报告简称乳母）进行了调查，形成了约 25 万全人群和具有全国代表性的数据库。本报告依据监测数据库中孕妇和乳母的数据，描述了孕妇和乳母的基本情况、体格状况、血糖和血压状况、微量营养素状况、食物与营养素摄入情况、生活方式、疾病史、母乳喂养与辅食添加知识和行为等结果，分析了孕妇和乳母营养与健康状况的主要问题和变化趋势，提出了孕妇和乳母营养与健康改善的建议。

二、调查目的

了解孕妇和乳母的营养与健康状况，分析和发现存在的营养健康问题及相关危险因素，建立国民营养与健康状况监测体系和信息数据库，为政府部门制定营养与健康相关政策提供基础信息。主要包括：掌握孕妇和乳母的营养状况；掌握孕妇和乳母的健康状况；了解分娩结局；了解孕妇和乳母的生活方式；了解孕妇和乳母的膳食与营养素摄入状况；了解乳母对母乳喂养和辅食添加的知识、态度和行为。

三、调查设计

（一）调查对象

本报告的调查对象来自2010—2013年中国居民营养与健康状况监测中的孕妇和2岁以下儿童的母亲。其中2010—2012年完成孕妇调查，孕妇来自全国内地31个省（自治区、直辖市）的150个监测点（34个大城市、41个中小城市、45个普通农村和30个贫困农村），每个监测点抽取样本户的常住人口开展调查，若样本户中调查的孕妇人数不足30人，从所在监测点的妇幼保健院补充，每个监测点调查30名孕妇。2013年完成乳母调查，乳母来自全国内地30个省（自治区、直辖市，不含西藏自治区）的55个监测点（12个大城市、15个中小城市、18个普通农村和10个贫困农村）中抽取样本户的常住人口，每个监测点调查乳母200人。

调查方案通过了中国疾病预防控制中心营养与健康所伦理委员会审批，所有调查对象均签署了知情同意书。

（二）样本量

1. 孕妇 根据2002年全国居民营养与健康调查结果，孕妇贫血患病率为28.9%。假定调查时孕妇贫血患病率为20.0%，取精确度5.0%，α为0.05，则单纯随机抽样最小样本量为385名。考虑到多阶段整群抽样中群内同质性，假定设计因子为2.0，每层需样本量为770名，无应答率按10.0%计算，每层需要样本847名，四层共需调查3388名。最终设计每个监测点调查30名孕妇，150个监测点共调查4500名孕妇。

2. 乳母 根据2002年全国居民营养与健康调查结果，乳母贫血患病率为30.7%。假定调查时乳母贫血患病率为15.0%，取精确度3.0%，α为0.05，则单纯随机抽样最小样本量为545名。考虑到多阶段整群抽样中群内同质性，假定设计因子为2.0，每层需样本量为1090名。无应答率按10.0%计算，每层最终需要样本1212名。四层最少需要调查4848名正在哺乳的母亲，同时考虑到不哺乳母亲和调查儿童数，最终设计每个监测点调查200名乳母，55个监测点共调查11000名乳母。

（三）孕妇人群的抽样设计

采用多阶段分层与人口成比例的整群随机抽样的方法进行监测点、居（村）委会、样本户的抽取。

1. 县级行政单位分层及抽样框 中国居民营养与健康监测调查将全国所有县级行政单位（包括县、县级市、区）分为四层：大城市、中小城市、普通农村、贫困农村。

（1）大城市：直辖市、计划单列市、城区人口100万以上的省会城区共计32个大城市的

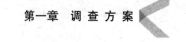

中心城区,本层含 146 个区。

(2)中小城市:上述大城市中心城区之外的所有的区、地级市城区和县级市,本层共 1 079 个区或县级市。

(3)贫困农村:指国家确定的扶贫开发重点县。本层在《2001—2010 年国家农村扶贫开发纲要》中确定的 592 个县中去掉县级市和区,共 559 个贫困县。

(4)普通农村:指贫困县以外的县,共 1 074 个县。

分层后,按国家标准地址码排队建立县级行政单位抽样框。

2. 监测点抽样方法 全国共抽取 150 个县(市、区)作为监测点,按照 4 类地区人口比例分配大城市 34 个、中小城市 41 个、普通农村 45 个、贫困农村 30 个。

3. 居(村)委会抽样方法 每个监测点共抽取 6 个居(村)委会。大城市只抽取居委会,中小城市和非贫困县抽样点 6 个居(村)委会在城镇与乡村中的分配与每个监测点中城镇和乡村常住人口比例大致相同。贫困县抽样点只抽取村委会。

(1)大城市、中小城市:以国家统计局"统计用区划代码和城乡划分代码库"中的村级单位信息为基础建立居(村)委会抽样框。每个监测点内,按居(村)委会的城乡属性代码分层,在每层内按地址码排队,以每个居(村)委会的常住人口累计数作为辅助指标,采用与人口成比例的方法,随机起点,等距抽取居(村)委会。大城市只抽取居委会,中小城市抽样点 6 个居(村)委会在城镇与乡村中的分配与每个监测点中城镇和乡村常住人口比例大致相同。若抽中居(村)委会户数不足 100 户,则将其与邻近的下一个居(村)委会合并抽取监测户。

(2)普通农村:以国家统计局"统计用区划代码和城乡划分代码库"中的乡镇级单位信息为基础建立乡镇抽样框。每个监测点内分别按乡镇地址码排队,用每个乡镇常住人口累计数作为辅助指标,采用与人口成比例的方法,随机起点,分别等距抽取 2 个乡和 1 个镇。按照全县居委会和村委会的人口比例,计算 6 个居(村)委会中居委会和村委员的比例(0:6 或 1:5 或 2:4)。若抽中居(村)委会户数不足 100 户,则将其与邻近的下一个居(村)委会合并抽取监测户。

(3)贫困农村:以国家统计局"统计用区划代码和城乡划分代码库"中的乡镇级单位信息为基础建立乡镇抽样框。每个监测点内按乡镇地址码排队,用每个乡镇常住人口累计数作为辅助指标,采用与人口成比例的方法,随机起点,等距抽取 3 个乡镇。每个乡镇中只抽取村委会,按村委会地址码排队,用每个村委会的常住人口累计数作为辅助指标,采用与人口成比例的方法,随机起点,等距抽取 2 个村委会。

4. 监测户抽选方法 从每个监测居(村)委会中随机抽取 75 户,每个监测点的 6 个居(村)委会共 450 个调查样本户。根据本居(村)委会中住户分布的实际情况,按地理位置(楼群、村民小组)将 25 户分为一群,将剩余户与邻近楼群或村民小组中的住户组织成一群,使所有住户都在抽样群中;按简单随机抽样原则,每个居(村)委会随机抽取 3 个群组成调查样本。在选定的 75 户中,第 1 群的 25 户和第 2 群的前 5 户作为 3 天 24 小时膳食回顾调查人群,第 2 群中剩余 20 户作为即食食品调查人群,第 3 群的 25 户作为食物频率法调查人群。监测户中的孕妇参加相应调查。

5. 孕妇补充人群 若随机抽样中样本户中的孕妇不足 30 人时,从当地妇幼保健院补充孕妇至 30 人。

（四）乳母人群的抽样设计

1. 监测点抽取 将中国内地除西藏自治区以外的 30 个省（自治区、直辖市）的所有县级行政单位分为大城市、中小城市、普通农村和贫困农村，从四类地区中随机抽取 55 个县（市、区）作为监测点，包括大城市 12 个、中小城市 15 个、普通农村 18 个、贫困农村 10 个。

2. 乡镇（街道）、居（村）委会抽取 在每个监测点内，分别按乡镇（街道）地址码排队，采用系统抽样方法抽取 3 个乡镇（街道）。每个乡镇（街道）抽取 3 个居（村）委会。如果抽中的 3 个居（村）委会的乳母样本数量不能满足总体样本量，可适当扩大居（村）委会数量。

3. 样本户和乳母抽取 根据居（村）委会的 2 岁以下儿童信息，抽取调查户，每个监测点完成 200 名 2 岁以下儿童的母亲调查，包括正在哺乳的母亲和不哺乳的母亲。

四、调查内容

包括询问调查、医学体检、实验室检测和膳食调查四个部分。询问调查采用问卷调查的方法，由培训合格的调查员开展面对面询问调查。

（一）询问调查

1. 孕妇的询问调查内容 询问孕妇的基本情况、健康情况和身体活动情况。其中：①基本情况包括：年龄、民族、婚姻状况、教育、职业、家庭人口数及经济收入等；②健康情况包括：怀孕和生育史、孕周、产检情况、孕前体重、孕前补充剂服用情况、婚前和孕前体检史、孕前贫血、孕期贫血、妊娠期高血压、妊娠期糖尿病、小腿痉挛、牙龈出血等疾病和症状，保健知识获取途径，慢性疾病家族史，以及吸烟和饮酒情况；③身体活动情况包括：工作、锻炼、家务中的活动情况和睡眠时间。

2. 乳母的询问调查内容 询问乳母的基本情况、健康情况和身体活动情况。其中：①基本情况包括：年龄、民族、婚姻状况、教育、职业、家庭人口数及经济收入等；②健康情况包括：怀孕和生育史、孕前体重、分娩前体重、产后 42 天体重、孕期补充剂服用情况、孕期贫血、妊娠期高血压、妊娠期糖尿病、小腿痉挛、牙龈出血等疾病和症状，在孕期接受健康教育情况、分娩情况、母乳喂养和辅食添加知识和行为，慢性疾病家族史，吸烟和饮酒情况，以及食物过敏情况；③身体活动情况包括：职业或家务、交通、休闲相关的身体活动，静坐和睡眠时间。

3. 社区基本信息调查问卷 每个监测点完成一份社区基本信息调查表，收集内容包括本区/县所辖区内人口、经济、社会及医疗卫生保健等方面的基本信息，由调查员按照要求，通过查阅资料，走访当地统计、卫生等部门，进行询问和记录。

（二）医学体检

1. 孕妇的医学体检 由经过培训和考核的人员，采用标准测量方法，集中开展医学体检。

（1）身高：采用 SG-210 型身高计，精确度为 0.1cm。

（2）体重：采用 RGT-14-RT 杠杆式体重秤，精确度为 0.1kg。

（3）血压：采用《中国高血压防治指南（2010）》中推荐的方法进行血压测量，测量仪器为 ZXJ300/40-1 助读式血压计和膜式医用听诊器，精确度为 2mmHg，收缩压和舒张压根据 Korotkoff 音确定。每人测量 3 次，每次测量完成后，断开血压计与袖带连接的软管，使袖带中的气体全部放掉，等待 30 秒左右再进行下一次测量。取 3 次测量的平均值作为血压最终结果。

2. 乳母的医学体检　由经过培训和考核的人员，采用标准测量方法，集中开展医学体检。

（1）身高：同孕妇的身高测量方法。

（2）体重：采用 TC-200k 电子体重秤，精确度为 0.01kg。

（3）腰围：采用 360 健康管理 0403 型腰围尺测量腰围，精确到 0.1cm。测量位置为腋中线肋弓下缘和髂嵴连线中点的水平位置，重复测 2 次，分别记录结果，两次测量误差<1cm。取 2 次测量的平均值作为腰围最终结果。

（4）血压：同孕妇的血压测量方法。

（三）血液样本采集与营养指标检测

实验室工作包括血液样本采集、处理、保存、运输和检测五部分。

1. 样本采集　用 1 支 2ml 一次性真空肝素锂抗凝采血管和 1 支 4ml 一次性真空分离胶采血管，采集孕妇和乳母空腹静脉血 6ml。

2. 样本处理　于取血后 0.5～1 小时内完成血样分离，并保持避光。①用 2 个 10μl 毛细管从 2ml 肝素锂抗凝管中取样，用于现场检测血红蛋白；②取 0.5ml 全血放入冻存管，粘贴采血编号；③将抗凝管中剩余样本以 1 500g/min 离心 15 分钟，分离血浆和白细胞，分别转移到冻存管中保存，并粘贴采血编号；④将 4ml 分离胶管静置 30 分钟后，以 1 500g/min 离心 15 分钟，分离血清，取 20μl 用于测定血糖；⑤将剩余血清分装到 4 个冻存管中，粘贴采血编号。

3. 样本保存　现场分装样本后，将样本放入冻存盒，并及时放入冰箱或冷藏箱。核对编号无误后，在每盒内附一张记录纸，写明取血地点所在市、区（县）、乡（村），血样类型，起始号、终止号、缺号、冻存条件、血样总数、日期，负责人签字。在冷冻盒外写明血样种类、起始编号和终止编号，放入 −70℃～−20℃冰箱保存。

4. 样本运输　每个监测点的现场血液样本采集工作全部结束后，在尽可能短的时间内由专人负责将血样运送至各省中心实验室，由专人接收，填写样本储存运送交接单。样本采用干冰或 1∶1 冰排运输，必须保证样品在运输途中不化冻。样本在省级和国家级于 −70℃冰箱保存。

5. 孕妇的血液样本检测指标与方法　孕妇的血液检测指标包括血红蛋白、血糖、血脂、维生素 A 和维生素 D。其中血红蛋白和血糖在调查现场及时检测，血脂、维生素 A 和维生素 D 由项目组统一检测。具体检测方法如下：

（1）血红蛋白：采用氰化高铁法，每个样本做两个平行检测，每天检测开始时先测定一次质控系列，包括标准液、质控液及盲样，并记录盲样编号。每测定 20～30 个样品做一套标准液和质控品。每天测定过程至少要进行三次质控系列测定。实验原始记录表和质控图

复印件返回国家实验室存档。

（2）空腹血糖：采用葡萄糖氧化酶法测定，检测在取血后3～5小时内完成，采用单次血糖测定，但每10个样品做一次双样测定；每测定50个样品做一套质控系列样品，包括定值葡萄糖液、冻干粉质控血清和盲样。质控系列样品做平行样测定。

（3）血脂：采用全自动生化仪检测检测血清胆固醇、甘油三酯、高密度脂蛋白胆固醇水平。

（4）血清视黄醇：采用高效液相色谱仪检测血清视黄醇水平，视黄醇标准品为 R7632，外部质量控制血清为美国疾病预防控制中心营养研究室提供，10% 样本进行双样测定，以保证方法的准确性和稳定性。

（5）血清 25-（OH）D：采用酶联免疫试剂盒测定血清 25-（OH）D 浓度。采用 2 个水平的质控品，10% 样本进行双样测定。

6. 乳母的血液样本检测指标与方法　乳母的血液检测指标包括血红蛋白、血糖、维生素 A、维生素 D、血清铁蛋白、转铁蛋白受体、高敏 C 反应蛋白（C-reactive protein，CRP）、锌、叶酸和维生素 B_{12}。其中前四项的检测方法与孕妇的样本检测方法相同，其他指标的检测方法分别为：

（1）血清铁蛋白、转铁蛋白受体、高敏 C 反应蛋白：采用免疫比浊法，全自动生化仪检测。

（2）血清锌：采用电感耦合等离子体质谱仪测定。

（3）血清叶酸：采用电化学发光法，全自动生化仪检测。

（4）血清维生素 B_{12}：采用电化学发光法，全自动生化仪检测。

（5）血清维生素 A：采用超高效液相色谱仪检测血清视黄醇水平，采用 3 个水平的质控品，5% 样本进行双样测定。

（6）血浆维生素 D：采用质谱仪测定血清中维生素 D_2 和 D_3 水平，用血清维生素 D 表示维生素 D_2 与 D_3 的总和。采用 2 个水平的质控品，5% 样本进行双样测定。

（四）膳食调查

1. 孕妇膳食调查的抽样设计　在每个居（村）委会抽取的 75 个家庭样本户，按地理位置（楼群／村民小组）分成每 25 户为一群，第 1 群的 25 户和第 2 群的前 5 户（共 30 户）作为 3 天 24 小时膳食回顾调查人群，第 3 群的 25 户作为食物频率调查人群。家庭样本户中的孕妇开展相应的 3 天 24 小时膳食回顾调查或食物频率调查，从妇幼保健院补充的孕妇只进行食物频率调查。

2. 乳母膳食调查的抽样设计　每个监测点的 200 名乳母中选取 30 名乳母，开展乳母及其家庭成员连续 3 天 24 小时膳食回顾和家庭调味品称重调查，其余乳母进行食物频率法问卷调查。

3. 膳食调查方法与内容　由经过培训和考核的调查员进行膳食询问调查和称重。

（1）连续 3 天 24 小时膳食调查：连续 3 天（包括 2 个工作日和 1 个休息日）完成个人 24 小时食物摄入量记录，包括在家和在外进食的所有食物的种类及摄入量。

（2）家庭调味品称重调查：采用称重记录法收集家庭 3 天内食用油和调味品的摄入量。同时记录 3 天内家庭用餐人员（包括客人）的性别、年龄、劳动强度、生理状况等基本信息。

（3）食物频率调查：利用食物频率调查问卷，收集孕妇在过去1年内和乳母在过去1个月各种或各类食物的消费频率及摄入量。

五、统计方法

（一）数据处理

1. 数据录入　采用统一编制的"中国居民营养与健康状况监测系统平台"进行录入。
2. 数据导出　上报数据为 ACCESS 格式，统一转换为 SAS 格式进行清理。
3. 数据清理　由项目组统一进行数据库清理。包括检验变量间的逻辑关系；分析变量的频数分布；查找缺失值、异常值和极端值，将数据中连续变量的1%~5%进行查验；确定变量的取值范围。
4. 数据核查　数据清理后，将异常值返回原调查点进行核查及修正，建立标准数据库。

（二）膳食数据分析

1. 能量和营养素摄入量　根据连续3天24小时膳食调查数据计算膳食能量和营养素摄入量。

（1）标准人系数的计算：标准人是指从事轻体力劳动的18岁男性，能量需要量为2 250kcal。参照膳食营养素参考摄入量（DRIs）中的能量膳食推荐摄入量（RNI），按照每个人的年龄、性别、劳动强度、生理状况（例如：是否正在哺乳）以及妊娠阶段所对应的RNI值除以2 250kcal，所得到的系数即为标准人系数。

（2）食用油和调味品分配：食用油和调味品的摄入量不能从个人膳食回顾调查中获得，需要根据家庭称重记录食用油和调味品的摄入量，按照每个家庭成员每日摄入除食用油和调味品以外所有食物的能量摄入量的比例分配到每个人。

（3）食物摄入量计算：计算膳食回顾法记录的每人进餐的总人日数，如果3天中每天的早、中、晚3餐记录完整应记为3。

日均食物摄入量计算公式为：日均食物摄入量＝食物摄入总量/总人日数。

食物按《2002年中国食物成分表》食物编码分类[1]，计算每人每类食物的摄入总量。其中，米、面、奶、豆类制品需进行折算后再计算摄入总量。具体折算方法为：米类食物摄入量按照每百克各种米类制品中提供能量值与每百克稻米中能量值（347kcal）的比作为系数，折算成稻米的量；面类食物摄入量按照每百克各种面制品中提供能量值与每百克面粉中能量值（348kcal）的比作为系数，折算成面粉的量；乳类食物摄入量按照每百克各种奶制品中蛋白质的含量与每百克鲜奶中蛋白质的含量（3.0g）的比作为系数，折算成鲜奶的量；豆类及其制品的摄入量按照每百克各种豆类及其制品中蛋白质的含量与每百克黄豆中蛋白质的含量（35.0g）的比作为系数，折算成黄豆的量。

（4）营养素摄入量：根据每人每日所有食物的摄入数据库结合食物成分表数据库计算。

摄入量的单位折合成每百克；按照食物成分表中的可食部将实际摄入量折合成百克可食部的量（AMOUNT）；以食物编码连接食物摄入数据库和食物成分表数据库；AMOUNT×可食部×百克可食部中的营养素含量＝所摄入每种食物的营养素含量；将每个人摄入的所

有食物中的营养素累加,得到每人每日的营养素摄入量。

(5)能量及主要营养素摄入来源分布:根据食物营养素含量特征,重新分类并计算营养贡献。

能量的食物来源百分比:将食物分为七类,即谷类、薯类、杂豆类、大豆类、动物性食物、食用油(植物油+动物油)、糖和其他。分别计算每类食物提供的能量及所有食物的总能量,计算每类食物提供的能量占总能量的百分比。

蛋白质的食物来源百分比:将食物分为四类,即谷类、大豆类、动物性食物和其他。按照四类食物分别计算每类食物提供的蛋白质摄入量及蛋白质总和,得到各类食物提供的蛋白质占总蛋白质的百分比。

脂肪的食物来源:将食物分为动物性食物、食用油(植物油+动物油)和其他,分别计算这几类食物提供的脂肪摄入量和脂肪总量,得到各类食物提供的脂肪占总脂肪的百分比。

能量的营养素来源百分比:

$$碳水化合物供能比 =(碳水化合物摄入量 \times 4/ 能量摄入量) \times 100\%$$
$$蛋白质供能比 =(蛋白质摄入量 \times 4/ 能量摄入量) \times 100\%$$
$$脂肪供能比 =(脂肪摄入量 \times 9/ 能量摄入量) \times 100\%$$

(6)能量及营养素摄入量评价[2]:DRIs 是一组每日平均膳食营养素摄入量的参考值,包括四项内容:平均需要量(EAR)、推荐摄入量(RNI)、适宜摄入量(AI)、可耐受最高摄入量(UL)。EAR 是能够满足群体中 50% 成员的需要,不能满足另外 50% 成员的需要的水平。RNI 是可以满足某一群体中绝大多数(97%~98%)个体需要量的摄入水平。长期摄入 RNI 水平,可以满足身体对该营养素的需要,保持健康和维持组织中有适当的储备。当某种营养素的个体需要量的资料不足,没有办法计算出 EAR,因而不能求得 RNI 时,可设定 AI 来代替 RNI。UL 是平均每日可以摄入该营养素的最高量。

在进行评价时,如果摄入量低于 EAR,表明该人群的这种营养素状况需要进行改善,因为摄入不足的概率可达 50% 以上;摄入量在 EAR 和 RNI 之间者也可能需要提高,因为他们摄入充足的概率在 50%~98% 之间。摄入量达到或超过 RNI,或虽系少数几天的观察但结果远高于 RNI 时,才可以有把握地认为摄入量是充足的。如果摄入量等于或大于 AI,几乎可以肯定其膳食是适宜的;UL 是对一般人群中绝大多数个体,包括敏感个体,不产生健康危害的最高摄入量。

除了上述指标外,还有预防非传染性慢性病(NCD)的建议摄入量(PI),PI 是以 NCD 的一级预防为目标,提出的必需营养素的每日摄入量。当 NCD 易感人群某些营养素的摄入量接近或达到 PI 时,可以降低它们发生 NCD 的风险。

(7)营养素密度[2]:膳食中所含有营养素与它提供的能量比,表示为每 1 000kcal 的营养素含量单位数。

2. 食物摄入频率

(1)孕妇:以食物频率调查问卷收集 100 种或类食物摄入信息为基础,计算各种或各类食物的摄入频次,其中新鲜蔬菜包括鲜豆类蔬菜、茄果类蔬菜、瓜类蔬菜、葱蒜类、茎类蔬菜、块根类、甘蓝类、叶菜,菌藻类包括食用菌、紫菜和海带,水果包括柑橘类、仁果类、核果类、浆果、热带水果和瓜类水果,猪肉包括鲜猪肉、冻猪肉和熟制猪肉,牛肉包括鲜牛肉、冻牛肉和熟制牛肉,羊肉包括鲜羊肉、冻羊肉和熟制羊肉,禽肉包括鲜禽肉、冻禽肉和熟制禽肉,豆类包括大豆及豆制品(豆浆、豆腐、腐乳、其他豆制品和腐竹类),坚果包括瓜子、花生和其他坚果。

(2)乳母:以食物频率调查问卷收集45种或类食物摄入信息为基础,计算各种或各类食物的摄入频次,其中米类包括米饭、米线、米粉和米粥等米制品,面类包括馒头、面条、烙饼等面制品,杂粮杂豆包括大麦、小米、玉米、高粱米、荞麦、绿豆、红豆、花豆等,豆类包括大豆及豆制品(豆浆、豆腐、豆腐皮、豆腐丝、豆腐干及其他豆制品),坚果包括瓜子、花生、核桃、开心果和榛子等,深色蔬菜包括绿色蔬菜(青椒、西蓝花、菠菜、油菜、荷兰豆、豌豆尖、小白菜、茼蒿等)、西红柿和橙黄色蔬菜(胡萝卜、南瓜等),浅色蔬菜包括大白菜、圆白菜、白萝卜、豆芽、白菜花、西葫芦、黄瓜、茄子、芹菜茎、莴笋、冬瓜、藕等颜色浅的蔬菜,深色水果包括橘、橙、杏、李子、芒果、木瓜、哈密瓜、菠萝、枇杷、柿子、沙棘果、枣和猕猴桃等,浅色水果包括苹果、梨、桃、草莓、葡萄、香蕉等,菌藻类包括蘑菇、木耳、紫菜和海带等,畜肉包括猪肉、牛肉、羊肉和马肉等,禽肉包括鸡肉、鸭肉、鹅肉、鹌鹑肉等,肉制品包括香肠、火腿肠和午餐肉等,水产品包括鱼、虾、蟹及其他水产品,蛋类包括鸡蛋、鸭蛋、鹌鹑蛋和松花蛋等。

(三)统计方法

采用SAS 9.4进行统计分析。以$P<0.05$为有统计学意义。

乳母来自抽样人群,根据抽样设计和2010年全国第六次人口普查数据中2岁以下儿童数据,进行复杂抽样加权处理。复杂加权后的连续性变量用均值和标准误表示,比例用%(95%CI)表示,采用SURVEYMEANS和SURVEYFREQ过程实现。并采用PROC SURVEYREG比较加权后不同组间均值差异显著性。

孕妇来自抽样人群和补充人群,且以补充人群为主,分析结果未采用抽样权重调整。抽取部分乳母的血液样本检测了血清铁蛋白、锌、维生素A、维生素D、维生素B_{12}和叶酸水平,结果未经过加权处理。

未经过抽样权重调整的孕妇和乳母调查数据中,符合正态分布的连续变量,结果以均值和标准差表示;不符合正态分布的连续变量中,膳食结果以P_{50}表示,血液检测指标用百分位分布表示;比例用%(95%CI)表示。采用Kruskal-Wallis H秩和检验比较中位数组间差异显著性,采用χ^2检验比较率的组间差异显著性并进行单因素分析,将单因素分析中$P<0.1$的影响因素纳入多因素logistic回归分析。

六、指标定义与评价标准

1. 体质指数(body mass index,BMI)及评价 根据中华人民共和国卫生行业标准《成人体重判定》(WS/T 428-2013),BMI=体重(kg)/身高(m)²。BMI<18.5kg/m²为低体重;24kg/m²≤BMI<28.0kg/m²为超重;BMI≥28.0kg/m²为肥胖[3]。

2. 中心型肥胖 根据中华人民共和国卫生行业标准《成人体重判定》(WS/T 428-2013),80cm≤女性腰围<85cm为中心型肥胖前期,腰围≥85cm为中心型肥胖[3]。

3. 孕期 孕早期指从怀孕至孕13周末;孕中期指孕14周至孕27周末;孕晚期指孕28周至分娩[4]。

4．孕期体重增长 分娩前体重减去怀孕前体重[5]。

5．孕期体重增长评价 采用美国医学会（Institute of Medicine，IOM）的孕期体重增长推荐范围评价孕期体重增长（表 1-1），孕期体重增长大于推荐范围上限为孕期体重增长过多，体重增长低于推荐范围下限为孕期体重增长不足，体重增长处于推荐范围内为孕期体重增长适宜[5]。

表 1-1　IOM 孕期体重增长建议值

BMI/(kg·m^{-2})	孕期体重增长 /kg
<18.5	12.5～18.0
18.5～24.9	11.5～16.0
25～29.9	7.0～11.5
≥30	5.0～9.0

6．产后体重滞留 产后某时间点的体重减去怀孕前体重[5]。

7．产后体重滞留评价 产后体重滞留≥5kg 定义为高体重滞留[5-7]。

8．巨大儿 儿童出生体重≥4 000g[4]。

9．低体重儿 儿童出生体重<2 500g[8]。

10．高血压 收缩压≥140mmHg 或舒张压≥90mmHg[9]。

11．糖尿病及妊娠期糖尿病 参照国际糖尿病协会妊娠研究工作组（International Association of Diabetes and Pregnancy Study Group，IADPSG）标准[10]和中国的妊娠合并糖尿病诊治指南[11]，孕早期孕妇空腹血糖≥7.0mmol/L 为糖尿病合并妊娠，孕 24～28 周和孕28 周之后空腹血糖≥5.1mmol/L 为妊娠期糖尿病。乳母空腹血糖≥7.0mmol/L 为糖尿病，7.0>空腹血糖≥6.1mmol/L 为空腹血糖受损，空腹血糖<6.1mmol/L 为血糖正常[12]。

12．贫血 孕妇血红蛋白（hemoglobin，Hb）水平<110g/L 为贫血，其中 Hb 水平 100～109g/L 为轻度贫血，70～99g/L 为中度贫血，40～69g/L 为重度贫血。乳母 Hb<120g/L 为贫血，其中血红蛋白水平 110～119g/L 为轻度贫血，80～109g/L 为中度贫血，<80g/L 为重度贫血。对于海拔 1 000m 以上的地区，贫血判定标准切点依据 2001 年 WHO 建议进行校正[13]，见表 1-2。

表 1-2　WHO 贫血诊断标准的海拔校正

海拔高度 /m	血红蛋白界值增加量/(g·L^{-1})
<1 000	0
1 000～	+2
1 500～	+5
2 000～	+8
2 500～	+13
3 000～	+19
3 500～	+27
4 000～	+35
4 500～	+45

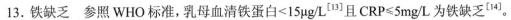

13. 铁缺乏 参照 WHO 标准,乳母血清铁蛋白<15μg/L[13]且 CRP≤5mg/L 为铁缺乏[14]。

14. 缺铁性贫血 铁缺乏并伴随贫血。

15. 锌缺乏 参照国际锌营养咨询组(International Zinc Nutrition Consultative Group,IZiNCG)标准,乳母血清锌水平<70μg/dl 为锌缺乏[15]。

16. 维生素 A 缺乏与边缘缺乏 参照 WHO 标准,血清视黄醇水平<0.7μmol/L 为缺乏,0.7μmol/L≤血清视黄醇水平<1.05μmol/L 为边缘缺乏[16]。

17. 维生素 D 缺乏与不足 参照美国骨质疏松协会标准,血清维生素 D 水平<30nmol/L 为缺乏,30nmol/L≤血清维生素 D 水平<50nmol/L 为不足[17]。

18. 维生素 B_{12} 缺乏 参照美国 CDC 标准,血清 B_{12} 水平<200pg/ml 为维生素 B_{12} 缺乏[18]。

19. 叶酸缺乏 参照美国 CDC 标准,血清叶酸水平<2ng/ml 为叶酸缺乏[18]。

20. 饮酒者 有饮酒行为的人。

21. 吸烟者 连续或累计吸烟6个月或以上者。

22. 被动吸烟者 不吸烟者在1周内有1天及以上吸入吸烟者呼出的烟雾至少15分钟的人。

23. 出行方式 调查对象在最近3个月内主要的出行方式,包括上下学、外出购物、走亲访友、公园郊游等路途中采用的出行方式,包括步行、骑自行车、坐公交车、坐私家车、乘出租车及其他交通方式。

24. 出行时间 调查对象所有出行方式共花费的时间,包括上下学、外出购物、走亲访友、公园郊游等路途中花费的出行行程时间,但不包括在商场内购物和在公园内的游玩时间。

25. 身体活动 最近1个月内的各种身体活动,包括职业或家务相关身体活动、交通相关身体活动、休闲相关身体活动。

26. 身体活动水平 按照 WHO 身体活动水平问卷和评价标准[19,20],计算和评价乳母身体活动水平,身体活动强度单位为代谢当量(metabolic equivalent,MET),身体活动强度及时间单位为代谢当量分钟(metabolic equivalent minutes,METs)。①有益于健康的身体活动水平:每周150分钟的中等强度身体活动,或每周75分钟的高强度身体活动,或每周身体活动总量≥600METs;②高水平身体活动者:每周至少进行3天高强度活动且活动量至少达到1 500METs,或者每周至少7天中等强度或高强度身体活动且活动量至少达到3 000METs;③中等水平身体活动者:每天至少20分钟、每周至少3天的高强度活动,或者每天至少30分钟、每周至少5天的中等强度活动或步行,或者每周步行、中等强度或高强度活动累计至少5天、总活动量达到600METs;④低水平身体活动者:不满足高水平和中等水平身体活动的人。

27. 静态活动时间 在单位和家中,坐在办公桌、电脑前,坐着或躺着看电视、聊天、看书、乘车等时间。

28. 睡眠时间 包括午睡、夜晚睡眠时间。

29. 看护小孩时间 每天照看小孩(吃、睡、玩)所花费的时间。

30. 与以往监测结果比较 相同指标将与2002年中国居民营养与健康状况调查中的孕妇和乳母结果进行比较[21]。

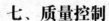

七、质量控制

（一）组织和技术实施

在原国家卫生与计划生育委员会和中国疾病预防控制中心的领导下，营养与健康所成立了技术执行组和专家组，制订质量控制考核方案，对监测点开展现场调查能力、实验室检测能力验证、比对及考核。由中国疾病预防控制中心营养与健康所组成国家质量控制工作队，对各省监测工作的培训和现场调查进行技术指导和质量监督。各省级单位负责并配合国家质量控制工作队完成本省监测全过程的质量控制。

统一调查方法，包括统一调查表格及手册，统一提供条形码标识的问卷、采血管及冻存管，统一设备（身高计、体重计、血压计、腰围尺、食物秤等），统一试剂与耗材，制定统一培训课件，培训人员基本固定，培训后统一考核。各监测点开展现场工作前，对实验室再次进行盲样和定值质控样本考核，考核通过后，准许开展现场调查和检测。

（二）内容和结果评价

1. 询问调查质量控制 国家级质量控制工作队在现场质量控制中对 1 575 份问卷进行检查，漏项率占 6.9%，逻辑错误占 7.1%，填写不清占 5.0%。调查人员对问题及时开展核对、追加询问及修正。

2. 医学体检质量控制 在调查现场对部分调查对象的身高、体重、腰围、血压进行了再次测量，结果身高误差不超过 ±1cm 的占 94.4%，体重误差不超过 ±0.2kg 的占 81.6%，腰围误差不超过 ±1cm 的占 95.5%，收缩压符合率占 95.3%，舒张压符合率占 96.9%。

3. 实验室检测质量控制

（1）血红蛋白：现场调查开始前，实验室相关人员均参加国家培训班学习，并且考核合格后方可进行现场检测工作。同时，在测定样本开始前，需要先测定国家实验室提供的质控品和盲样，上报检测结果，国家质控人员确认检测结果合格后，开展现场检测工作。血红蛋白质控样品测定的合格率为 90.0%、优良率为 78.4%。

（2）血糖：定值葡萄糖液合格率在 94.9% 以上，血清冻干粉合格率在 86.9% 以上。

（3）血脂：实验室质控检测通过了美国疾病预防控制中心（CDC）血脂标准化项目网络实验室质量评价。

（4）血清维生素 A：使用了低、中、高 3 个水平的质控样品，测定值分别为（56.1±0.70）μg/dl、（101.8±1.4）μg/dl 和（148.2±2.1）μg/dl，均在质控样品的参考值范围内，即（55.7±0.7）μg/dl、（102.7±1.5）μg/dl 和（147.0±2.4）μg/dl，低、中、高水平质控样品的变异系数分别为 1.3%、1.4% 和 1.4%。

（5）血清维生素 D：使用了低水平和高水平的质控样品，测定值分别为（22.1±0.8）ng/ml 和（84.4±2.7）ng/ml，均在质控样品的参考值范围内，即（22.0±0.8）ng/ml 和（86.0±3.0）ng/ml，低水平和高水平质控样品的变异系数分别为 3.6% 和 3.2%。

（6）血清叶酸：使用了低水平和高水平的质控样品，测定值分别为（3.4±0.2）ng/ml 和（17.1±0.9）ng/ml，均在质控样品的参考值范围内，即（3.5±0.2）ng/ml 和（17.1±0.9）ng/ml，低水平和高水平质控样品的变异系数分别为 5.6% 和 5.3%。

（7）血清维生素 B_{12}：使用了高水平和低水平质控样品，测定值分别为（435.8±22.6）pg/ml 和（712.9±29.2）pg/ml，均在质控样品的参考值范围内，即（432.7±23.0）pg/ml 和（710.7±35.0）pg/ml，低水平和高水平质控样品的变异系数分别为 5.3% 和 4.9%。

（8）血清铁蛋白：使用了低水平和高水平的质控样品，测定值分别为（79.6±4.6）ng/ml 和（416.5±32.3）ng/ml，均在质控样品的参考值范围内，即（80.1±4.4）ng/ml 和（421.2±35.1）ng/ml，低水平和高水平质控样品的变异系数分别为 1.7% 和 1.8%。

（9）血清锌：使用了低水平和高水平的质控样品，测定值分别为（164.0±3.0）μg/dl 和（280.0±5.0）μg/dl，均在质控样品的参考值范围内，即（163.0±4.0）μg/dl 和（280.0±5.0）μg/dl，低水平和高水平质控样品的变异系数分别为 1.7% 和 1.8%。

第二章
孕妇营养与健康状况

一、基本情况

（一）基本特征

1. 样本量　本次调查孕妇共 4 284 人，其中大城市 920 人，中小城市 1 159 人，普通农村 1 346 人，贫困农村 859 人。85.6% 的孕妇来自从妇幼保健院补充的人群，其余来自监测抽样调查户中的孕妇。完成各指标的孕妇人数详见表 2-1，调查孕妇的基本特征详见表 2-2，调查孕妇的家庭状况见表 2-3。

表 2-1　2010—2012 年中国不同地区孕妇完成营养与健康状况监测相关调查指标的样本量

指标	合计	城市	农村	大城市	中小城市	普通农村	贫困农村
基本情况	4 284	2 079	2 205	920	1 159	1 346	859
孕早期孕妇	995	483	512	201	282	300	212
孕中期孕妇	1 681	840	841	379	461	534	307
孕晚期孕妇	1 608	756	852	340	416	512	340
体格测量	3 991	1 980	2 011	863	1 117	1 228	783
血压	4 014	1 973	2 041	863	1 110	1 229	812
血糖	3 423	1 655	1 768	660	995	1 092	676
血脂	3 038	1 640	1 398	685	955	964	434
血红蛋白	3 463	1 723	1 740	727	996	1 104	636
维生素 A	1 240	639	601	286	353	299	302
维生素 D	2 006	1 027	979	470	557	534	445
一周饮食习惯	3 790	1 933	1 857	860	1 073	1 153	704
食物消费频率	3 778	1 923	1 855	859	1 064	1 153	702
3 天 24 小时膳食	241	73	168	24	49	103	65
吸烟	4 251	2 079	2 172	920	1 159	1 346	826
睡眠	4 240	2 073	2 167	919	1 154	1 342	825
补充剂服用	4 264	2 068	2 196	912	1 156	1 340	856
孕前贫血	4 283	2 078	2 205	919	1 159	1 346	859
孕期贫血	4 269	2 078	2 191	919	1 159	1 332	859

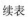
续表

指标	合计	城市	农村	大城市	中小城市	普通农村	贫困农村
妊娠期糖尿病	4 280	2 078	2 202	920	1 158	1 344	858
妊娠期高血压	4 282	2 078	2 204	920	1 158	1 345	859
牙龈出血	4 198	2 023	2 175	891	1 132	1 325	850
腓肠肌痉挛	4 246	2 059	2 187	913	1 146	1 339	848
保健知识来源	4 284	2 079	2 205	920	1 159	1 346	859

表2-2　2010—2012年中国不同地区孕妇的基本特征

指标	合计	城市	农村	大城市	中小城市	普通农村	贫困农村
年龄/(岁,$\bar{x}\pm SD$)	26.8±4.6	27.5±4.5	26.1±4.5	27.9±4.1	27.2±4.7	26.2±4.4	25.9±4.8
孕周/(周,$\bar{x}\pm SD$)	22.8±9.9	22.7±9.9	23.0±9.8	22.7±9.6	22.6±10.2	23.0±9.8	23.0±9.7
高龄孕妇/%	5.9	6.8	5.0	6.1	7.4	4.5	5.6
文化程度/%							
文盲	0.8	0.3	1.3	0.1	0.4	0.5	2.6
小学	7.7	3.7	11.5	3.2	4.2	7.1	18.4
初中	39.1	27.5	50.1	18.0	34.9	51.4	48.1
高中	23.8	27.4	20.5	23.6	30.4	23.0	16.4
大专	17.6	23.1	12.4	27.9	19.2	12.5	12.3
大学及以上	10.9	18.0	4.2	27.2	10.8	5.5	2.2
职业/%							
在校学生	0.4	0.4	0.3	0.8	0.2	0.3	0.2
家务	25.5	20.0	30.6	12.2	26.3	30.8	30.4
待业	15.0	20.2	10.2	21.2	19.4	11.1	8.6
专业技术	9.0	12.7	5.5	15.3	10.5	4.5	7.2
办事人员	5.4	7.6	3.3	8.8	6.6	4.2	2.0
服务业	10.9	15.9	6.2	20.4	12.1	8.5	2.7
农业	17.9	5.3	29.6	2.8	7.4	26.2	34.8
其他	16.1	17.9	14.3	18.5	17.4	14.5	14.1

注：数值有修约,合计可能不等于100%,适用于本文率的合计

表2-3　2010—2012年中国不同地区孕妇的家庭状况/%

指标	合计	城市	农村	大城市	中小城市	普通农村	贫困农村
家庭人口/(人,$\bar{x}\pm SD$)	3.5±1.4	3.2±1.3	3.7±1.4	2.9±1.2	3.4±1.4	3.8±1.3	3.5±1.4
婚姻状况/%							
未婚	0.9	0.8	0.9	0.9	0.8	1.2	0.5
有配偶	98.8	98.9	98.7	98.8	98.9	98.4	99.2
离异	0.2	0.2	0.3	0.1	0.3	0.2	0.4
丧偶	0.1	0.1	0.1	0.2	0.0	0.2	0.0

续表

指标	合计	城市	农村	大城市	中小城市	普通农村	贫困农村
人均年收入/(元,%)							
不回答	9.0	11.3	6.8	12.7	10.2	6.6	7.2
<5 000	13.8	8.3	19.1	5.8	10.3	14.7	25.8
5 000~9 999	20.9	13.6	27.7	8.8	17.3	23.6	34.2
10 000~14 999	17.0	15.1	18.8	13.0	16.7	20.1	16.9
15 000~19 999	10.3	11.4	9.3	9.5	12.9	10.5	7.3
20 000~24 999	9.1	11.6	6.7	12.9	10.6	8.8	3.4
25 000~29 999	4.8	6.5	3.1	6.7	6.3	4.0	1.8
30 000~34 999	3.6	4.7	2.4	5.7	4.0	2.9	1.8
35 000~39 999	2.4	3.5	1.4	4.4	2.8	2.0	0.6
≥40 000	9.2	14.0	4.6	20.6	8.8	6.8	1.0

2. 孕期分布　孕早期孕妇占23.2%、孕中期占39.2%、孕晚期占37.5%。

3. 年龄分布　孕妇平均年龄为26.8岁,其中城市27.5岁、农村26.1岁($P<0.05$)。与2002年中国居民营养与健康状况调查结果相比,孕妇平均年龄增加1.1岁。年龄超过35岁的高龄孕妇占5.9%,四类地区中中小城市最高(7.4%),普通农村最低(4.5%,$P<0.01$)。

4. 文化程度　本次被调查的孕妇中文盲占0.8%,小学文化程度占7.7%,初中文化程度占39.1%,高中文化程度占23.8%,大专文化程度占17.6%,大学及以上文化程度占10.9%。其中大城市孕妇的文化程度以大专、大学及以上和高中为主,中小城市孕妇以初中和高中文化程度为主,普通农村和贫困农村孕妇以初中文化为主。

与2002年中国居民营养与健康状况调查结果相比,孕妇的文化水平为文盲、小学、初中的比例均降低,为高中、大专、大学及以上的比例均升高。

5. 职业分布　孕妇从事家务劳动者占25.5%,待业人员占15.0%,专业技术人员占9.0%,从事商业服务业的人员占10.9%,办事人员占5.4%,从事农林牧渔水利业生产人员占17.9%,在校学生占0.4%,其他人员占16.1%。

6. 婚姻状况　调查的孕妇中,有配偶者占98.8%,未婚者占0.9%,其他占0.3%。未婚的孕妇较2002年中国居民营养与健康状况调查结果(0.7%)略有升高。

7. 家庭居住人口数　孕妇家庭平均人口数为3.5人,其中大城市2.9人、中小城市3.4人、普通农村3.8人、贫困农村3.5人。

8. 家庭经济水平　孕妇家庭人均年收入低于5 000元的占13.8%,5 000~9 999元的占20.9%,10 000~14 999元的占17.0%,15 000~19 999元的占10.3%,20 000~24 999元的占9.1%,25 000~29 999元的占4.8%,30 000~34 999元的占3.6%,35 000~39 999元的占2.4%,40 000元以上的占9.2%。没有回答此问题的占9.0%。

2010—2012年孕妇家庭人均收入水平较2002年大幅度提高,其中孕妇家庭人均年收入低于5 000元的比例较2002年(59.1%)大幅度下降;孕妇家庭人均年收入5 000~9 999元的比例与2002年相近(19.4%);孕妇家庭人均年收入10 000~19 999元的比例(27.3%)较2002年(13.0%)增加1倍;孕妇家庭人均收入2万元以上的比例(29.1%)较2002年(5.0%)大幅度提升。

（二）怀孕和生育史

孕妇为首次怀孕的占 62.3%，第二次怀孕的占 28.5%，第三次怀孕及以上的占 9.1%。

本次生育为第一胎占 72.8%，第二胎占 25.2%，第三胎及以上占 2.0%。其中大城市第一胎占 87.5%，第二胎占 11.6%；中小城市第一胎占 71.0%，第二胎占 27.0%；普通农村第一胎占 69.0%，第二胎占 29.4%；贫困农村第一胎占 65.4%，第二胎占 30.9%。

（三）体检史和产检次数

只做过婚前体检的孕妇占 16.8%，只做过孕前体检的孕妇占 21.8%，婚前和孕前均做过体检的孕妇占 23.8%，孕妇在婚前和孕前均没有做过体检的占 36.6%，记不清的占 1.1%。大城市、中小城市、普通农村、贫困农村的孕妇没有做过婚前体检和孕前体检的分别占 34.5%、30.7%、37.0% 和 46.0%，贫困农村未进行婚前和孕前体检的孕妇比例显著高于其他地区（$P<0.01$）。

孕早期孕妇平均体检次数为 1.4 次，孕中期为 2.6 次，孕晚期为 4.9 次。不同地区的孕早期体检次数没有显著差异（$P>0.05$）；贫困农村孕中期体检次数（2.4 次）显著低于普通农村（2.8 次，$P<0.05$）；大城市、中小城市、普通农村和贫困农村的孕晚期体检次数分别为 5.5、5.1、5.1 和 3.9 次，其中贫困农村显著低于其他地区（$P<0.05$）。孕妇各孕期体检次数略高于 2002 年中国居民营养与健康状况调查结果（1.2、2.1 和 4.7 次）。

二、体格状况

共有 3 991 名孕妇完成体格测量，其中大城市 863 人，中小城市 1 117 人，普通农村 1 228 人，贫困农村 783 人。

（一）身高

调查孕妇的平均身高为 159.3cm，城市孕妇高于农村孕妇（$P<0.01$），不同地区及不同孕期孕妇的身高结果详见表 2-4。

表 2-4 2010—2012 年中国不同地区和不同孕期孕妇的平均身高 /cm

孕期	合计		城市		农村		大城市		中小城市		普通农村		贫困农村	
	$\bar{x}$	SD	$\bar{x}$	SD	$\bar{x}$	SD	$\bar{x}$	SD	$\bar{x}$	SD	$\bar{x}$	SD	$\bar{x}$	SD
孕早期	159.5	5.4	160.3	5.2	158.6	5.5	160.9	4.6	159.9	5.5	158.9	5.3	158.2	5.7
孕中期	159.5	5.2	160.1	5.0	158.9	5.3	161.0	4.7	159.3	5.1	159.0	5.0	158.6	5.7
孕晚期	159.1	5.3	159.7	5.3	158.5	5.3	160.0	5.1	159.5	5.4	158.8	4.9	157.7	5.8
合计	159.3	5.3	160.0	5.1	158.7	5.3	160.6	4.9	159.5	5.3	159.0	5.0	158.1	5.7

与 2002 年中国居民营养与健康状况调查结果相比，城市孕妇平均身高增加了 1.8cm，农村孕妇身高增加了 0.1cm（图 2-1）。

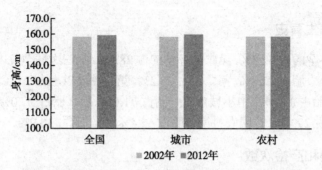

图 2-1　2002 年和 2012 年中国城乡孕妇的身高变化

（二）体重

孕妇平均体重为 61.2kg，城市孕妇比农村孕妇重 0.9kg，贫困农村孕妇体重显著低于其他地区（$P<0.05$），不同地区和不同孕期的孕妇体重详见表 2-5。与 2002 年中国居民营养与健康状况调查结果相比，城市孕妇平均体重增加了 3.7kg，农村孕妇平均体重增加了 1.6kg（图 2-2）。

表 2-5　2010—2012 年中国不同地区和不同孕期孕妇的平均体重 /kg

孕期	合计		城市		农村		大城市		中小城市		普通农村		贫困农村	
	$\bar{x}$	SD	$\bar{x}$	SD	$\bar{x}$	SD	$\bar{x}$	SD	$\bar{x}$	SD	$\bar{x}$	SD	$\bar{x}$	SD
孕早期	56.9	9.3	57.5	8.8	56.4	9.7	56.5	7.8	58.2	9.4	56.5	10.6	56.3	8.2
孕中期	59.7	9.1	59.8	8.9	59.6	9.3	60.1	9.4	59.6	8.5	59.5	9.7	59.8	8.6
孕晚期	65.5	9.3	66.4	9.6	64.6	9.0	65.4	8.9	67.1	10.1	65.8	9.2	62.9	8.3
合计	61.2	9.8	61.7	9.8	60.8	9.8	61.3	9.5	62.0	10.1	61.2	10.4	60.2	8.7

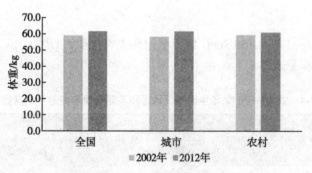

图 2-2　2002 年和 2012 年中国城乡孕妇的体重变化

（三）体质指数

孕妇平均体质指数为 24.1kg/m²，大城市孕妇的平均体质指数显著低于其他地区（$P<0.05$）。不同地区和不同孕期孕妇的体质指数详见表 2-6。与 2002 年中国居民营养与健康状况调查结果相比，城市孕妇平均 BMI 增加了 0.9kg/m²，农村孕妇平均 BMI 增加了 0.7kg/m²（图 2-3）。

表2-6　2010—2012年中国不同地区和不同孕期孕妇的平均体质指数 / (kg•m⁻²)

孕期	合计		城市		农村		大城市		中小城市		普通农村		贫困农村	
	$\bar{x}$	SD	$\bar{x}$	SD	$\bar{x}$	SD	$\bar{x}$	SD	$\bar{x}$	SD	$\bar{x}$	SD	$\bar{x}$	SD
孕早期	22.4	3.3	22.4	3.1	22.4	3.5	21.8	2.7	22.8	3.3	22.3	3.9	22.5	2.9
孕中期	23.5	3.3	23.3	3.2	23.6	3.4	23.2	3.3	23.5	3.1	23.5	3.6	23.8	3.1
孕晚期	25.8	3.3	26.0	3.4	25.7	3.1	25.5	3.1	26.3	3.5	26.0	3.3	25.3	2.8
合计	24.1	3.6	24.1	3.6	24.2	3.6	23.7	3.4	24.3	3.6	24.2	3.8	24.1	3.2

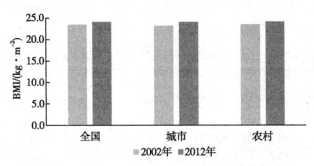

图2-3　2002年和2012年中国城乡孕妇的BMI变化

（四）孕前体重和孕期体重增长

孕妇怀孕前平均体重为53.5kg，其中城市孕妇怀孕前平均体重为54.0kg，农村孕妇怀孕前平均体重为53.0kg（$P<0.01$）。孕妇孕前低体重、适宜体重、超重和肥胖的比例分别为17.6%、67.9%、11.8%和2.6%。

随着孕妇孕周增加，孕期体重逐渐增长，城市和农村孕妇的平均体重增长无显著差异（$P>0.05$），不同孕周的孕妇体重增长见图2-4。孕13周孕妇的体重平均增长为3.4kg，孕27周孕妇的平均体重增长为8.7kg，孕38周孕妇的平均体重增长为13.6kg。

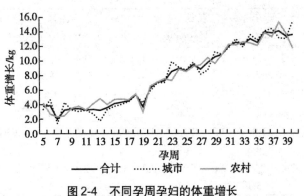

图2-4　不同孕周孕妇的体重增长

三、血压、血糖与血脂状况

（一）血压水平及高血压患病率

参加调查的孕妇中有 4 014 人完成了血压检测，其中大城市 863 人，中小城市 1 110 人，普通农村 1 229 人，贫困农村 812 人。

孕妇的平均收缩压为 110.3mmHg，舒张压为 71.0mmHg。孕晚期孕妇的平均收缩压显著高于孕早期和孕中期孕妇（$P<0.01$）。不同孕期孕妇的舒张压差异显著（$P<0.01$），其中孕中期孕妇舒张压最低、孕晚期舒张压最高。贫困地区收缩压显著低于其他地区（$P<0.01$），贫困地区舒张压显著低于大城市和普通农村（$P<0.01$）。不同地区和不同孕期孕妇的血压水平详见表 2-7。

表 2-7 2010—2012 年中国不同地区和不同孕期孕妇的血压水平 /mmHg

孕期	合计		城市		农村		大城市		中小城市		普通农村		贫困农村	
	$\bar{x}$	SD	$\bar{x}$	SD	$\bar{x}$	SD	$\bar{x}$	SD	$\bar{x}$	SD	$\bar{x}$	SD	$\bar{x}$	SD
收缩压														
孕早期	108.9	12.2	108.5	10.4	109.4	11.9	107.6	10.2	109.1	10.6	111.6	11.8	106.4	11.2
孕中期	109.6	11.3	109.8	11.1	109.5	11.6	110.7	11.3	109.0	10.9	110.5	11.4	107.9	11.6
孕晚期	111.7	11.8	112.4	11.4	111.1	12.2	112.9	11.4	112.0	11.3	112.5	11.7	109.0	12.5
合计	110.3	11.5	110.4	11.2	110.1	11.9	110.8	11.2	110.1	11.1	111.5	11.7	107.9	11.9
舒张压														
孕早期	70.9	8.3	70.3	7.9	71.5	8.7	70.5	8.3	70.2	7.6	72.6	8.0	70.1	9.3
孕中期	70.0	8.8	70.0	9.0	69.9	8.6	70.9	9.5	69.3	8.5	70.1	8.4	69.6	8.9
孕晚期	72.1	8.8	72.4	8.5	71.7	9.0	72.7	8.2	72.2	8.7	72.3	8.9	70.9	9.1
合计	71.0	8.7	71.0	8.6	71.0	8.8	71.5	8.8	70.6	8.5	71.5	8.6	70.2	9.1

孕妇的高血压患病率为 2.5%，孕晚期高血压患病率显著高于孕中期（$P<0.05$），不同地区孕妇的高血压患病率无显著差异（$P>0.05$），不同地区和不同孕期孕妇的高血压患病率详见表 2-8。2010—2012 年孕妇高血压患病率与 2002 年孕妇高血压患病率（2.6%）相近。

表 2-8 2010—2012 年中国不同地区和不同孕期孕妇高血压患病率

孕期	合计		城市		农村		大城市		中小城市		普通农村		贫困农村	
	%	95%CI	%	95%CI	%	95%CI	%	95%CI	%	95%CI	%	95%CI	%	95%CI
孕早期	1.9	1.0~2.8	1.3	0.3~2.4	2.5	1.1~4.0	1.1	0.0~2.6	1.5	0.0~2.9	2.9	0.9~5.0	2.0	0.1~3.9
孕中期	2.1	1.4~2.8	2.3	1.2~3.3	1.9	1.0~2.8	3.1	1.3~4.9	1.6	0.4~2.8	1.6	0.5~2.7	2.4	0.6~4.1
孕晚期	3.3	2.4~4.2	3.2	1.9~4.5	3.3	2.1~4.6	2.2	0.6~3.8	4.0	2.1~5.9	3.3	1.6~4.9	3.5	1.5~5.5
合计	2.5	2.0~3.0	2.4	1.7~3.1	2.6	1.9~3.3	2.3	1.3~3.3	2.4	1.5~3.3	2.5	1.6~3.4	2.7	1.6~3.8

（二）血糖水平及妊娠期糖尿病患病率

参加调查的孕妇中有3 423人完成了血糖检测，其中大城市660人，中小城市995人，普通农村1 092人，贫困农村676人。

孕妇的平均空腹血糖水平为4.53mmol/L，孕早期孕妇的空腹血糖显著高于孕中期和孕晚期（$P<0.05$），不同地区孕妇的平均血糖水平无显著差异（$P>0.05$）。不同地区和不同孕期孕妇的空腹血糖水平详见表2-9。

表2-9　2010—2012年中国不同地区和不同孕期孕妇的空腹血糖平均水平 /（mmol·L^{-1}）

孕期	合计		城市		农村		大城市		中小城市		普通农村		贫困农村	
	$\bar{x}$	SD	$\bar{x}$	SD	$\bar{x}$	SD	$\bar{x}$	SD	$\bar{x}$	SD	$\bar{x}$	SD	$\bar{x}$	SD
孕早期	4.61	0.77	4.67	0.74	4.56	0.79	4.60	0.67	4.70	0.78	4.54	0.79	4.59	0.80
孕中期	4.53	0.83	4.55	0.85	4.51	0.82	4.48	0.89	4.60	0.82	4.52	0.80	4.49	0.85
孕晚期	4.49	0.87	4.47	0.79	4.51	0.93	4.48	0.89	4.46	0.71	4.48	0.78	4.57	1.14
合计	4.53	0.83	4.55	0.81	4.52	0.86	4.50	0.85	4.58	0.78	4.51	0.79	4.54	0.95

糖尿病合并妊娠的孕妇占1.0%，其中大城市、中小城市、普通农村和贫困农村分别为0.7%、1.3%、1.7%和0.0%（$P>0.05$）。

孕24～28周孕妇为妊娠期糖尿病的比例为22.2%，其中大城市、中小城市、普通农村和贫困农村分别为23.3%、24.7%、20.5%和20.9%（$P>0.05$）。孕28周之后妊娠期糖尿病的比例为17.2%，大城市、中小城市、普通农村和贫困农村分别为17.0%、13.6%、17.2%和23.2%，贫困农村最高、中小城市最低（$P<0.05$）。

全国合计，孕28周之后妊娠期糖尿病患病率显著低于孕24～28周（$P<0.05$），大城市孕28周之后妊娠期糖尿病患病率较孕24～28周孕妇下降6.3个百分点（$P>0.05$），中小城市孕28周之后妊娠期糖尿病患病率较孕24～28周孕妇下降11.1个百分点（$P<0.01$），普通农村孕28周之后妊娠期糖尿病患病率较孕24～28周孕妇下降3.3个百分点（$P>0.05$），贫困农村孕28周之后的妊娠期糖尿病患病率较孕24～28周孕妇高2.3个百分点（$P>0.05$）。不同地区和不同孕周孕妇的糖尿病和妊娠期糖尿病患病率详见表2-10。

表2-10　2010—2012年中国不同地区和不同孕周孕妇糖尿病患病率

孕期	合计		城市		农村		大城市		中小城市		普通农村		贫困农村	
	%	95%CI	%	95%CI	%	95%CI	%	95%CI	%	95%CI	%	95%CI	%	95%CI
糖尿病合并妊娠	1.0	0.3～1.7	1.1	0.0～2.1	0.9	0.0～1.9	0.7	0.0～2.2	1.3	0.0～2.7	1.7	0.0～3.3	0	—
妊娠期糖尿病														
孕24～28周	22.2	18.7～25.6	24.2	18.8～30.0	20.6	16.2～25.1	23.3	14.3～32.2	24.7	18.0～31.4	20.5	14.5～26.4	20.9	14.1～27.6
孕28周之后	17.2	15.0～19.4	15.0	12.0～18.0	19.4	16.1～22.6	17.0	12.0～21.9	13.6	9.8～17.3	17.2	13.3～21.1	23.2	17.4～29.1
合计	18.9	17.0～20.7	17.8	15.1～20.5	19.8	17.2～22.5	18.7	14.4～23.0	17.2	13.8～20.6	18.3	15.0～21.6	22.3	17.8～26.7

（三）血脂水平

参加调查的孕妇中有 3 038 人完成了血脂检测，其中大城市 685 人，中小城市 955 人，普通农村 964 人，贫困农村 434 人。

孕妇平均总胆固醇、甘油三酯和高密度脂蛋白胆固醇水平分别为 5.17mmol/L、2.30mmol/L 和 1.49mmol/L。孕早期、孕中期和孕晚期的总胆固醇和甘油三酯水平逐步升高（$P<0.01$），孕中期高密度脂蛋白胆固醇水平最高、孕晚期次之、孕早期最低（$P<0.01$）。贫困农村孕妇的总胆固醇水平显著低于其他地区（$P<0.01$），大城市、中小城市、普通农村和贫困农村孕妇的高密度脂蛋白胆固醇水平依次降低（$P<0.05$），不同地区孕妇的甘油三酯水平无显著差异（$P>0.05$）。不同地区和不同孕期孕妇的血脂水平详见表 2-11。

表 2-11　2010—2012 年中国不同地区和不同孕期孕妇的血脂水平 /（mmol·L⁻¹）

孕期	合计		城市		农村		大城市		中小城市		普通农村		贫困农村	
	$\bar{x}$	SD	$\bar{x}$	SD	$\bar{x}$	SD	$\bar{x}$	SD	$\bar{x}$	SD	$\bar{x}$	SD	$\bar{x}$	SD
总胆固醇														
孕早期	4.43	1.17	4.48	0.98	4.37	1.34	4.65	1.02	4.35	0.93	4.39	1.38	4.34	1.26
孕中期	5.08	1.04	5.09	1.03	5.08	1.05	5.07	1.01	5.10	1.04	5.17	0.95	4.85	1.25
孕晚期	5.74	1.23	5.71	1.15	5.77	1.31	5.65	1.16	5.75	1.15	5.94	1.28	5.42	1.32
合计	5.17	1.24	5.18	1.16	5.17	1.33	5.18	1.13	5.17	1.18	5.27	1.31	4.95	1.35
甘油三酯														
孕早期	1.57	1.03	1.51	0.93	1.65	1.14	1.53	1.03	1.49	0.86	1.57	1.07	1.81	1.25
孕中期	2.07	1.04	2.05	1.0	2.11	1.09	1.99	1.01	2.09	0.98	2.13	1.03	2.04	1.24
孕晚期	3.01	1.36	3.03	1.37	2.98	1.35	2.95	1.49	3.08	1.29	3.09	1.29	2.76	1.45
合计	2.30	1.29	2.28	1.28	2.32	1.31	2.23	1.32	2.32	1.25	2.34	1.28	2.26	1.38
高密度脂蛋白胆固醇														
孕早期	1.39	0.36	1.44	0.36	1.34	0.35	1.51	0.36	1.39	0.35	1.34	0.35	1.32	0.35
孕中期	1.55	0.38	1.61	0.37	1.48	0.38	1.62	0.37	1.60	0.38	1.51	0.36	1.42	0.40
孕晚期	1.49	0.37	1.51	0.37	1.46	0.38	1.53	0.37	1.50	0.36	1.48	0.37	1.40	0.40
合计	1.49	0.38	1.54	0.37	1.44	0.38	1.57	0.37	1.52	0.37	1.46	0.37	1.39	0.39

四、微量营养素营养状况

（一）血红蛋白水平与贫血患病率

完成问卷调查的孕妇中有 3 473 名孕妇采集了静脉血，检测了血红蛋白水平，剔除极端值后共 3 463 名孕妇结果纳入分析。

1. 血红蛋白水平　孕妇的血红蛋白平均水平为 122.9g/L，其中，农村孕妇的血红蛋白平均水平为 123.6g/L，显著高于城市孕妇的血红蛋白平均水平（122.1g/L，$P<0.05$）。孕早期孕妇的血红蛋白水平（127.9g/L）显著高于孕中期（122.0g/L）和孕晚期（120.7g/L，$P<0.01$），不同地区和不同孕期孕妇的血红蛋白水平详见表 2-12。

表 2-12　2010—2012 年中国不同地区和不同孕期孕妇的血红蛋白平均水平/$(g \cdot L^{-1})$

孕期	合计		城市		农村		大城市		中小城市		普通农村		贫困农村	
	$\bar{x}$	SD	$\bar{x}$	SD	$\bar{x}$	SD	$\bar{x}$	SD	$\bar{x}$	SD	$\bar{x}$	SD	$\bar{x}$	SD
孕早期	127.9	15.3	126.5	14.9	129.2	15.6	127.5	13.7	125.9	15.6	128.1	14.0	130.9	17.6
孕中期	122.0	14.7	121.4	14.4	122.8	15.0	121.9	14.8	120.9	14.2	121.9	13.8	124.4	17.1
孕晚期	120.7	15.3	120.3	14.6	121.1	15.9	121.6	13.7	119.3	15.2	121.3	15.1	120.7	17.1
合计	122.9	15.3	122.1	14.8	123.6	15.8	123.0	14.3	121.5	15.1	123.0	14.6	124.5	17.6

与 2002 年中国居民营养与健康状况调查结果相比，2010—2012 年城市孕妇的血红蛋白水平未见明显变化，农村孕妇的血红蛋白水平升高了 3.7g/L（图 2-5）。

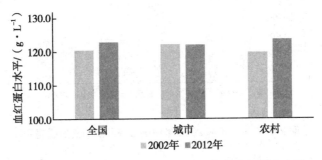

图 2-5　2002 年和 2012 年中国城乡孕妇的血红蛋白水平

2．贫血患病率　孕妇孕期贫血患病率为 17.2%，孕早期、孕中期、孕晚期的贫血患病率显著升高（$P<0.01$），贫困农村贫血患病率显著高于大城市和普通农村（$P<0.05$）。不同地区和不同孕期孕妇的贫血患病率详见表 2-13。孕妇贫血以轻度贫血为主，占 62.8%，中度贫血和重度贫血分别占 36.0% 和 1.2%。不同地区孕妇的贫血严重程度详见表 2-14。

表 2-13　2010—2012 年中国不同地区和不同孕期孕妇的贫血患病率

孕期	合计		城市		农村		大城市		中小城市		普通农村		贫困农村	
	%	95%CI	%	95%CI	%	95%CI	%	95%CI	%	95%CI	%	95%CI	%	95%CI
孕早期	10.4	8.2~12.5	9.3	6.4~12.2	11.5	8.3~14.6	7.3	3.1~11.4	11.0	7.0~15.0	10.6	6.7~14.5	12.7	7.5~18.0
孕中期	17.2	15.2~19.2	17.7	14.9~20.5	16.6	13.8~19.4	17.5	13.2~21.7	17.9	14.2~21.7	15.5	12.2~18.8	18.9	13.8~24.0
孕晚期	21.4	19.2~23.7	20.8	17.6~24.0	22.1	18.9~25.2	17.6	13.0~22.2	23.2	18.8~27.6	20.0	16.1~23.9	25.4	20.0~30.8
合计	17.2	16.0~18.5	16.9	15.2~18.7	17.5	15.7~19.3	15.4	12.8~18.0	18.1	15.7~20.6	16.1	14.0~18.3	20.0	16.9~23.1

表 2-14 2010—2012 年中国不同地区孕妇的贫血严重程度

程度	合计		城市		农村		大城市		中小城市		普通农村		贫困农村	
	%	95%CI	%	95%CI	%	95%CI	%	95%CI	%	95%CI	%	95%CI	%	95%CI
轻度	62.8	58.9~66.7	63.4	57.8~68.9	62.3	56.9~67.7	67.9	59.2~76.5	60.6	53.4~67.7	64.6	57.6~71.6	59.1	50.5~67.6
中度	36.0	32.2~39.9	34.9	29.5~40.4	37.0	31.6~42.5	30.4	21.8~38.9	37.8	30.7~44.9	35.4	28.4~42.4	39.4	30.9~47.9
重度	1.2	0.3~2.0	1.7	0.2~3.2	0.7	0.0~1.6	1.8	0.0~4.2	1.7	0.0~3.5	0.0	—	1.6	0.0~3.7

与 2002 年中国居民营养与健康状况调查结果相比,2010—2012 年孕妇贫血患病率下降了 11.7 个百分点,城市孕妇贫血患病率下降了 8.4 个百分点,农村孕妇贫血患病率下降了 12.9 个百分点(图 2-6)。

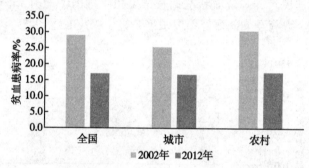

图 2-6 2002 年和 2012 年中国城乡孕妇的贫血患病率

(二)维生素 A 营养状况

采用单纯随机抽样方法从采集静脉血的孕妇血液样本中抽取 35% 测定血清视黄醇水平,完成血清视黄醇检测的孕妇共 1 240 人,大城市、中小城市、普通农村和贫困农村分别为 286、353、299 和 302 人。不同地区孕妇维生素 A 水平和营养状态详见表 2-15 和表 2-16。

1. 维生素 A 水平 孕妇血清视黄醇水平中位数 1.58μmol/L,大城市、中小城市、普通农村和贫困农村的视黄醇水平分别为 1.50μmol/L、1.63μmol/L、1.48μmol/L 和 1.55μmol/L,中小城市最高、普通农村最低($P<0.05$)。

表 2-15 2010—2012 年中国不同地区孕妇血清视黄醇水平百分位分布 /(μmol·L⁻¹)

地区	P_1	P_5	P_{10}	P_{25}	P_{50}	P_{75}	P_{90}	P_{95}	P_{99}
合计	0.36	0.69	0.90	1.20	1.58	2.02	2.45	2.69	3.69
城市	0.32	0.57	0.82	1.22	1.61	2.06	2.45	2.70	3.52
农村	0.57	0.79	0.93	1.18	1.53	1.98	2.42	2.68	4.19
大城市	0.26	0.48	0.62	1.00	1.50	2.03	2.61	3.05	3.79
中小城市	0.45	0.80	1.05	1.32	1.63	2.06	2.34	2.52	3.02
普通农村	0.57	0.83	0.94	1.16	1.48	2.01	2.48	2.70	4.52
贫困农村	0.46	0.74	0.92	1.22	1.55	1.96	2.37	2.62	3.39

表 2-16 2010—2012 年中国不同地区孕妇维生素 A 营养状态

维生素 A	合计		城市		农村		大城市		中小城市		普通农村		贫困农村	
	%	95%CI	%	95%CI	%	95%CI	%	95%CI	%	95%CI	%	95%CI	%	95%CI
正常	83.1	81.0~85.2	82.0	79.5~85.5	83.7	80.7~86.7	74.5	67.7~78.3	88.1	86.7~93.0	83.3	79.0~87.5	84.1	80.0~88.2
边缘缺乏	11.5	9.7~13.3	10.6	7.9~12.6	12.8	10.1~15.5	14.0	10.6~19.1	7.9	4.2~9.4	14.4	10.4~18.4	11.3	7.7~14.8
缺乏	5.4	4.1~6.7	7.4	5.2~9.2	3.5	2.0~5.0	11.5	8.3~16.1	4.0	1.5~5.3	2.3	0.6~4.1	4.6	2.3~7.0

2. 维生素 A 营养状态 孕妇维生素 A 缺乏率为 5.4%，边缘缺乏率为 11.5%。大城市、中小城市、普通农村和贫困农村孕妇的维生素 A 缺乏率分别为 11.5%、4.0%、2.3% 和 4.6%，大城市孕妇的维生素 A 缺乏率显著高于其他地区（$P<0.05$）。

（三）维生素 D 营养状况

采用单纯随机抽样方法从采集静脉血的孕妇血液样本中抽取约 60% 测定血清 25-（OH）D 水平，完成血清 25-（OH）D 检测的孕妇共 2 006 人，大城市、中小城市、普通农村和贫困农村分别为 470、557、534 和 445 人。不同地区孕妇维生素 D 水平和营养状态详见表 2-17 和表 2-18。

表 2-17 2010—2012 年中国不同地区孕妇血清 25-（OH）D 水平百分位分布 /（nmol·L^{-1}）

地区	P_1	P_5	P_{10}	P_{25}	P_{50}	P_{75}	P_{90}	P_{95}	P_{99}
合计	14.50	20.30	23.70	29.74	38.69	50.22	62.81	71.78	93.60
城市	14.64	19.93	23.16	29.47	38.53	50.57	62.68	71.73	94.31
农村	14.20	20.62	24.19	29.86	38.88	49.76	63.65	72.34	91.57
大城市	15.11	19.38	22.92	27.87	36.77	47.68	59.43	67.74	87.10
中小城市	14.61	20.20	23.95	31.63	40.05	53.41	65.52	76.77	99.42
普通农村	18.10	24.39	27.55	33.94	44.00	56.12	69.73	78.49	95.99
贫困农村	12.90	16.90	21.64	26.76	33.62	43.44	51.64	58.13	74.54

表 2-18 2010—2012 年中国不同地区孕妇血清 25-（OH）D 营养状态

维生素 D	合计		城市		农村		大城市		中小城市		普通农村		贫困农村	
	%	95%CI	%	95%CI	%	95%CI	%	95%CI	%	95%CI	%	95%CI	%	95%CI
正常	25.2	23.3~27.1	25.7	23.0~28.4	24.6	21.9~27.3	21.1	17.4~24.8	29.6	25.8~33.4	34.7	30.6~38.7	12.6	9.5~15.7
不足	49.3	47.1~51.5	48.3	45.2~51.4	50.4	47.2~53.5	48.3	43.8~52.8	48.3	44.1~52.4	49.6	45.4~53.9	51.2	46.6~55.9
缺乏	25.5	23.6~27.4	26.0	23.3~28.7	25.0	22.3~27.7	30.6	26.5~34.8	22.1	18.6~25.5	15.7	12.6~18.8	36.2	31.7~40.6

1. 血清 25-(OH)D 水平　孕妇血清 25-(OH)D 水平中位数为 38.69nmol/L,大城市、中小城市、普通农村和贫困农村的血清 25-(OH)D 水平分别为 36.77nmol/L、40.05nmol/L、44.00nmol/L 和 33.62nmol/L,普通农村最高、贫困农村最低(P<0.05)。

2. 维生素 D 营养状态　孕妇维生素 D 缺乏率为 25.5%,边缘缺乏率为 49.3%。大城市、中小城市、普通农村和贫困农村孕妇的维生素 D 缺乏率分别为 30.6%、22.1%、15.7% 和 36.2%。贫困农村孕妇的维生素 D 缺乏率显著高于其他地区(P<0.05)。

五、食物与营养素摄入状况

2010—2012 年我国城乡孕妇完成过去一周进餐习惯调查的总人数为 3 790 人,大城市 860 人,中小城市 1 073 人,普通农村 1 153 人,贫困农村 704 人。完成过去一年内食物频率调查的孕妇 3 778 人,其中大城市 859 人,中小城市 1 064 人,普通农村 1 153 人,贫困农村 702 人。

(一)三餐习惯

过去一周内,有 93.5% 的孕妇每天都吃早餐,有 1.7% 的孕妇完全没有吃早餐。大城市、中小城市、普通农村和贫困农村每天都吃早餐的比例分别为 93.4%、94.1%、96.6% 和 87.5%,每天都不吃早餐的比例分别为 0.8%、1.1%、0.9% 和 5.0%。孕妇每天吃午餐的比例为 98.2%,贫困农村该比例最低,为 96.2%。孕妇每天吃晚餐的比例 98.7%,其中城市孕妇中有 0.2% 的人晚餐有加餐行为。不同地区孕妇过去一周三餐进食频率详见表 2-19。

表 2-19　2010—2012 年中国不同地区孕妇过去一周三餐进食频率 /%

进餐频率/周	合计	城市	农村	大城市	中小城市	普通农村	贫困农村
早餐							
0 次	1.7	1.0	2.4	0.8	1.1	0.9	5.0
1~3 次	1.3	1.4	1.2	0.9	1.8	1.1	1.4
4~6 次	3.5	3.8	3.2	4.9	3.0	1.4	6.1
7 次	93.5	93.8	93.2	93.4	94.1	96.6	87.5
午餐							
0 次	0.5	0.2	0.9	0.0	0.4	0.0	2.3
1~3 次	0.2	0.2	0.2	0.3	0.1	0.2	0.1
4~6 次	1.1	0.9	1.3	1.0	0.8	1.3	1.4
7 次	98.2	98.7	97.6	98.6	98.7	98.5	96.2
晚餐							
0 次	0.1	0.0	0.3	0.0	0.0	0.2	0.4
1~3 次	0.2	0.3	0.1	0.2	0.4	0.1	0.1
4~6 次	0.9	1.1	0.8	1.0	1.1	0.6	1.1
7 次	98.6	98.4	98.8	98.6	98.2	99.1	98.3
8~9 次	0.1	0.2	0.0	0.1	0.3	0.0	0.0

过去一周内，孕妇在餐馆吃早餐、午餐和晚餐的比例分别占 7.4%、4.7% 和 4.5%，孕妇在单位或学校吃早餐、午餐和晚餐的比例分别占 2.7%、6.3% 和 1.5%。大城市在餐馆和学校或单位进餐的比例最高。不同地区孕妇过去一周三餐在餐馆和单位或学校的进餐频率详见表 2-20。

表 2-20　2010—2012 年中国孕妇过去一周三餐在餐馆和单位或学校的进餐频率 /%

进餐地点	合计	城市	农村	大城市	中小城市	普通农村	贫困农村
早餐							
餐馆	7.4	8.7	6.1	11.0	6.8	5.9	6.5
单位 / 学校	2.7	4.1	1.3	6.5	2.3	0.8	2.0
午餐							
餐馆	4.7	6.5	2.8	8.2	5.0	3.2	2.2
单位 / 学校	6.3	10.2	2.2	16.6	5.1	2.6	1.6
晚餐							
餐馆	4.5	6.0	2.9	7.8	4.5	3.2	2.3
单位 / 学校	1.5	1.9	1.0	2.0	1.8	0.9	1.4

（二）主要食物消费频率

孕妇的主食以大米和小麦为主，大米摄入频率≥2 次 / 天的占 58.9%，大城市、中小城市、普通农村和贫困农村分别为 58.3%、61.9%、62.9% 和 48.4%；小麦摄入频率≥1 次 / 天的占 46.7%，大城市、中小城市、普通农村和贫困农村分别为 39.2%、44.3%、50.4% 和 52.8%。每天摄入杂粮的孕妇占 14.0%，大城市、中小城市、普通农村和贫困农村分别为 17.6%、10.4%、11.6% 和 18.8%。每天吃薯类的孕妇占 10.4%，大城市、中小城市、普通农村和贫困农村分别为 8.5%、8.6%、8.6% 和 18.7%。每周至少吃 1 次油炸食品的孕妇占 24.5%，大城市、中小城市、普通农村和贫困农村分别为 27.2%、20.4%、23.8% 和 28.6%。不同地区孕妇的谷薯类食物摄入频率详见表 2-21。

表 2-21　2010—2012 年中国孕妇的谷薯类食物摄入频率 /%

食物	频率	合计	城市	农村	大城市	中小城市	普通农村	贫困农村
大米	≥2 次 / 天	58.9	60.3	57.4	58.3	61.9	62.9	48.4
	1 次 / 天	18.1	20.5	15.7	26.0	16.1	13.3	19.7
	1~6 次 / 周	16.1	15.1	17.1	12.7	17.0	15.7	19.4
	<1 次 / 周	6.3	3.6	9.1	2.4	4.6	7.5	11.7
	0 次	0.6	0.5	0.7	0.6	0.4	0.6	0.9
小麦	≥2 次 / 天	15.1	9.7	20.6	7.1	11.8	16.9	26.6
	1 次 / 天	31.6	32.3	30.7	32.1	32.5	33.5	26.2
	1~6 次 / 周	32.7	37.7	27.4	41.1	35.0	25.9	29.9
	<1 次 / 周	15.5	15.4	15.5	14.7	16.1	17.5	12.1
	0 次	5.3	4.8	5.8	5.0	4.6	6.2	5.1

续表

食物	频率	合计	城市	农村	大城市	中小城市	普通农村	贫困农村
杂粮	≥1次/天	14.0	13.6	14.3	17.6	10.4	11.6	18.8
	1~6次/周	33.2	39.4	26.9	39.1	39.6	30.4	21.1
	<1次/周	30.0	27.7	32.3	27.9	27.5	25.6	26.9
	0次	22.8	19.3	26.5	15.4	22.5	22.4	33.2
薯类	≥1次/天	10.4	8.5	12.4	8.5	8.6	8.6	18.7
	1~6次/周	36.4	35.2	37.7	35.4	35.1	37.8	37.5
	<1次/周	41.7	44.8	38.5	46.8	43.1	41.6	33.5
	0次	11.4	11.5	11.4	9.3	13.3	12.0	10.4
点心	≥1次/天	12.4	16.0	8.7	18.7	13.8	10.7	5.4
	1~6次/周	49.2	54.9	43.2	58.4	52.0	48.9	33.9
	<1次/周	21.4	15.9	27.2	13.2	18.1	24.0	32.3
	0次	17.0	13.2	20.9	9.7	16.1	16.4	28.4
油炸食品	≥1次/天	1.8	2.2	1.4	2.4	2.0	0.8	2.4
	1~6次/周	22.7	21.3	24.2	24.8	18.4	23.0	26.2
	<1次/周	37.8	36.2	39.5	36.1	36.3	36.9	43.9
	0次	37.7	40.3	34.9	36.7	43.3	39.4	27.5

孕妇吃过肉类食物的比例占98.5%，猪肉、牛肉、羊肉和禽肉的消费率分别为94.6%、67.6%、46.1%和77.4%。每天至少摄入1次肉类食物的孕妇占55.6%，其中大城市、中小城市、普通农村和贫困农村每天至少摄入1次肉类食物的孕妇分别占72.4%、60.8%、49.9%和36.6%。每周至少摄入1次猪肉、牛肉、羊肉和禽肉的孕妇分别占83.9%、24.3%、9.7%和32.3%。蛋类摄入频率≥1次/天的孕妇占42.9%，大城市、中小城市、普通农村和贫困农村分别为58.6%、47.8%、35.0%和29.3%。不同地区孕妇的肉类和蛋类摄入频率详见表2-22。

表2-22 2010—2012年中国孕妇的肉类和蛋类摄入频率/%

食物	频率	合计	城市	农村	大城市	中小城市	普通农村	贫困农村
肉类合计	≥1次/天	55.6	66.0	44.8	72.4	60.8	49.9	36.6
	1~6次/周	38.6	30.8	46.7	25.7	34.9	42.4	53.7
	<1次/周	4.3	1.7	7.0	0.8	2.4	6.1	8.4
	0次	1.5	1.5	1.5	1.1	1.9	1.6	1.3
猪肉	≥1次/天	41.1	47.3	34.6	52.1	43.4	38.8	27.8
	1~6次/周	42.8	40.0	45.8	37.5	42.0	45.6	46.2
	<1次/周	10.7	7.8	13.8	6.2	9.0	10.6	18.9
	0次	5.4	4.9	5.8	4.2	5.6	5.0	7.1
牛肉	≥1次/天	1.7	2.3	1.1	2.8	2.0	0.9	1.6
	1~6次/周	22.6	30.5	14.3	35.5	26.4	16.6	10.7
	<1次/周	43.3	43.1	43.6	43.5	42.8	45.9	39.7
	0次	32.4	24.1	41.0	18.2	28.8	36.7	48.0

食物	频率	合计	城市	农村	大城市	中小城市	普通农村	贫困农村
羊肉	≥1次/天	0.9	1.1	0.6	1.7	0.7	0.8	0.4
	1~6次/周	8.8	12.0	5.4	14.1	10.3	5.3	5.7
	<1次/周	36.4	40.9	31.8	46.4	36.4	31.5	32.2
	0次	53.9	46.0	62.2	37.7	52.6	62.4	61.7
禽肉	≥1次/天	1.9	2.8	1.1	2.6	2.9	1.0	1.3
	1~6次/周	30.4	37.4	23.2	41.4	34.1	27.4	16.2
	<1次/周	45.1	39.5	50.8	39.3	39.6	50.0	52.1
	0次	22.6	20.4	24.9	16.6	23.4	21.6	30.3
蛋类	≥1次/天	42.9	52.6	32.9	58.6	47.8	35.0	29.3
	1~6次/周	43.0	37.7	48.5	34.6	40.1	50.1	45.7
	<1次/周	10.8	6.5	15.2	4.3	8.3	12.1	20.4
	0次	3.3	3.2	3.4	2.6	3.8	2.8	4.6

孕妇的水产品消费率为94.8%，大城市、中小城市、普通农村和贫困农村分别为98.3%、96.5%、94.5%和88.5%。水产品中淡水鱼、海水鱼、虾和蟹的消费率分别为87.2%、52.9%、62.2%和23.8%。每周至少吃1次水产品的孕妇占62.9%，大城市、中小城市、普通农村和贫困农村分别为82.8%、72.6%、58.4%和31.6%。不同地区孕妇的水产品摄入频率详见表2-23。

表2-23　2010—2012年中国孕妇的水产品摄入频率/%

食物	频率	合计	城市	农村	大城市	中小城市	普通农村	贫困农村
合计	≥1次/天	10.2	14.2	6.0	15.6	13.1	7.3	4.0
	1~6次/周	52.7	62.9	42.2	67.2	59.5	51.1	27.6
	<1次/周	31.9	20.2	44.0	15.5	24.0	36.2	56.8
	0次	5.2	2.7	7.8	1.7	3.5	5.5	11.5
淡水鱼	≥1次/天	3.0	3.1	2.8	2.9	3.3	2.6	3.1
	1~6次/周	39.6	47.0	32.0	47.8	46.3	38.4	21.5
	<1次/周	44.6	37.2	52.3	37.4	37.1	47.5	60.1
	0次	12.8	12.6	12.9	11.9	13.3	11.5	15.2
海水鱼	≥1次/天	1.6	2.9	0.3	2.8	3.0	0.3	0.3
	1~6次/周	14.1	21.7	6.3	29.2	15.6	9.4	1.3
	<1次/周	37.1	41.4	32.6	43.8	39.6	35.6	27.8
	0次	47.1	34.0	60.8	24.2	41.8	54.8	70.6
虾	≥1次/天	0.7	1.2	0.2	1.5	0.9	0.3	0.1
	1~6次/周	7.8	11.1	4.4	12.0	10.4	6.2	1.4
	<1次/周	53.7	61.3	45.8	67.5	56.2	54.0	32.3
	0次	37.8	26.4	49.6	19.0	32.4	39.5	66.1

续表

食物	频率	合计	城市	农村	大城市	中小城市	普通农村	贫困农村
蟹	≥1次/天	0.2	0.5	—	0.8	0.2	—	—
	1~6次/周	1.0	1.8	0.2	1.9	1.7	0.3	—
	<1次/周	22.6	31.1	13.8	37.4	26.0	18.8	5.5
	0次	76.2	66.6	86.0	59.9	72.1	80.9	94.4
其他	≥1次/天	0.4	0.8	0.1	1.4	0.4	0.1	—
	1~6次/周	2.3	3.9	0.6	3.6	4.1	0.9	0.1
	<1次/周	21.9	28.9	14.6	35.9	23.3	20.3	5.3
	0次	75.4	66.4	84.7	59.1	72.2	78.7	94.6

孕妇的乳类食物消费率为87.2%,大城市、中小城市、普通农村和贫困农村分别为95.8%、89.8%、81.3%和82.5%。孕妇主要以消费全脂液体奶和酸奶为主,两者的消费率分别占51.3%和56.7%。每天摄入乳类食物的孕妇占41.8%,大城市、中小城市、普通农村和贫困农村分别为64.8%、47.9%、29.0%和25.2%。不同地区孕妇的乳类食物摄入频率详见表2-24。

表2-24 2010—2012年中国孕妇的乳类食物摄入频率/%

食物	频率	合计	城市	农村	大城市	中小城市	普通农村	贫困农村
合计	≥1次/天	41.8	55.5	27.6	64.8	47.9	29.0	25.2
	1~6次/周	33.1	30.7	35.6	27.4	33.4	37.6	32.5
	<1次/周	12.3	6.3	18.5	3.6	8.5	14.7	24.8
	0次	12.8	7.5	18.3	4.2	10.2	18.7	17.5
全脂液体奶	≥1次/天	23.0	31.2	14.6	36.0	27.3	14.0	15.6
	1~6次/周	18.6	21.8	15.2	24.2	19.9	16.6	12.8
	<1次/周	9.7	8.4	11.1	7.0	9.6	10.9	11.4
	0次	48.7	38.6	59.1	32.8	43.3	58.5	60.2
低脂液体奶	≥1次/天	3.7	4.8	2.6	5.4	4.8	3.6	1.0
	1~6次/周	5.5	6.2	4.7	7.3	5.3	5.1	4.1
	<1次/周	4.9	5.8	4.0	6.0	5.6	4.3	3.6
	0次	85.9	83.2	88.6	81.3	84.8	87.0	91.3
全脂奶粉	≥1次/天	6.0	8.1	3.8	9.4	7.1	3.8	3.8
	1~6次/周	4.6	4.9	4.3	5.1	4.7	4.9	3.3
	<1次/周	4.4	4.8	3.9	5.6	4.2	4.0	3.7
	0次	85.0	82.2	88.0	79.9	84.0	87.3	89.2

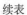

续表

食物	频率	合计	城市	农村	大城市	中小城市	普通农村	贫困农村
低脂奶粉	≥1 次 / 天	2.6	3.4	1.8	4.1	2.9	2.6	0.6
	1～6 次 / 周	2.2	2.2	2.2	2.1	2.4	2.3	2.0
	<1 次 / 周	2.3	2.4	2.1	2.3	2.4	1.9	2.4
	0 次	92.9	91.9	93.9	91.5	92.3	93.2	95.0
酸奶	≥1 次 / 天	9.8	13.6	5.9	19.1	9.2	6.7	4.6
	1～6 次 / 周	25.0	30.9	18.9	34.6	28.0	20.0	16.9
	<1 次 / 周	21.9	20.4	23.4	18.9	21.7	20.6	28.1
	0 次	43.3	35.0	51.8	27.5	41.1	52.7	50.4
奶酪	≥1 次 / 天	0.4	0.7	0.2	0.9	0.6	0.2	0.1
	1～6 次 / 周	0.7	0.9	0.4	1.2	0.7	0.4	0.4
	<1 次 / 周	3.8	5.3	2.2	6.4	4.4	2.8	1.3
	0 次	95.1	93.1	97.2	91.5	94.4	96.6	98.2

每天至少吃 1 次新鲜蔬菜的孕妇占 87.7%，大城市、中小城市、普通农村和贫困农村分别为 90.8%、87.6%、87.1% 和 85.3%。每天至少吃 1 次水果的孕妇占 58.1%，大城市、中小城市、普通农村和贫困农村分别为 71.0%、65.6%、55.7% 和 34.8%。不同地区孕妇的蔬菜和水果摄入频率详见表 2-25。

表 2-25 2010—2012 年中国孕妇的蔬菜和水果摄入频率 /%

食物	频率	合计	城市	农村	大城市	中小城市	普通农村	贫困农村
新鲜蔬菜	≥1 次 / 天	87.7	89.0	86.4	90.8	87.6	87.1	85.3
	1～6 次 / 周	11.7	10.5	12.9	8.4	12.1	12.6	13.5
	<1 次 / 周	0.3	0.3	0.3	0.6	0.1	0.3	0.1
	0 次	0.3	0.2	0.4	0.2	0.2	—	1.0
菌藻类	≥1 次 / 天	7.1	10.3	3.7	13.3	7.9	4.3	2.9
	1～6 次 / 周	55.7	64.9	46.1	68.9	61.7	51.9	36.6
	<1 次 / 周	29.9	19.8	40.4	12.7	25.5	38.9	42.7
	0 次	7.4	5.0	9.8	5.1	4.9	4.9	17.8
水果	≥1 次 / 天	58.1	68.0	47.8	71.0	65.6	55.7	34.8
	1～6 次 / 周	38.5	30.4	46.9	27.5	32.7	40.9	56.7
	<1 次 / 周	2.9	1.1	4.8	0.9	1.2	3.0	7.8
	0 次	0.5	0.5	0.5	0.6	0.5	0.4	0.7

每周至少吃 1 次豆类的孕妇占 85.3%，大城市、中小城市、普通农村和贫困农村分别占 91.1%、87.9%、82.7% 和 78.5%。每周至少吃 1 次坚果的孕妇占 54.4%，大城市、中小城市、普通农村和贫困农村分别占 68.1%、59.3%、49.7% 和 38.3%。不同地区孕妇的豆类和坚果摄入频率详见表 2-26。

表 2-26　2010—2012 年中国孕妇的豆类和坚果摄入频率 /%

食物	频率	合计	城市	农村	大城市	中小城市	普通农村	贫困农村
豆类	≥1 次 / 天	26.3	33.3	19.0	39.2	28.6	16.7	22.7
	1~6 次 / 周	59.0	56.0	62.2	51.9	59.3	66.0	55.8
	<1 次 / 周	12.0	8.3	15.8	5.9	10.2	14.9	17.4
	0 次	2.7	2.3	3.0	2.9	1.9	2.3	4.1
坚果	≥1 次 / 天	15.3	20.4	10.1	23.3	18.1	11.3	8.1
	1~6 次 / 周	39.1	42.8	35.3	44.8	41.2	38.4	30.2
	<1 次 / 周	31.4	25.5	37.4	22.2	28.2	34.1	42.9
	0 次	14.2	11.2	17.2	9.7	12.5	16.2	18.8

孕妇的饮料消费率占 72.3%，大城市、中小城市、普通农村和贫困农村分别为 76.4%、67.5%、71.7% 和 75.6%。各种饮料中，以果蔬汁饮料、配制型含乳饮料、碳酸饮料和鲜榨果蔬汁饮料的消费率较高，分别为 37.1%、36.6%、32.1% 和 28.5%。每周喝至少 1 次饮料的孕妇占 39.7%，大城市、中小城市、普通农村和贫困农村分别为 53.1%、38.9%、35.0% 和 32.1%。不同地区孕妇的饮料摄入频率详见表 2-27。

表 2-27　2010—2012 年中国孕妇的饮料摄入频率 /%

饮料	频率	合计	城市	农村	大城市	中小城市	普通农村	贫困农村
合计	≥1 次 / 天	6.3	8.0	4.5	11.3	5.4	3.5	6.3
	1~6 次 / 周	33.4	37.2	29.3	41.8	33.5	31.5	25.8
	<1 次 / 周	32.7	26.2	39.4	23.3	28.6	36.8	43.6
	0 次	27.7	28.6	26.8	23.6	32.5	28.3	24.4
碳酸饮料	≥1 次 / 天	0.4	0.7	0.2	1.3	0.3	0.3	—
	1~6 次 / 周	3.9	3.6	4.1	4.9	2.6	3.1	5.8
	<1 次 / 周	27.8	28.4	27.1	30.7	26.5	24.9	30.8
	0 次	67.9	67.2	68.6	63.1	70.6	71.7	63.4
鲜榨果蔬汁	≥1 次 / 天	1.5	2.3	0.7	3.4	1.5	0.8	0.6
	1~6 次 / 周	5.9	7.8	3.9	9.2	6.6	3.6	4.4
	<1 次 / 周	21.1	26.3	15.7	35.3	19.0	17.4	13.1
	0 次	71.5	63.6	79.5	52.1	72.9	78.2	81.9
果蔬汁饮料	≥1 次 / 天	0.6	0.7	0.5	1.1	0.5	0.4	0.8
	1~6 次 / 周	6.0	6.6	5.4	7.3	5.9	3.7	8.3
	<1 次 / 周	30.5	31.1	29.8	36.8	26.6	27.8	32.9
	0 次	62.9	61.6	64.3	54.8	67.0	68.1	58.0
乳酸菌饮料	≥1 次 / 天	1.0	1.7	0.3	2.2	1.3	0.5	—
	1~6 次 / 周	3.6	4.6	2.7	5.1	4.1	3.3	1.7
	<1 次 / 周	15.1	18.2	11.8	22.2	14.9	12.4	10.8
	0 次	80.3	75.5	85.2	70.4	79.6	83.8	87.5

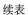

续表

饮料	频率	合计	城市	农村	大城市	中小城市	普通农村	贫困农村
配制型含乳饮料	≥1 次 / 天	0.6	0.8	0.3	0.8	0.8	0.2	0.4
	1～6 次 / 周	6.4	5.5	7.3	5.4	5.6	8.6	5.3
	<1 次 / 周	29.7	28.0	31.4	28.7	27.4	30.0	33.8
	0 次	63.4	65.7	61.0	65.1	66.2	61.2	60.5
咖啡	≥1 次 / 天	0.3	0.6	—	1.1	0.2	—	—
	1～6 次 / 周	1.0	1.5	0.4	2.9	0.4	0.4	0.3
	<1 次 / 周	5.1	7.3	2.9	8.8	6.0	3.6	1.7
	0 次	93.6	90.6	96.7	87.2	93.4	95.9	98.0
茶饮料	≥1 次 / 天	1.2	1.3	1.2	2.2	0.6	0.6	2.1
	1～6 次 / 周	3.2	4.0	2.4	4.9	3.3	2.3	2.6
	<1 次 / 周	15.4	18.0	12.6	21.8	15.0	13.5	11.0
	0 次	80.2	76.7	83.9	71.1	81.1	83.6	84.3
茶水	≥1 次 / 天	4.6	3.4	5.8	4.4	2.6	4.3	8.3
	1～6 次 / 周	4.1	4.5	3.8	5.4	3.8	4.9	1.8
	<1 次 / 周	5.6	6.9	4.3	8.6	5.5	5.6	2.1
	0 次	85.7	85.2	86.1	81.6	88.1	85.2	87.8

　　从食物消费情况来看，我国孕妇的主食消费以大米和小麦为主，不吃杂粮或不常吃杂粮（<1 次 / 周）比例较高（52.8%），摄入油炸食品的比例较高（62.3%），经常喝饮料（≥1 次 / 周）的比例达 39.7%。农村孕妇肉类、蛋类食物的摄入频率较低，不饮奶和不经常饮奶（<1 次 / 周）的比例较高（36.8%），每天吃水果的比例较低（47.8%）。

（三）主要食物摄入量

　　1. 总体食物摄入情况　不同地区孕妇的各类食物摄入量详见表 2-28。2010—2012 年各类食物摄入量与 2002 年比较见图 2-7。

表 2-28　2010—2012 年中国孕妇的食物摄入情况 / ($g \cdot d^{-1}$, P_{50})

食物	合计	城市	农村	大城市	中小城市	普通农村	贫困农村
谷类	242.7	219.5	275.1	205.1	233.6	258.0	300.6
薯类	14.2	14.2	15.8	14.2	14.2	14.2	19.8
豆类	10.0	11.5	8.4	13.5	10.0	8.6	7.9
蔬菜	182.1	187.9	177.6	198.3	178.7	176.6	179.5
菌藻	15.8	23.4	10.5	29.0	18.6	12.8	7.2
水果	160.4	190.8	134.3	214.4	174.2	153.2	94.0
乳类	120.1	192.0	64.1	226.5	150.0	71.2	42.7
肉类	68.0	80.1	56.9	93.2	71.0	61.0	49.9
水产品	22.3	34.1	13.2	38.0	29.8	17.5	6.6
蛋类	42.7	50.0	31.2	50.0	48.6	32.0	30.1
小吃	26.8	35.6	19.1	42.7	28.9	23.0	10.8
坚果	8.6	12.0	6.2	14.2	10.5	7.1	4.0
饮料	19.2	24.7	14.4	37.5	16.4	16.4	13.2

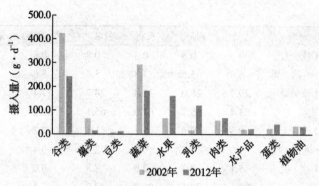

图 2-7　2002 年和 2012 年中国孕妇的食物摄入量

　　孕妇米面等谷类食物的摄入量中位数为 242.7g/d,大城市、中小城市、普通农村和贫困农村分别为 205.1g/d、233.6g/d、258.0g/d 和 300.6g/d。薯类的摄入量为 14.2g/d,贫困农村为 19.8g/d,其他地区为 14.2g/d。与 2002 年中国居民营养与健康状况调查结果相比,孕妇谷薯类的摄入量均明显降低,其中谷类降低了 182.1g/d,薯类降低了 50.4g/d。

　　孕妇蔬菜摄入量为 182.1g/d,大城市孕妇蔬菜摄入量比其他地区高约 20g/d;孕妇水果的摄入量为 160.4g/d,大城市、中小城市、普通农村和贫困农村孕妇的水果摄入量依次降低。与 2002 年中国居民营养与健康状况调查结果相比,孕妇蔬菜摄入量降低约 110g/d,水果摄入量升高约 90g/d。

　　孕妇乳类摄入量为 120.1g/d,其中城市为 192.0g/d,农村为 64.1g/d。大城市孕妇乳类摄入量是普通农村孕妇的 3.2 倍,是贫困农村孕妇的 5.3 倍。与 2002 年中国居民营养与健康状况调查结果相比,孕妇乳类摄入量升高约 8 倍。

　　孕妇肉类和水产品的摄入量分别为 68.0g/d 和 22.3g/d,大城市、中小城市、普通农村和贫困农村摄入量依次减少。2010—2012 年孕妇的肉类和水产品摄入量较 2002 年略有增加。

　　孕妇蛋类摄入量为 42.7g/d,城市为 50.0g/d,农村为 31.2g/d。与 2002 年中国居民营养与健康状况调查结果相比,孕妇蛋类摄入量升高约 1.7 倍。

　　总之,大城市孕妇的蔬菜、水果、乳类、肉类、水产品摄入量高于其他地区,贫困农村孕妇谷薯类摄入量较高,但是其他食物摄入量较低。与 2002 年中国居民营养与健康状况调查结果相比,孕妇谷类、薯类和蔬菜摄入量下降,乳类、蛋类和水果摄入量升高。

　　2. 不同孕期和不同地区孕妇的食物摄入情况　孕早期、孕中期和孕晚期孕妇的谷类摄入量分别为 231.6g/d、230.6g/d 和 256.5g/d;孕中期和孕晚期孕妇比孕早期孕妇每天多摄入约 20g 乳类;孕早期、孕中期和孕晚期孕妇饮料摄入量依次降低;各孕期孕妇的其他类食物摄入量差异不大。不同孕期孕妇的食物摄入量详见表 2-29、表 2-30 和表 2-31。

表 2-29　2010—2012 年中国孕早期孕妇的食物摄入情况 /(g·d^{-1}, P_{50})

食物	合计	城市	农村	大城市	中小城市	普通农村	贫困农村
谷类	231.6	206.8	263.2	212.0	204.6	251.2	287.1
薯类	14.2	14.2	17.1	14.2	12.8	14.2	21.4
豆类	9.3	10.8	8.1	12.6	8.8	8.8	6.7
蔬菜	180.2	178.2	181.7	214.2	156.0	183.3	180.7
菌藻	15.2	23.0	10.6	40.3	15.2	12.7	6.6

续表

食物	合计	城市	农村	大城市	中小城市	普通农村	贫困农村
水果	151.6	174.6	135.1	206.7	155.9	148.2	101.3
乳类	106.8	171.4	57.0	216.0	128.8	64.9	35.6
肉类	64.2	72.3	57.2	88.4	61.0	61.5	51.8
水产品	21.4	32.9	11.5	37.0	31.9	14.2	6.6
蛋类	36.7	50.0	28.5	50.0	42.7	26.0	30.1
小吃	26.0	35.6	19.7	50.5	27.8	23.3	11.8
坚果	7.4	10.5	6.3	14.2	9.2	6.9	4.9
饮料	21.6	29.0	14.2	57.0	23.0	14.8	14.0

表 2-30　2010—2012 年中国孕中期孕妇的食物摄入情况 $/(g \cdot d^{-1}, P_{50})$

食物	合计	城市	农村	大城市	中小城市	普通农村	贫困农村
谷类	230.6	217.3	260.7	201.6	232.9	234.9	297.7
薯类	14.2	14.2	17.1	14.2	14.2	14.2	22.8
豆类	10.6	12.4	8.4	14.8	10.4	8.0	9.1
蔬菜	180.0	193.2	168.0	204.2	185.2	165.3	172.4
菌藻	16.8	25.9	11.0	30.8	20.8	13.1	7.6
水果	167.0	208.0	136.6	232.0	183.9	152.1	104.8
乳类	128.2	180.7	72.3	220.0	136.8	78.4	71.2
肉类	69.7	83.6	56.6	95.1	72.7	59.1	51.4
水产品	25.7	33.5	15.1	39.8	29.2	21.8	7.5
蛋类	45.4	50.0	35.5	50.0	46.4	34.6	42.7
小吃	26.8	34.2	20.0	42.7	25.6	22.7	12.8
坚果	8.6	11.8	6.9	14.2	11.4	7.1	5.5
饮料	19.7	22.2	17.5	29.6	16.4	16.4	21.9

表 2-31　2010—2012 年中国孕晚期孕妇的食物摄入情况 $/(g \cdot d^{-1}, P_{50})$

食物	合计	城市	农村	大城市	中小城市	普通农村	贫困农村
谷类	256.5	229.3	300.0	204.7	249.9	286.8	313.8
薯类	14.2	14.2	14.2	14.2	14.2	14.2	17.1
豆类	9.7	11.4	8.6	12.4	10.4	8.6	7.5
蔬菜	188.2	189.0	187.6	181.0	200.4	185.9	190.2
菌藻	14.9	22.0	10.0	25.6	18.7	12.8	6.9
水果	160.9	189.9	127.4	202.6	179.3	162.4	84.4
乳类	125.0	200.0	57.0	237.9	178.5	71.2	33.5
肉类	67.4	83.9	56.8	93.4	77.0	62.6	46.2
水产品	19.7	34.5	11.2	37.6	30.2	14.8	6.2
蛋类	40.0	50.0	28.5	50.0	50.0	32.0	25.6
小吃	27.2	36.6	17.4	40.2	33.6	24.7	9.0
坚果	8.6	13.7	5.4	14.2	11.4	7.7	2.8
饮料	14.9	23.0	10.3	36.8	14.0	16.4	6.6

（四）能量与主要营养素摄入量

完成 3 天 24 小时膳食调查的孕妇 246 人，剔除每日能量摄入过低（每日能量摄入低于 800kcal）者 3 人，每日能量摄入过高（每日能量摄入高于 5 000kcal）者 2 人，实际分析膳食的孕妇样本数为 241 人。其中大城市 24 人，中小城市 49 人，普通农村 103 人，贫困农村 65 人。处于孕早期、孕中期和孕晚期的孕妇分别为 45 人、89 人和 107 人。不同地区和不同孕期孕妇的每日能量及主要营养素摄入量详见表 2-32 和表 2-33。

表 2-32　中国不同地区孕妇的每日能量及主要营养素摄入量 /P_{50}

指标	合计	城市	农村	大城市	中小城市	普通农村	贫困农村
能量 /kcal	2 072.5	1 970.7	2 109.2	2 428.1	1 864.4	2 115.6	2 102.8
能量 /kJ	8 673.5	8 248.8	8 826.7	10 162.1	7 805.1	8 848.0	8 805.4
蛋白质 /g	60.0	63.1	59.4	87.2	51.2	61.1	58.2
碳水化合物 /g	282.0	246.6	305.2	261.4	244.2	296.8	338.7
脂肪 /g	78.6	84.9	76.5	97.9	79.4	79.6	66.8
总脂肪酸 /g	45.5	52.9	43.9	53.1	51.0	45.6	37.9
饱和脂肪酸 /g	10.0	10.8	9.3	12.9	9.2	9.4	8.6
单不饱和脂肪酸 /g	17.8	17.8	17.6	21.9	17.1	18.8	14.1
多不饱和脂肪酸 /g	15.1	17.3	13.1	16.5	18.8	15.4	9.6
不可溶膳食纤维 /g	9.3	8.5	9.4	11.6	8.0	10.0	8.2
视黄醇 /μg	77.1	117.7	64.2	199.8	83.1	69.2	52.8
视黄醇活性当量 /μgRAE	194.3	258.2	176.7	374.7	238.7	204.1	136.4
硫胺素 /mg	0.9	0.8	0.9	1.1	0.7	0.9	0.8
核黄素 /mg	0.7	0.7	0.7	1.1	0.6	0.7	0.6
烟酸 /mg	13.0	14.1	12.9	18.1	11.5	13.0	12.5
抗坏血酸 /mg	73.3	80.7	69.8	114.0	68.7	78.1	63.2
维生素 E/mg	29.5	36.7	28.3	33.6	36.7	31.2	24.6
α- 生育酚当量 /mg	7.6	8.6	7.1	11.9	7.2	8.2	5.7
钾 /mg	1 475.3	1 632.3	1 471.2	2 254.5	1 406.4	1 571.7	1 360.4
钠 /mg	4 702.8	4 414.7	4 881.1	4 369.7	4 414.7	4 964.5	4 487.6
钙 /mg	296.1	387.1	263.8	563.0	322.5	297.7	223.3
镁 /mg	257.9	256.2	261.2	350.8	234.6	263.0	249.9
铁 /mg	19.1	20.3	18.7	24.9	18.7	19.7	18.2
锰 /mg	5.2	4.7	5.5	5.4	4.6	5.3	5.7
锌 /mg	9.9	10.2	9.8	13.6	8.3	9.7	9.8
铜 /mg	1.8	1.7	1.8	2.6	1.5	1.8	1.8
磷 /mg	894.8	921.1	888.1	1 287.9	785.2	922.7	829.8
硒 /μg	41.7	45.1	41.0	61.7	38.0	43.1	36.7

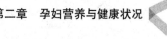

表2-33 2010—2012年中国不同孕期孕妇的每日能量及主要营养素摄入量/P_{50}

指标	孕早期	孕中期	孕晚期
能量 /kcal	1 960.7	2 255.5	2 058.3
能量 /kJ	8 203.9	9 438.4	8 621.5
蛋白质 /g	53.0	65.1	60.0
碳水化合物 /g	243.1	301.8	284.5
脂肪 /g	71.8	84.2	78.8
不可溶膳食纤维 /g	9.3	9.5	9.2
视黄醇 /μg	52.5	87.9	79.1
视黄醇活性当量 /μgRAE	205.1	199.5	190.8
硫胺素 /mg	0.8	0.9	0.9
核黄素 /mg	0.6	0.7	0.7
烟酸 /mg	11.5	14.4	13.0
抗坏血酸 /mg	65.2	72.1	78.1
维生素 E/mg	31.0	24.6	31.8
α- 生育酚当量 /mg	7.2	7.2	7.7
钾 /mg	1 468.2	1 475.3	1 531.2
钠 /mg	4 483.8	4 526.4	5 044.7
钙 /mg	233.4	292.0	307.9
镁 /mg	247.0	261.0	256.2
铁 /mg	17.8	19.7	19.3
锰 /mg	4.9	5.4	5.2
锌 /mg	8.5	11.0	9.6
铜 /mg	1.6	1.9	1.7
磷 /mg	810.9	921.2	900.9
硒 /μg	36.4	43.4	42.1

孕妇膳食能量摄入量中位数为 2 072.5kcal/d，大城市、中小城市、普通农村和贫困农村孕妇的能量摄入量分别为 2 428.1kcal/d、1 864.4kcal/d、2 115.6kcal/d 和 2 102.8kcal/d。孕妇膳食蛋白质摄入量为 60.0g/d，大城市、中小城市、普通农村和贫困农村分别为 87.2g/d、51.2g/d、61.1g/d 和 58.2g/d。孕妇膳食碳水化合物摄入量为 282.0g/d，大城市、中小城市、普通农村和贫困农村分别为 261.4g/d、244.2g/d、296.8g/d 和 338.7g/d。孕妇膳食脂肪摄入量为 78.6g/d，大城市、中小城市、普通农村和贫困农村分别为 97.9g/d、79.4g/d、79.6g/d 和 66.8g/d。

孕妇膳食维生素 A 摄入量为 194.3μgRAE/d，大城市、中小城市、普通农村和贫困农村分别为 374.7μgRAE/d、238.7μgRAE/d、204.1μgRAE/d 和 136.4μgRAE/d。孕妇膳食维生素 C 摄入量为 73.3mg/d，大城市、中小城市、普通农村和贫困农村分别为 114.0mg/d、68.7mg/d、78.1mg/d 和 63.2mg/d。孕妇膳食钙的摄入量为 296.1mg/d，大城市、中小城市、普通农村和贫困农村分别为 563.0mg/d、322.5mg/d、297.7mg/d 和 223.3mg/d。孕妇膳食铁的摄入量为 19.1mg/d，大城市、中小城市、普通农村和贫困农村分别为 24.9mg/d、18.7mg/d、19.7mg/d 和 18.2mg/d。

孕早期、孕中期和孕晚期孕妇膳食能量摄入量分别为 1 960.7kcal/d、2 255.5kcal/d 和 2 058.3kcal/d，蛋白质摄入量分别为 53.0g/d、65.1g/d 和 60.0g/d，碳水化合物摄入量分别为 243.1g/d、301.8g/d 和 284.5g/d，脂肪摄入量分别为 71.8g/d、84.2g/d 和 78.8g/d，维生素 A 摄入量分别为 205.1μgRAE/d、199.5μgRAE/d 和 190.8μgRAE/d，钙的摄入量分别为 233.4mg/d、292.0mg/d 和 307.9mg/d。

孕妇膳食微量营养素摄入量与膳食营养素推荐摄入量相比，大部分孕妇的膳食维生素 A、维生素 C、钙、硒的摄入量未达到推荐摄入量。然而，大部分孕妇钠的摄入量高于适宜摄入量和预防非传染性慢性病的建议摄入量。对于不同地区的孕妇而言，大城市中有相对更高比例孕妇的维生素 A、维生素 C、钙、铁、锌、硒摄入量达到推荐摄入量，而中小城市、普通农村和贫困农村的该比例较低。不同地区孕妇的主要营养素摄入量评价结果详见表 2-34。对于不同孕期的孕妇而言，孕中期和孕晚期孕妇的锌、硒、维生素 A 的摄入量达到推荐摄入量的比例高于孕早期孕妇，但孕中期和孕晚期孕妇钙和铁摄入量达到平均需要量和推荐摄入量的比例低于孕早期孕妇。不同孕期孕妇的主要营养素摄入量评价结果详见表 2-35。

表 2-34　2010—2012 年中国不同地区孕妇主要营养素摄入量评价 /%

营养素	评价	合计	城市	农村	大城市	中小城市	普通农村	贫困农村
维生素 A	<EAR	87.9	82.2	90.4	70.8	87.8	86.3	96.9
	EAR~RNI	6.3	9.6	4.8	12.5	8.2	7.8	0.0
	≥RNI	5.8	8.2	4.8	16.7	4.1	5.9	3.1
维生素 C	<EAR	63.1	57.5	65.5	33.3	69.4	62.1	70.8
	EAR~RNI	12.0	9.6	13.1	16.7	6.1	12.6	13.9
	≥RNI	24.9	32.9	21.4	50.0	24.5	25.2	15.4
钙	<EAR	95.8	90.4	98.2	83.3	93.9	97.1	100.0
	EAR~RNI	2.9	5.5	1.8	4.2	6.1	2.9	0.0
	≥RNI	1.3	4.1	0.0	12.5	0.0	0.0	0.0
铁	<EAR	49.6	43.8	52.1	29.2	51.0	48.0	58.5
	EAR~RNI	25.8	26.0	25.8	20.8	28.6	28.4	21.5
	≥RNI	24.6	30.1	22.2	50.0	20.4	23.5	20.0

续表

营养素	评价	合计	城市	农村	大城市	中小城市	普通农村	贫困农村
锌	<EAR	28.3	30.1	27.5	12.5	38.8	26.5	29.2
	EAR～RNI	18.8	17.8	19.2	12.5	20.4	21.6	15.4
	≥RNI	52.9	52.1	53.3	75.0	40.8	52.0	55.4
硒	<EAR	74.7	63.0	79.8	41.7	73.5	75.7	86.2
	EAR～RNI	12.9	15.1	11.9	8.3	18.4	14.6	7.7
	≥RNI	12.5	21.9	8.3	50.0	8.2	9.7	6.2
钠	<80%AI	1.7	4.1	0.6	0.0	6.1	0.0	1.5
	80%～<100%AI	1.3	1.4	1.2	0.0	2.0	1.0	1.5
	100%AI～<100%PI	6.3	8.2	5.4	16.7	4.1	2.9	9.2
	100%PI～<200%PI	29.6	27.4	30.5	29.2	26.5	28.4	33.9
	≥200%PI	61.3	58.9	62.3	54.2	61.2	67.7	53.9

注：EAR/ 平均需要量、RNI/ 推荐摄入量、AI/ 适宜摄入量和 PI/ 预防非传染性慢性病的建议摄入量，见《中国居民膳食营养素参考摄入量》2013 版

表 2-35　2010—2012 年中国不同孕期孕妇的主要营养素摄入量评价 /%

营养素	评价	孕早期	孕中期	孕晚期
维生素 A	<EAR	86.4	87.6	88.8
	EAR～RNI	11.4	4.5	5.6
	≥RNI	2.3	7.9	5.6
维生素 C	<EAR	60.0	64.0	63.6
	EAR～RNI	8.9	12.4	13.1
	≥RNI	31.1	23.6	23.4
钙	<EAR	88.6	96.6	98.1
	EAR～RNI	9.1	1.1	1.9
	≥RNI	2.3	2.3	0.0
铁	<EAR	29.6	46.1	60.8
	EAR～RNI	31.8	24.7	24.3
	≥RNI	38.6	29.2	15.0
锌	<EAR	38.6	24.7	27.1
	EAR～RNI	15.9	15.7	22.4
	≥RNI	45.5	59.6	50.5
硒	<EAR	80.0	73.0	73.8
	EAR～RNI	11.1	13.5	13.1
	≥RNI	8.9	13.5	13.1

续表

营养素	评价	孕早期	孕中期	孕晚期
钠	<80%AI	2.3	2.3	0.9
	80%～<100%AI	0.0	3.4	0.0
	100%AI～<100%PI	9.1	4.5	6.5
	100%PI～<200%PI	31.8	34.8	24.3
	≥200%PI	56.8	55.1	68.2

注：EAR/平均需要量、RNI/推荐摄入量、AI/适宜摄入量和 PI/预防非传染性慢性病的建议摄入量，见《中国居民膳食营养素参考摄入量》2013 版

（五）油和盐的消费量

孕妇食用油的消费量中位数为 33.3g/d，大城市、中小城市、普通农村和贫困农村分别为 27.6g/d、39.7g/d、36.2g/d 和 31.5g/d。大城市孕妇没有消费动物油，中小城市、普通农村和贫困农村孕妇消费动物油的比例分别为 10.2%、20.4% 和 38.5%。

孕妇盐的消费量为 8.6g/d，大城市、中小城市、普通农村和贫困农村分别为 6.4g/d、8.3g/d、9.7g/d 和 8.0g/d。不同地区孕妇的油盐消费率及消费量详见表 2-36。孕早期、孕中期和孕晚期孕妇的食用油消费量分别为 30.3g/d、29.1g/d 和 37.5g/d，食盐消费量分别为 7.6g/d、8.3g/d 和 9.4g/d。不同孕期孕妇的油盐消费率和消费量详见表 2-37。

表 2-36 2010—2012 年中国不同地区孕妇的油盐消费率 /% 及消费人群消费量 /$(g \cdot d^{-1}, P_{50})$

油盐	合计		城市		农村		大城市		中小城市		普通农村		贫困农村	
	消费率	消费量	消费率	消费量	消费率	消费量	消费率	消费量	消费率	消费量	消费率	消费量	消费率	消费量
食用油	98.3	33.3	97.3	31.9	98.8	34.4	95.8	27.6	98.0	39.7	100.0	36.2	96.9	31.5
植物油	88.4	31.5	94.5	29.0	85.7	32.5	95.8	27.6	93.9	33.2	91.3	34.4	76.9	29.2
动物油	21.2	23.7	6.9	21.5	27.4	23.9	0.0	0.0	10.2	21.5	20.4	21.2	38.5	26.3
食盐	97.9	8.6	93.2	8.1	100.0	9.4	95.8	6.4	91.8	8.3	100.0	9.7	100.0	8.0

表 2-37 2010—2012 年中国不同孕期孕妇的油盐消费率 /% 及消费人群消费量 /$(g \cdot d^{-1}, P_{50})$

油盐	孕早期		孕中期		孕晚期	
	消费率	消费量	消费率	消费量	消费率	消费量
食用油	100.0	30.3	97.8	29.1	98.1	37.5
植物油	93.3	29.9	86.5	28.4	87.9	35.4
动物油	11.1	16.6	22.5	25.2	24.3	24.2
食盐	95.6	7.6	97.8	8.3	99.1	9.4

食盐消费量低于 6g/d 的孕妇占 27.7%，城市孕妇占 37.9%，农村孕妇占 23.6%。大城市、中小城市、普通农村和贫困农村的该比例分别为 43.5%、34.9%、15.8% 和 35.9%。食盐

消费量低于 5g/d 的孕妇占 18.2%，城市孕妇占 25.8%，农村孕妇占 15.2%。大城市、中小城市、普通农村和贫困农村的该比例分别为 26.1%、25.6%、8.9% 和 25.0%（图 2-8）。

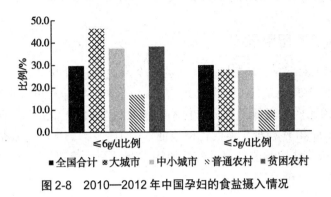

图 2-8　2010—2012 年中国孕妇的食盐摄入情况

六、生活方式

（一）吸烟与被动吸烟

怀孕前吸烟者占 2.1%，其中大城市、中小城市、普通农村和贫困农村的比例分别为 3.8%、3.1%、0.8% 和 0.7%，城市孕妇在怀孕前的吸烟率显著高于农村（$P<0.01$）；孕期吸烟者占 0.2%，其中大城市、中小城市、普通农村和贫困农村的比例分别为 0.4%、0.2%、0.1% 和 0.2%。

孕妇在生活或工作中，周围环境有人吸烟的比例占 53.5%，其中大城市、中小城市、普通农村和贫困农村的比例分别为 57.0%、51.9%、54.6% 和 50.2%，大城市高于中小城市（$P<0.05$）和贫困农村（$P<0.01$）；孕妇有被动吸烟的比例占 42.6%，其中大城市、中小城市、普通农村和贫困农村的比例分别为 44.5%、39.6%、42.9% 和 44.2%，中小城市显著低于大城市和贫困农村（$P<0.05$）。

（二）睡眠时间

孕妇的睡眠时间平均为 8.9 小时，与 2002 年孕妇平均睡眠时间（8.8 小时）相近。不同孕期及不同地区孕妇的平均睡眠时间近似（$P>0.05$）。不同地区和不同孕期孕妇的睡眠时间详见表 2-38。

表 2-38　2010—2012 年中国不同地区和不同孕期孕妇的平均睡眠时间 / 小时

孕期	合计		城市		农村		大城市		中小城市		普通农村		贫困农村	
	$\bar{x}$	SD	$\bar{x}$	SD	$\bar{x}$	SD	$\bar{x}$	SD	$\bar{x}$	SD	$\bar{x}$	SD	$\bar{x}$	SD
孕早期	8.8	1.2	8.9	1.2	8.8	1.1	8.9	1.3	8.8	1.2	8.8	1.1	8.9	1.0
孕中期	8.9	1.2	8.9	1.2	8.9	1.2	8.9	1.2	8.9	1.2	8.9	1.2	8.9	1.1
孕晚期	8.8	1.2	8.8	1.2	8.8	1.2	8.9	1.1	8.8	1.3	8.8	1.2	8.9	1.1
合计	8.9	1.2	8.9	1.2	8.9	1.2	8.9	1.2	8.8	1.3	8.8	1.2	8.9	1.1

七、孕妇自报的孕前补充剂服用与孕期健康状况

（一）孕前补充剂服用率

全国合计有 53.8% 的孕妇在怀孕之前的 6 个月内服用过叶酸补充剂，贫困农村服用叶酸的比例显著低于其他地区（$P<0.01$）。有 1/4 的孕妇服用了含钙的补充剂，大城市孕妇服用钙补充剂的比例显著低于普通农村和贫困农村孕妇（$P<0.05$）。孕妇服用含铁、锌、维生素 A、维生素 D 和 B 族维生素的比例较低，不同地区孕妇怀孕前 6 个月内的补充剂服用比例详见表 2-39。孕妇孕前补充叶酸的原因主要是医生建议（占 76.6%）、自我认识（占 40.5%）和亲友建议（31.6%）。

表 2-39　2010—2012 年中国不同地区孕妇在怀孕前 6 个月内的补充剂服用比例 /%

补充剂	合计	城市	农村	大城市	中小城市	普通农村	贫困农村
叶酸	53.8	54.9	52.9	54.1	55.5	58.5	44.0
钙	28.1	25.6	30.5	25.1	26.1	31.1	29.5
铁	11.4	10.9	11.9	12.9	9.4	13.2	9.8
锌	9.5	8.5	10.4	10.6	6.9	11.1	9.2
维生素 A	8.7	9.8	7.7	12.2	7.8	9.3	5.3
维生素 D	9.5	10.7	8.3	13.2	8.7	10.7	4.7
B 族维生素	9.4	11.5	7.5	14.5	9.2	8.3	6.2

（二）孕前贫血状况

问卷调查发现，88.1% 的孕妇在孕前检查过是否贫血，3.5% 的孕妇没有检查过，8.4% 的孕妇记不清是否检查过或记不清检查结果。在怀孕前检查过是否贫血的孕妇在大城市、中小城市、普通农村和贫困农村分别占 91.0%、89.7%、88.9% 和 81.6%。

在已检查并知道贫血结果的孕妇中，怀孕之前贫血的患病率为 11.4%，其中大城市、中小城市、普通农村和贫困农村分别占 11.4%、12.5%、11.2% 和 10.3%。

（三）孕期贫血状况

问卷调查发现，90.0% 的孕妇在孕期检查过是否贫血，1.3% 的孕妇在孕期没有检查过，8.6% 的孕妇记不清是否检查过或记不清检查结果。在孕期检查过是否贫血的孕妇在大城市、中小城市、普通农村和贫困农村分别占 89.4%、90.2%、91.0% 和 89.1%。

在已检查并知道贫血结果的孕妇中，孕期有贫血史的孕妇占 13.5%，其中大城市、中小城市、普通农村和贫困农村分别为 16.2%、15.1%、13.5% 和 8.4%。

孕期贫血主要为轻度贫血，占 80.9%，中度贫血占 13.3%，重度贫血占 1.2%，贫血程度不详占 4.6%。大城市孕妇轻度贫血、中度贫血和重度贫血分别占 85.0%、11.3% 和 0.0%，中小

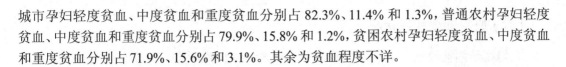

城市孕妇轻度贫血、中度贫血和重度贫血分别占 82.3%、11.4% 和 1.3%，普通农村孕妇轻度贫血、中度贫血和重度贫血分别占 79.9%、15.8% 和 1.2%，贫困农村孕妇轻度贫血、中度贫血和重度贫血分别占 71.9%、15.6% 和 3.1%。其余为贫血程度不详。

（四）孕期牙龈出血状况

孕妇在孕期发生牙龈出血的比例为 34.0%，孕中期和孕晚期孕妇的牙龈出血率显著高于孕早期孕妇（$P<0.01$），贫困农村孕妇的孕期牙龈出血率显著低于其他地区（$P<0.01$）。不同地区和不同孕期孕妇的牙龈出血患病率详见表 2-40。

表 2-40　2010—2012 年中国不同地区和不同孕期孕妇常见健康症状发生率 /%

孕期	合计	城市	农村	大城市	中小城市	普通农村	贫困农村
牙龈出血							
孕早期	25.2	25.6	24.8	24.5	26.5	21.1	30.0
孕中期	36.0	38.1	34.0	37.7	38.4	39.2	24.8
孕晚期	37.4	43.5	32.1	42.6	44.3	37.6	24.0
合计	34.0	37.2	31.1	36.6	37.6	34.6	25.8
腓肠肌痉挛							
孕早期	13.3	11.4	15.0	10.4	12.1	10.7	21.0
孕中期	29.1	30.4	27.8	30.8	30.0	24.2	34.3
孕晚期	50.2	55.9	45.2	53.0	58.3	51.0	36.6
合计	33.4	35.2	31.6	34.5	35.8	31.4	32.0

（五）孕期腓肠肌痉挛状况

孕期腓肠肌痉挛患病率为 33.4%，孕早期、孕中期和孕晚期孕妇患病率逐渐升高（$P<0.01$）。不同地区和不同孕期孕妇的腓肠肌痉挛患病率详见表 2-40。与 2002 年中国居民营养与健康状况调查结果相比，孕妇的腓肠肌痉挛率略有下降，其中城市下降 2.6 个百分点，农村下降 1.3 个百分点（图 2-9）。

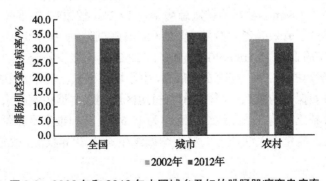

图 2-9　2002 年和 2012 年中国城乡孕妇的腓肠肌痉挛患病率

（六）妊娠期糖尿病状况

孕妇在孕期被诊断过患有妊娠期糖尿病的比例为 0.8%，其中大城市、中小城市、普通农村和贫困农村分别为 1.3%、0.8%、0.5% 和 0.4%（$P>0.05$）。

（七）妊娠期高血压疾病状况

孕妇在孕期被诊断过患有妊娠期高血压疾病的比例为 0.7%，其中大城市、中小城市、普通农村和贫困农村分别为 1.2%、0.5%、0.5% 和 0.4%（$P>0.05$）。

（八）获得保健知识的途径

医疗机构、亲属、朋友、书报、电视和网络是孕妇获得保健知识的主要来源。除了电视途径外，其他知识途径均为大城市孕妇的获益率最高，不同地区孕妇的保健知识来源途径详见表 2-41。

表 2-41　2010—2012 年中国不同地区孕妇的保健知识来源途径比例 /%

来源	合计	城市	农村	大城市	中小城市	普通农村	贫困农村
亲属	72.9	74.7	71.1	79.3	71.0	75.0	65.1
朋友	71.0	74.1	68.0	78.7	70.5	71.7	62.2
电视	55.0	55.6	54.4	54.1	56.8	58.5	47.9
广播	21.3	23.3	19.5	27.0	20.5	21.2	16.8
网络	48.5	57.2	40.3	63.1	52.5	46.1	31.1
视听教材	23.4	28.2	18.9	33.4	24.1	20.7	16.1
讲座	21.6	28.0	15.5	33.7	23.5	17.7	12.0
书报	61.2	68.3	54.4	75.8	62.4	60.8	44.5
医疗机构	77.4	77.7	77.1	81.6	74.5	79.2	73.8

八、小结

与 2002 年中国居民营养与健康状况调查结果相比，孕妇平均年龄增加 1 岁，文盲、小学、初中文化程度的孕妇所占比例大幅下降，而更多的孕妇为大专、大学及以上文化程度。城市孕妇身高增加了 1.8cm。孕妇的贫血患病率为 17.2%，较 2002 年下降了 11.7 个百分点，孕妇的贫血状况得到了有效改善。但是，孕期牙龈出血、腓肠肌疼挛仍未得到明显改善。

孕 24～28 周空腹血糖≥5.1mmol/L 的孕妇占 22.2%，无城乡差异。孕 28 周之后空腹血糖≥5.1mmol/L 的孕妇占 17.2%，贫困农村最高，中小城市最低。提示，预防与控制妊娠期糖尿病应成为临床孕妇保健的重点内容，贫困农村地区应加强血糖控制临床服务能力。

孕妇维生素 A 缺乏率为 5.4%，边缘缺乏率为 11.5%。孕妇维生素 D 缺乏率为 25.5%，边缘缺乏率为 49.3%。需重点关注改善大城市孕妇维生素 A 营养状况，改善孕妇整体维生素 D 营养状况。

孕妇不吃杂粮或不常吃杂粮（<1 次 / 周）比例较高（52.8%），摄入油炸食品的比例较高

（62.3%），经常喝饮料（≥1 次 / 周）的比例较高（39.7%）；农村孕妇肉类、蛋类食物的食用频率较低，不摄入和不经常摄入乳类食物的比例较高（36.8%），且以贫困农村不饮奶和不经常饮奶的比例最高（42.3%），农村孕妇每天吃水果的比例较低（47.8%）。

大城市孕妇的蔬菜、水果、乳类、肉类、水产品摄入量高于其他地区，贫困农村孕妇谷薯类摄入量高，但是其他食物摄入量较低。与 2002 年中国居民营养与健康状况调查结果相比，孕妇谷类、薯类和蔬菜摄入量下降，乳类、蛋类和水果摄入量升高。孕妇的能量摄入量为 2 072kcal/d，基本达到轻体力活动孕妇的能量推荐摄入量，但微量营养素摄入量不足，如维生素 A 和钙的摄入量不足推荐摄入量的 1/2。

总之，2002—2012 年间，孕妇贫血得到显著改善，膳食质量有待提高，维生素 A 和维生素 D 营养状况有待改善。牙龈出血和腓肠肌痉挛仍是许多孕妇面临的孕期问题，妊娠期糖尿病是孕妇面临的重要营养与健康问题。

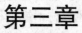

第三章
乳母的营养与健康状况

一、基本情况

（一）基本特征

1. 样本量　本次调查 2 岁以下儿童母亲（简称乳母）12 514 人，其中大城市 2 840 人，中小城市 3 446 人，普通农村 4 025 人，贫困农村 2 203 人。仍在哺乳的母亲占 57.8%，不哺乳的母亲占 42.2%。处于产后 0～2 个月、3～5 个月、6～8 个月、9～11 个月、12～17 个月和 18～23 个月的乳母分别占 11.2%、20.0%、15.7%、16.8%、19.2% 和 17.1%。完成各项调查指标的样本量见表 3-1，不同地区乳母的基本特征详见表 3-2。

表 3-1　2013 年中国乳母营养与健康状况监测完成各调查指标的样本量

指标	合计	城市	农村	大城市	中小城市	普通农村	贫困农村
基本情况	12 514	6 286	6 228	2 840	3 446	4 025	2 203
身高、孕前与产后体重	10 168	5 706	4 462	2 637	3 069	3 141	1 321
孕期体重增长	9 496	5 427	4 069	2 530	2 897	2 907	1 162
产后 42 天体重	8 386	4 890	3 496	2 290	2 600	2 519	977
产后体重滞留	9 972	5 604	4 368	2 587	3 017	3 086	1 282
腰围	10 105	5 679	4 426	2 625	3 054	3 114	1 312
血压	11 825	6 011	5 814	2 768	3 243	3 716	2 098
空腹血糖	10 439	5 277	5 162	2 390	2 887	3 540	1 622
血红蛋白	10 652	5 412	5 240	2 473	2 939	3 511	1 729
铁蛋白	3 562	1 875	1 687	869	1 006	1 132	555
血清锌	1 008	513	495	234	279	324	171
维生素 A	7 429	3 914	3 515	1 802	2 112	2 382	1 133
维生素 D	1 981	1 026	955	476	550	640	315
叶酸	1 894	938	956	388	550	639	317
维生素 B_{12}	1 971	1 017	954	469	548	638	316
食物消费频率和消费量	10 862	5 477	5 385	2 472	3 005	3 462	1 923
3 天 24 小时膳食	1 532	765	767	346	419	506	261
吸烟	12 509	6 284	6 225	2 839	3 445	4 022	2 203
孕前饮酒	12 510	6 285	6 225	2 839	3 446	4 022	2 203

指标	合计	城市	农村	大城市	中小城市	普通农村	贫困农村
身体活动	12 481	6 271	6 210	2 833	3 438	4 007	2 203
孕期补充剂	12 511	6 286	6 225	2 840	3 446	4 022	2 203
孕前贫血	12 510	6 285	6 225	2 839	3 446	4 022	2 203
孕期贫血	12 505	6 280	6 225	2 836	3 444	4 022	2 203
孕期腓肠肌痉挛	12 509	6 286	6 223	2 840	3 446	4 021	2 202
孕期牙龈出血	12 511	6 286	6 225	2 840	3 446	4 022	2 203
妊娠期糖尿病	12 511	6 286	6 225	2 840	3 446	4 022	2 203
妊娠期高血压	12 510	6 286	6 224	2 840	3 446	4 022	2 202
孕期健康教育	12 510	6 285	6 225	2 839	3 446	4 023	2 202
母乳喂养知识	12 507	6 281	6 226	2 839	3 442	4 023	2 203
母乳喂养行为	10 841	5 566	5 275	2 521	3 045	3 512	1 763
辅食添加知识	12 508	6 284	6 224	2 839	3 445	4 021	2 203

表 3-2　2013 年中国乳母营养与健康状况监测样本特征

指标	合计	城市	农村	大城市	中小城市	普通农村	贫困农村
年龄 /(岁, $\bar{x} \pm SD$)	28.1±5.0	29.0±4.6	27.2±5.2	29.5±4.3	28.6±4.9	27.4±5.3	27.0±5.0
产后时间 /(月, %)							
0～2	11.2	10.2	12.3	9.8	10.5	12.7	11.5
3～5	20.0	22.4	17.6	23.3	21.7	17.8	17.3
6～8	15.7	17.0	14.4	19.1	15.2	14.6	14.2
9～11	16.8	15.4	18.2	14.4	16.1	18.2	18.2
12～17	19.2	18.4	20.0	17.7	18.9	19.1	21.9
18～23	17.1	16.7	17.4	15.7	17.5	17.7	16.9
文化程度 /%							
文盲	1.1	0.5	1.8	0.1	0.7	1.6	2.0
小学	9.4	4.5	14.4	2.8	6.0	12.6	17.6
初中	48.1	31.3	65.0	19.4	41.1	65.2	64.6
高中	18.5	22.3	14.6	20.9	23.5	15.6	12.8
大专	11.4	19.2	3.5	23.8	15.3	4.1	2.4
大学及以上	11.6	22.2	0.8	32.9	13.4	1.0	0.6
职业 /%							
在校学生	0.3	0.3	0.4	0.4	0.3	0.4	0.3
家务	45.2	33.7	56.7	25.4	40.6	55.7	58.5
待业	7.8	11.2	4.3	10.0	12.3	3.0	6.6
专业技术	7.0	11.6	2.4	14.4	9.4	3.1	1.1
办事人员	3.6	6.7	0.4	8.5	5.3	0.6	0.1
服务业	11.4	16.9	5.8	19.6	14.6	6.2	5.1
农业	13.7	2.3	25.1	0.1	4.1	26.2	23.1
其他	11.1	17.2	5.0	21.6	13.6	4.8	5.3

续表

指标	合计	城市	农村	大城市	中小城市	普通农村	贫困农村
婚姻状况 /%							
有配偶	98.4	98.7	98.0	98.8	98.7	98.1	97.9
离异	0.3	0.3	0.4	0.1	0.4	0.3	0.5
丧偶	0.1	0.1	0.2	0.1	0.1	0.1	0.3
未婚	1.2	0.9	1.4	1.0	0.8	1.5	1.3
家庭人口数 / 人	3.6±1.0	3.6±0.9	3.7±1.0	3.4±0.8	3.7±1.0	3.6±0.9	3.8±1.1
人均年收入 /(元,%)							
不回答	9.3	14.8	3.7	22.6	8.4	2.9	5.0
<5 000	16.0	8.7	23.4	4.5	12.2	17.3	34.6
5 000～9 999	19.3	13.0	25.6	6.3	18.5	29.5	18.6
10 000～14 999	18.8	14.3	23.4	8.7	18.8	27.8	15.3
15 000～19 999	9.3	8.4	10.1	6.2	10.3	10.9	8.7
20 000～24 999	7.1	8.1	6.1	7.5	8.5	6.2	5.9
25 000～29 999	3.7	5.1	2.2	5.7	4.6	1.7	3.1
30 000～34 999	4.2	6.7	1.7	7.7	5.9	1.5	2.1
35 000～39 999	2.5	4.0	1.0	4.9	3.2	0.7	1.6
≥40 000	10.0	17.0	2.9	25.8	9.7	1.6	5.2

2. 年龄分布　乳母平均年龄为 28.1 岁,其中城市乳母平均年龄为 29.0 岁,农村乳母平均年龄为 27.2 岁。大城市、中小城市、普通农村和贫困农村乳母的平均年龄逐渐降低($P<0.01$)。与 2002 年中国居民营养与健康状况调查结果相比,2013 年调查乳母比 2002 年调查乳母(26.5 岁)平均增加 1.6 岁。

年龄超过 35 岁的乳母占 9.8%,大城市、中小城市、普通农村和贫困农村分别为 10.4%、10.7%、9.8% 和 7.7%。

3. 民族　乳母中汉族占 86.5%,壮族占 2.6%,满族占 2.4%,其他民族占 8.5%。

4. 文化程度　本次被调查的乳母中文盲占 1.1%,小学文化程度占 9.4%,初中文化程度占 48.1%,高中文化程度占 18.5%,大专文化程度占 11.4%,大学及以上文化程度占 11.6%。其中大城市乳母的文化程度以大学及以上、大专和高中为主,中小城市乳母以初中和高中文化程度为主,普通农村和贫困农村乳母以初中文化为主。

5. 职业分布　乳母从事家务劳动者占 45.2%,待业人员占 7.8%,专业技术人员占 7.0%,从事商业服务业的人员占 11.4%,办事人员占 3.6%,从事农林牧渔水利业生产人员占 13.7%,在校学生占 0.3%,其他人员占 11.1%。农村地区,乳母主要职业为家务(56.7%)和从事农林牧渔水利业生产(25.1%)。

6. 婚姻状况　有配偶者占 98.4%,未婚者占 1.2%,其他占 0.4%。农村未婚乳母占 1.4%,高于城市(0.9%,$P<0.01$)。

7. 家庭人口数　乳母的家庭平均人口数为 3.6 人,其中大城市 3.4 人、中小城市 3.7 人、普通城市 3.6 人、贫困农村 3.8 人。

8. 经济水平　乳母的家庭人均年收入低于 5 000 元的占 16.0%,5 000～9 999 元的占

19.3%，10 000～14 999 元的占 18.8%，15 000～19 999 元的占 9.3%，20 000～24 999 元的占 7.1%，25 000～29 999 元的占 3.7%，30 000～34 999 元的占 4.2%，35 000～39 999 元的占 2.5%，40 000 元以上的占 10.0%。没有回答此问题的乳母占 9.3%。

（二）怀孕和生育史

乳母有过 1 次、2 次和 3 次及以上怀孕史的比例分别占 47.2%、32.2% 和 20.6%。初产妇占 67.1%，其中大城市、中小城市、普通农村和贫困农村的初产妇比例分别为 78.7%、71.8%、58.8% 和 60.0%。农村地区初产妇比例低于城市（$P<0.01$）。

初产妇的怀孕次数为 2 次及以上的占 29.8%，其中大城市、中小城市、普通农村和贫困农村分别为 34.0%、32.3%、27.5% 和 21.7%。城市地区初产妇的怀孕史在 2 次及以上者的比例高于农村（$P<0.01$）。

二胎产妇的怀孕次数为 3 次及以上的占 40.5%，其中大城市、中小城市、普通农村和贫困农村分别为 52.0%、46.5%、39.7% 和 25.4%（$P<0.05$）。不同地区乳母的怀孕和分娩史详见表 3-3。

表 3-3　2013 年中国不同地区乳母的怀孕和生育史

分娩情况	合计 %	合计 95%CI	城市 %	城市 95%CI	农村 %	农村 95%CI	大城市 %	大城市 95%CI	中小城市 %	中小城市 95%CI	普通农村 %	普通农村 95%CI	贫困农村 %	贫困农村 95%CI
孕次														
1 次	47.2	46.4～48.1	50.2	49.0～51.5	44.2	42.9～45.4	52.1	50.3～54.0	48.7	47.0～50.4	42.6	41.0～44.1	47.1	45.0～49.3
2 次	32.2	31.3～33.0	29.2	28.1～30.4	35.2	34.0～36.4	27.9	26.2～29.5	30.3	28.8～31.9	35.4	33.9～36.9	34.8	32.8～36.8
≥3 次	20.6	19.9～21.3	20.5	19.5～21.5	20.7	19.6～21.7	20.0	18.6～21.5	20.9	19.6～22.3	22.0	20.8～23.3	18.1	16.4～19.7
产次														
1 次	67.1	66.3～68.0	74.9	73.8～76.0	59.2	58.0～60.4	78.7	77.2～80.2	71.8	70.3～73.3	58.8	57.2～60.3	60.0	57.9～62.1
2 次	30.0	29.2～30.8	23.5	22.5～24.6	36.7	35.5～37.9	20.2	18.7～21.6	26.3	24.8～27.8	38.5	37.0～40.0	33.3	31.3～35.3
≥3 次	2.8	2.5～3.1	1.6	1.2～1.9	4.1	3.6～4.6	1.1	0.2～1.5	1.9	1.5～2.4	2.7	2.2～3.2	6.7	5.6～7.7
初产妇怀孕次数														
1 次	70.2	69.3～71.2	66.9	65.6～68.3	74.6	73.2～76.0	66.0	64.0～68.0	67.7	65.9～69.6	72.5	70.7～74.3	78.3	76.1～80.6
2 次	21.5	20.6～22.3	22.9	21.7～24.1	19.6	18.3～20.8	23.1	21.4～24.9	22.7	21.1～24.4	21.0	19.4～22.7	16.9	14.9～19.0
≥3 次	8.3	7.7～8.9	10.2	9.3～11.0	5.9	5.1～6.6	10.9	9.6～12.1	9.5	8.4～10.7	6.5	5.5～7.5	4.8	3.6～5.9

分娩情况	合计 %	95%CI	城市 %	95%CI	农村 %	95%CI	大城市 %	95%CI	中小城市 %	95%CI	普通农村 %	95%CI	贫困农村 %	95%CI
二胎产妇														
怀孕次数														
2 次	59.5	57.9~61.1	51.4	48.8~54.0	64.9	62.9~66.9	48.0	43.9~52.3	53.5	50.2~56.8	60.3	57.9~62.8	74.6	71.4~77.9
≥3 次	40.5	38.9~42.1	48.6	46.0~51.2	35.1	33.1~37.1	52.0	47.8~56.1	46.5	43.2~49.8	39.7	37.2~42.1	25.4	22.1~28.8

（三）分娩地点与方式

不同地区乳母的分娩情况详见表 3-4。乳母的分娩地点，大城市主要为省级和地市级医院，中小城市主要为县级和地市级医院，农村主要为县级医院。住院分娩率达 99.1%，其中大城市、中小城市、普通农村和贫困农村分别为 98.9%、99.2%、99.6% 和 98.0%。

表 3-4　2013 年中国不同地区乳母的分娩情况

分娩情况	合计 %	95%CI	城市 %	95%CI	农村 %	95%CI	大城市 %	95%CI	中小城市 %	95%CI	普通农村 %	95%CI	贫困农村 %	95%CI
分娩地点														
省级及以上医院	13.6	13.0~14.2	24.8	23.7~25.8	2.4	2.0~2.8	43.1	41.2~44.9	9.7	8.7~10.7	2.0	1.6~2.5	3.0	2.3~3.8
地市级医院	22.6	21.9~23.4	38.4	37.2~39.6	6.7	6.1~7.3	37.0	35.2~38.8	39.6	37.9~41.2	7.8	7.0~8.6	4.7	3.8~5.6
县级医院	52.4	51.6~53.3	30.4	29.2~31.5	74.7	73.6~75.8	17.1	15.7~18.5	41.3	39.7~43.0	74.3	72.9~75.6	75.6	73.8~77.4
乡镇卫生院	10.3	9.8~10.8	5.4	4.9~6.0	15.2	14.3~16.1	1.7	1.2~2.2	8.5	7.6~9.4	15.5	14.4~16.7	14.5	13.0~16.0
村卫生室	0.0	0.0~0.1	0.0	0.0~0.0	0.0	0.0~0.0	—	—	0.1	0.0~0.1	0.0	0.0~0.1	0.0	0.0~0.1
家	0.4	0.3~0.5	0.0	0.0~0.1	0.8	0.6~1.0	0.0	0.0~0.1	0.0	0.0~0.1	0.2	0.0~0.3	2.0	1.4~2.6
其他	0.5	0.4~0.7	0.9	0.7~1.2	0.1	0.0~0.2	1.1	0.7~1.4	0.8	0.5~1.2	0.2	0.0~0.3	0.0	0.0~0.1
分娩方式														
自然分娩	57.2	56.3~58.1	49.1	47.9~50.4	65.3	64.2~66.5	52.0	50.2~53.9	46.7	45.1~48.4	58.4	56.8~59.9	78.1	76.4~79.8
剖宫产	42.8	41.9~43.7	50.9	49.6~52.1	34.7	33.5~35.8	48.0	46.1~49.8	53.3	51.6~54.9	41.6	40.1~43.2	21.9	20.2~23.6
采用无痛分娩	10.9	10.2~11.6	13.8	12.6~15.0	8.7	7.8~9.6	17.3	15.4~19.3	10.5	9.0~12.1	7.7	6.6~8.8	10.0	8.6~11.5
出现产后大出血	3.4	3.0~3.7	4.0	3.5~4.5	2.7	2.3~3.1	4.6	3.8~5.4	3.5	2.9~4.2	3.1	2.6~3.7	1.9	1.3~2.4

乳母的自然分娩率为57.2%,剖宫产率为42.8%。贫困农村乳母的自然分娩率最高(78.1%),中小城市的自然分娩率最低(46.7%),各地区间差异显著(P<0.01)。与2002年中国居民营养与健康状况调查结果相比,我国乳母的自然分娩率从2002年的75.7%下降到57.2%,其中,城市乳母自然分娩率从59.9%下降到49.1%,农村乳母自然分娩率从83.2%下降到65.3%。与之相反,剖宫产率呈现明显升高,由2002年的23.8%升高到42.8%(图3-1)。其中,城市乳母剖宫产率从2002年的39.7%上升到了50.9%,农村乳母的剖宫产率由2002的16.2%升高到34.7%。2011年全国14个省份39家医院的调查结果中,剖宫产率为54.5%,高于本次调查的剖宫产率。

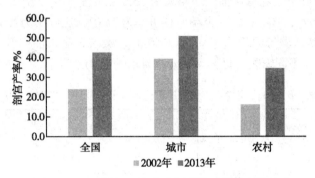

图3-1 2002年和2013年中国城乡乳母的剖宫产率

对于自然分娩的产妇,有10.9%采用了无痛分娩,大城市、中小城市、普通农村和贫困农村采用无痛分娩的比例分别为17.3%、10.5%、7.7%和10.0%。

乳母产后大出血的患病率为3.4%,城市为4.0%,农村为2.7%。城市产后出血率比2002年(2.0%)增加1倍。

二、体格状况

(一)孕前体格状况与评价

剔除孕前体重、当前身高和体重的缺失值和异常值后,用于计算乳母体格状况的有效样本量为10 168人,其中产后0～2个月、3～5个月、6～8个月、9～11个月、12～17个月和18～23个月乳母的样本量分别为1 169人、2 074人、1 652人、1 690人、1 906人和1 677人,结果经复杂加权处理。

1.孕前身高、体重、BMI 乳母的平均身高为158.1cm,大城市乳母的身高最高、贫困农村乳母的身高最低(P<0.01),中小城市和普通农村乳母的身高接近(P>0.05)。乳母在怀孕前的平均体重为53.5kg,贫困农村乳母的孕前体重低于其他地区(P<0.05),中小城市和普通农村乳母的孕前体重接近(P>0.05)。乳母在怀孕前的BMI为21.4kg/m^2,大城市乳母的孕前BMI显著低于其他地区(P<0.01),中小城市、普通农村和贫困农村乳母的孕前BMI差异不显著(P>0.05)。不同地区乳母怀孕前6个月内的体格状况详见表3-5。

2.孕前低体重率 乳母的孕前低体重率为13.8%。城市乳母孕前低体重率为15.1%,农村乳母孕前低体重率为12.6%。大城市乳母的低体重率显著高于中小城市、普通农村和贫困农村(P<0.01)。

表 3-5　2013 年中国不同地区乳母怀孕前 6 个月内的体格状况

指标	合计		城市		农村		大城市		中小城市		普通农村		贫困农村	
	$\bar{x}$	SE	$\bar{x}$	SE	$\bar{x}$	SE	$\bar{x}$	SE	$\bar{x}$	SE	$\bar{x}$	SE	$\bar{x}$	SE
身高 /cm	158.1	0.1	158.5	0.1	157.7	0.1	159.8	0.1	158.3	0.1	158.3	0.1	156.2	0.2
孕前体重 /kg	53.5	0.1	53.6	0.1	53.4	0.2	53.0	0.2	53.7	0.2	53.8	0.2	52.3	0.3
孕前 BMI/(kg·m⁻²)	21.4	0.0	21.3	0.1	21.5	0.1	20.8	0.1	21.4	0.1	21.5	0.1	21.4	0.1

3. 孕前超重肥胖率　乳母孕前的超重率为 13.5%，肥胖率为 2.6%。城市乳母孕前超重率为 13.1%，肥胖率为 2.7%；农村乳母孕前超重率为 14.0%，肥胖率为 2.6%。普通农村乳母的超重率最高、大城市乳母的超重率最低（$P<0.01$），大城市乳母的肥胖率低于中小城市和普通农村（$P<0.05$）。不同地区乳母怀孕前 6 个月内的 BMI 评价详见表 3-6。

表 3-6　2013 年中国不同地区乳母怀孕前 6 个月内的 BMI 评价

评价	体重指数 /(kg·m⁻²)	合计		城市		农村		大城市		中小城市		普通农村		贫困农村	
		%	95%CI	%	95%CI	%	95%CI	%	95%CI	%	95%CI	%	95%CI	%	95%CI
低体重	<18.5	13.8	12.9~14.8	15.1	13.7~16.4	12.6	11.2~13.9	20.9	19.0~22.9	14.2	12.7~15.7	12.7	11.1~14.4	12.1	9.9~14.3
体重正常	18.5~23.9	70.0	68.7~71.3	69.2	67.4~70.9	70.9	69.0~72.7	66.0	63.7~68.3	69.6	67.6~71.6	70.0	67.7~72.2	73.5	70.5~76.5
超重	24.0~27.9	13.5	12.6~14.5	13.1	11.8~14.4	14.0	12.5~15.4	11.4	9.8~13.0	13.3	11.9~14.8	14.5	12.8~16.3	12.3	10.2~14.4
肥胖	≥28	2.6	2.2~3.1	2.7	2.1~3.3	2.6	2.0~3.2	1.7	1.1~2.4	2.8	2.2~3.5	2.8	2.0~3.5	2.1	1.2~3.0

（二）孕期体重增长及评价

去除无孕前体重信息或未参加体格测量的乳母，共计 9 496 名乳母纳入孕期体重增长分析，其中大城市、中小城市、普通农村和贫困农村分别为 2 530 人、2 897 人、2 907 人和 1 162 人。

1. 孕期体重增长　孕期平均体重增长 14.1kg，大城市、中小城市、普通农村和贫困农村分别为 15.8kg、14.4kg、13.9kg 和 12.8kg，不同地区间差异显著（$P<0.001$）。处于不同产后时间和不同地区乳母的孕期体重增长详见表 3-7。

表 3-7　2013 年中国不同地区乳母孕期体重增长 /kg

产后时间 /月	合计		城市		农村		大城市		中小城市		普通农村		贫困农村	
	$\bar{x}$	SE	$\bar{x}$	SE	$\bar{x}$	SE	$\bar{x}$	SE	$\bar{x}$	SE	$\bar{x}$	SE	$\bar{x}$	SE
0~2	14.0	0.2	14.5	0.3	13.5	0.3	15.9	0.4	14.4	0.4	13.7	0.4	13.0	0.5
3~5	14.1	0.2	14.5	0.2	13.5	0.3	15.3	0.2	14.3	0.2	13.9	0.4	12.3	0.4
6~8	14.7	0.2	15.3	0.2	14.0	0.3	15.6	0.3	15.3	0.3	14.5	0.4	12.7	0.4
9~11	14.7	0.2	15.4	0.3	14.1	0.3	16.3	0.3	15.3	0.3	14.2	0.3	13.7	0.4
12~17	14.0	0.2	14.4	0.2	13.6	0.3	15.6	0.3	14.2	0.3	13.9	0.3	12.7	0.4
18~23	13.8	0.2	14.3	0.2	13.2	0.3	16.1	0.4	14.2	0.3	13.4	0.3	12.6	0.5
合计	14.1	0.1	14.6	0.1	13.6	0.1	15.8	0.1	14.4	0.1	13.9	0.1	12.8	0.2

2. 孕期体重增长评价　孕期体重增长不足、适宜和过多的比例分别为 32.5%、34.8% 和 32.7%，大城市、中小城市、普通农村和贫困农村的孕期体重增长过多的比例依次降低（$P<0.001$），大城市孕期体重增长不足的比例显著低于中小城市、普通农村和贫困农村（$P<0.001$），普通农村和贫困农村孕期体重增长不足的比例接近（$P>0.05$）。结果详见表 3-8。

表 3-8　2013 年中国不同地区乳母孕期体重增长评价

评价	合计		城市		农村		大城市		中小城市		普通农村		贫困农村	
	%	95%CI	%	95%CI	%	95%CI	%	95%CI	%	95%CI	%	95%CI	%	95%CI
不足	32.5	31.1～33.9	29.6	27.7～31.5	35.5	33.4～37.6	22.3	20.1～24.4	30.7	28.5～32.8	34.5	31.9～37.0	38.8	35.1～42.4
适宜	34.8	33.4～36.2	34.6	32.7～36.4	35.1	33.0～37.2	35.5	33.2～37.8	34.4	32.3～36.6	33.9	31.4～36.4	38.7	35.1～42.3
过多	32.7	31.4～34.0	35.8	34.0～37.6	29.4	27.4～31.4	42.2	39.8～44.7	34.9	32.8～37.0	31.6	29.2～34.0	22.5	19.4～25.7

3. 孕期体重增长的影响因素　孕期体重增长与年龄、孕前 BMI、产次、文化、职业和家庭经济收入有关，详见表 3-9 和表 3-10。具体表现为，年龄在 25～30 岁乳母的孕期体重增长最高，为 14.5kg，30 岁以上乳母的孕期体重增长最低，为 13.7kg（$P<0.001$）；随着孕前 BMI 升高，孕期体重增长逐渐降低，孕前低体重、正常体重、超重和肥胖女性的孕期体重增长分别为 15.1kg、14.2kg、13.2kg 和 11.0kg（$P<0.001$）；一胎、二胎和三胎以上女性的孕期体重增长分别为 14.7kg、13.2kg 和 12.6kg（$P<0.001$）；文化水平越高的乳母，在孕期的体重增长越高（$P<0.001$）；职业为农林牧渔水利业的女性孕期体重增长最低，专业技术人员最高（$P<0.001$）；人均年收入在 1.5 万元以下时，收入越高孕期体重增长越多（$P<0.001$），人均年收入 1.5 万元以上时，不同经济收入水平的孕期体重增长无显著差异（$P>0.05$）。

表 3-9　2013 年中国不同地区乳母的年龄、孕前 BMI 和产次对孕期体重增长的影响 /kg

因素	合计		城市		农村		大城市		中小城市		普通农村		贫困农村	
	$\bar{x}$	SE	$\bar{x}$	SE	$\bar{x}$	SE	$\bar{x}$	SE	$\bar{x}$	SE	$\bar{x}$	SE	$\bar{x}$	SE
年龄/岁														
<25	14.0	0.2	14.2	0.3	13.9	0.2	15.2	0.4	14.1	0.3	14.4	0.3	12.6	0.3
25～30	14.5	0.1	15.0	0.2	13.8	0.2	16.1	0.3	14.9	0.2	14.1	0.2	12.9	0.3
>30	13.7	0.1	14.4	0.2	12.9	0.2	15.5	0.2	14.1	0.2	12.9	0.3	13.0	0.3
孕前 BMI/(kg·m⁻²)														
<18.5	15.1	0.2	15.8	0.3	14.3	0.3	16.4	0.3	15.6	0.3	14.4	0.4	14.1	0.6
18.5～23.9	14.2	0.1	14.6	0.1	13.7	0.1	15.9	0.2	14.3	0.1	12.9	0.2	13.5	0.2
24～27.9	13.2	0.2	13.7	0.4	12.7	0.4	14.2	0.4	13.6	0.4	13.1	0.4	11.4	0.4
≥28	11.0	0.4	11.6	0.6	10.4	0.6	14.3	1.5	11.3	0.6	10.4	0.6	9.9	1.4
产次														
1	14.7	0.1	15.2	0.1	14.0	0.2	16.1	0.2	15.0	0.2	14.4	0.2	13.0	0.2
2	13.2	0.1	13.3	0.2	13.1	0.2	14.7	0.3	13.1	0.2	13.2	0.2	12.3	0.3
3	12.6	0.6	13.0	1.0	12.4	0.7	14.4	1.7	12.8	1.0	12.3	0.8	12.9	1.0

表 3-10　2013 年中国不同地区乳母文化程度、职业和家庭收入对孕期体重增长的影响 /kg

因素	合计		城市		农村		大城市		中小城市		普通农村		贫困农村	
	$\bar{x}$	SE	$\bar{x}$	SE	$\bar{x}$	SE	$\bar{x}$	SE	$\bar{x}$	SE	$\bar{x}$	SE	$\bar{x}$	SE
文化														
文盲	13.1	0.7	13.2	1.1	13.1	0.9	12.3	1.5	13.2	1.2	13.0	1.2	13.4	1.1
小学	12.3	0.3	11.1	0.5	13.0	0.4	13.9	0.7	10.9	0.5	13.4	0.5	12.2	0.5
初中	13.6	0.1	13.9	0.2	13.5	0.1	14.8	0.3	13.8	0.2	13.7	0.2	12.8	0.2
高中 / 中专	14.8	0.2	15.3	0.2	14.1	0.3	15.8	0.3	15.3	0.3	14.4	0.3	13.2	0.5
大专 / 职大	15.6	0.2	15.8	0.3	14.8	0.7	16.3	0.3	15.6	0.3	15.2	0.8	13.9	1.2
大学及以上	16.2	0.2	16.1	0.2	16.8	1.5	16.2	0.2	16.1	0.3	17.9	1.7	13.0	1.3
职业														
家务	14.0	0.1	14.2	0.2	13.8	0.2	15.5	0.3	14.1	0.2	14.0	0.2	13.0	0.2
待业	14.8	0.3	14.8	0.4	14.9	0.5	15.7	0.4	14.7	0.4	15.5	0.7	14.5	0.6
专业技术	15.2	0.2	15.5	0.2	13.7	0.6	16.1	0.2	15.4	0.3	13.7	0.7	14.0	0.9
服务人员	14.2	0.3	14.4	0.3	13.7	0.4	15.7	0.3	14.2	0.4	14.1	0.4	12.1	0.7
农林牧渔业	12.5	0.2	13.1	0.6	12.4	0.2	12.6	1.5	13.1	0.6	12.8	0.3	11.3	0.4
其他	14.8	0.3	15.4	0.3	13.7	0.5	16.0	0.4	15.2	0.4	14.4	0.7	12.8	0.5
人均年收入 / 元														
<5 000	12.8	0.2	13.1	0.4	12.7	0.3	15.1	0.7	13.0	0.4	12.7	0.3	12.3	0.4
5 000～9 999	13.6	0.2	13.5	0.3	13.6	0.2	15.2	0.6	13.4	0.2	14.0	0.3	11.6	0.4
10 000～14 999	14.3	0.2	14.6	0.3	14.1	0.2	14.7	0.4	14.6	0.3	14.4	0.3	13.3	0.4
15 000～24 999	15.0	0.2	15.7	0.3	14.2	0.3	15.4	0.4	15.7	0.3	14.4	0.3	13.8	0.4
25 000～39 999	14.9	0.2	15.4	0.3	13.4	0.4	16.3	0.4	15.2	0.3	13.7	0.6	13.2	0.6
≥40 000	15.1	0.3	15.4	0.3	13.6	0.6	16.0	0.4	15.2	0.4	15.2	0.8	13.0	0.7

（三）产后体重水平及评价

1. 产后体重　乳母的产后体重平均为 57.1kg，其中大城市、中小城市、普通农村和贫困农村乳母的产后体重分别为 57.3kg、57.3kg、57.5kg 和 54.9kg，贫困农村乳母的产后体重低于其他地区（$P<0.05$），大城市、中小城市和普通农村乳母的产后体重无显著差异（$P>0.05$）。产后 0～2 个月、3～5 个月和 6～8 个月乳母的产后体重逐渐降低（$P<0.05$），产后 6～8 个月、9～11 个月、12～17 个月和 18～23 个月乳母的产后体重差异不显著（$P>0.05$）。不同地区和不同产后时间乳母的产后体重详见表 3-11。

表 3-11　2013 年中国不同地区乳母产后体重 /kg

产后时间 / 月	合计		城市		农村		大城市		中小城市		普通农村		贫困农村	
	$\bar{x}$	SE	$\bar{x}$	SE	$\bar{x}$	SE	$\bar{x}$	SE	$\bar{x}$	SE	$\bar{x}$	SE	$\bar{x}$	SE
0～2	59.2	0.4	59.0	0.5	59.4	0.5	59.9	0.6	58.9	0.6	60.3	0.6	57.4	0.7
3～5	58.0	0.3	58.5	0.4	57.3	0.5	58.9	0.4	58.5	0.4	57.9	0.6	55.7	0.8
6～8	57.1	0.3	57.1	0.4	57.0	0.5	57.9	0.5	57.0	0.4	58.1	0.6	54.2	0.7
9～11	56.6	0.3	57.3	0.5	56.0	0.5	57.2	0.5	57.3	0.5	56.3	0.6	55.2	0.8
12～17	56.1	0.3	56.4	0.4	55.8	0.4	56.8	0.6	56.3	0.4	56.6	0.5	53.6	0.6
18～23	57.1	0.3	57.1	0.4	57.0	0.4	56.0	0.5	57.3	0.4	57.5	0.6	55.2	0.6
合计	57.1	0.1	57.3	0.2	56.8	0.2	57.3	0.2	57.3	0.2	57.5	0.2	54.9	0.3

2. 产后 BMI 乳母的产后 BMI 平均为 22.8kg/m²,其中大城市、中小城市、普通农村和贫困农村乳母的产后 BMI 分别为 22.4kg/m²、22.8kg/m²、22.9kg/m² 和 22.5kg/m²。普通农村乳母的产后 BMI 显著高于大城市和贫困农村($P<0.01$)。产后 0~2 个月、3~5 个月和 6~8 个月乳母的 BMI 逐渐降低($P<0.05$),产后 6~8 个月、9~11 个月、12~17 个月和 18~23 个月乳母的 BMI 差异不显著($P>0.05$)。不同地区和不同产后时间乳母的产后 BMI 详见表 3-12。

表 3-12　2013 年中国不同地区乳母产后 BMI/(kg·m⁻²)

产后时间/月	合计		城市		农村		大城市		中小城市		普通农村		贫困农村	
	$\bar{x}$	SE	$\bar{x}$	SE	$\bar{x}$	SE	$\bar{x}$	SE	$\bar{x}$	SE	$\bar{x}$	SE	$\bar{x}$	SE
0~2	23.7	0.1	23.5	0.2	23.9	0.2	23.4	0.2	23.5	0.2	24.1	0.2	23.3	0.2
3~5	23.1	0.1	23.3	0.1	23.0	0.2	23.0	0.1	23.3	0.2	23.1	0.2	22.7	0.3
6~8	22.9	0.1	22.8	0.2	23.0	0.2	22.6	0.2	22.9	0.2	23.1	0.2	22.5	0.2
9~11	22.6	0.1	22.7	0.2	22.5	0.2	22.3	0.2	22.8	0.2	22.5	0.2	22.3	0.3
12~17	22.5	0.1	22.4	0.2	22.5	0.2	22.0	0.2	22.5	0.2	22.6	0.2	22.1	0.2
18~23	22.7	0.1	22.6	0.2	22.8	0.2	22.0	0.2	22.7	0.2	22.8	0.2	22.4	0.2
合计	22.8	0.1	22.8	0.1	22.8	0.1	22.4	0.1	22.8	0.1	22.9	0.1	22.5	0.1

3. 产后低体重率 乳母的产后低体重率为 8.1%,其中大城市、中小城市、普通农村和贫困农村乳母的产后低体重率分别为 9.1%、9.0%、7.2% 和 7.5%。大城市低体重率高于普通农村($P<0.05$)。

4. 产后超重率 乳母的产后超重率为 24.0%,其中大城市、中小城市、普通农村和贫困农村乳母的产后超重率分别为 21.4%、24.4%、24.4% 和 22.3%。中小城市和普通农村乳母的产后超重率高于大城市和贫困农村($P<0.05$)。

5. 产后肥胖率 乳母的产后肥胖率为 8.3%,其中大城市、中小城市、普通农村和贫困农村乳母的产后肥胖率分别为 6.5%、8.7%、9.0% 和 5.8%。中小城市和普通农村乳母的肥胖率高于大城市和贫困农村($P<0.05$)。不同地区乳母的产后体格状况评价详见表 3-13。

表 3-13　中国不同地区的乳母产后体格状况评价

评价	体重指数/(kg·m⁻²)	合计		城市		农村		大城市		中小城市		普通农村		贫困农村	
		%	95%CI	%	95%CI	%	95%CI	%	95%CI	%	95%CI	%	95%CI	%	95%CI
低体重	<18.5	8.1	7.3~8.9	9.0	7.8~10.1	7.2	6.2~8.3	9.1	7.7~10.4	9.0	7.7~10.3	7.2	5.9~8.4	7.5	5.7~9.2
体重正常	18.5~23.9	59.7	58.3~61.0	58.6	56.7~60.5	60.7	58.7~62.7	63.1	60.8~65.4	58.0	55.9~60.1	59.4	57.0~61.9	64.4	61.2~67.7
超重	24.0~27.9	24.0	22.8~25.1	24.0	22.4~25.6	23.9	22.1~25.6	21.4	19.4~23.3	24.4	22.6~26.2	24.4	22.3~26.6	22.3	19.4~25.2
肥胖	≥28	8.3	7.5~9.0	8.4	7.3~9.4	8.1	7.0~9.2	6.5	5.2~7.7	8.7	7.5~9.8	9.0	7.6~10.4	5.8	4.2~7.3

与 2002 年中国居民营养与健康状况调查结果相比,2013 年乳母的超重肥胖率上升 4.1 个百分点,其中城市上升 5.9 个百分点,农村上升 3.0 个百分点(图 3-2)。

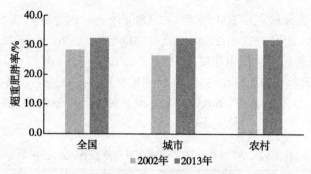

图 3-2　2002 年和 2013 年中国城乡乳母的超重肥胖率

（四）产后体重滞留与评价

1. 产后 42 天的体重滞留　用于计算乳母产后 42 天体重滞留的总样本量为 8 386 人，大城市、中小城市、普通农村和贫困农村分别为 2 290 人、2 600 人、2 519 人和 977 人。不同地区和不同产后时间乳母经抽样权重调整的产后 42 天体重滞留结果详见表 3-14。乳母产后 42 天的平均体重滞留为 5.8kg，其中大城市、中小城市、普通农村和贫困农村乳母的产后 42 天的平均体重滞留分别为 7.2kg、6.2kg、5.6kg 和 4.2kg，不同地区间差异显著（$P<0.01$）。

表 3-14　2013 年中国不同地区和不同产后时间乳母在产后 42 天时的体重滞留 /kg

产后时间/月	合计		城市		农村		大城市		中小城市		普通农村		贫困农村	
	$\bar{x}$	SE	$\bar{x}$	SE	$\bar{x}$	SE	$\bar{x}$	SE	$\bar{x}$	SE	$\bar{x}$	SE	$\bar{x}$	SE
0~2	6.0	0.2	6.3	0.4	5.7	0.3	7.1	0.4	6.2	0.4	5.8	0.4	5.6	0.7
3~5	5.5	0.2	6.0	0.2	4.9	0.2	6.8	0.2	5.9	0.2	5.1	0.3	4.2	0.5
6~8	6.0	0.2	6.4	0.3	5.5	0.3	6.8	0.3	6.4	0.3	6.1	0.4	4.0	0.4
9~11	6.2	0.2	6.9	0.3	5.7	0.3	7.6	0.3	6.8	0.3	5.9	0.3	4.9	0.4
12~17	5.5	0.2	6.1	0.2	4.7	0.2	7.3	0.3	6.0	0.3	5.1	0.3	3.6	0.3
18~23	5.9	0.2	6.3	0.3	5.4	0.3	7.5	0.4	6.2	0.3	5.7	0.3	4.2	0.5
合计	5.8	0.1	6.3	0.1	5.2	0.1	7.2	0.1	6.2	0.1	5.6	0.1	4.2	0.2

2. 不同产后时间乳母的体重滞留　不同产后时间乳母的体重滞留总样本量 9 972 人，大城市、中小城市、普通农村和贫困农村分别为 2 587 人、3 017 人、3 086 人和 1 282 人。不同地区乳母在不同产后时间的平均产后体重滞留详见表 3-15。乳母的平均产后体重滞留为 3.6kg，其中大城市、中小城市、普通农村和贫困农村乳母的平均产后体重滞留分别为 4.2kg、3.6kg、3.6kg 和 3.0kg，中小城市和普通农村间差异不显著（$P>0.05$），其他地区间差异显著（$P<0.05$）。处于产后 0~2 个月、3~5 个月、6~8 个月、9~11 个月、12~17 个月和 18~23 个月乳母的平均体重滞留分别为 5.3kg、4.6kg、4.0kg、3.4kg、2.8kg 和 3.1kg。其中产后 0~2 个月、3~5 个月、6~8 个月、9~11 个月和 12~17 个月乳母的平均体重滞留逐渐降低（$P<0.05$），但产后 18~23 个月和产后 12~17 个月乳母的平均体重滞留无显著差异（$P>0.05$）。

表 3-15 2013 年中国不同地区乳母在不同产后时间的体重滞留 /kg

产后时间 / 月	合计		城市		农村		大城市		中小城市		普通农村		贫困农村	
	$\bar{x}$	SE	$\bar{x}$	SE	$\bar{x}$	SE	$\bar{x}$	SE	$\bar{x}$	SE	$\bar{x}$	SE	$\bar{x}$	SE
0～2	5.3	0.2	5.3	0.3	5.3	0.3	6.4	0.3	5.2	0.3	5.7	0.3	4.4	0.6
3～5	4.6	0.2	4.9	0.2	4.1	0.3	5.9	0.2	4.7	0.2	4.4	0.3	3.5	0.6
6～8	4.0	0.2	4.2	0.3	3.8	0.3	4.2	0.3	4.2	0.3	4.2	0.4	2.9	0.5
9～11	3.4	0.2	3.6	0.3	3.2	0.3	4.1	0.3	3.5	0.3	3.4	0.3	2.5	0.5
12～17	2.8	0.2	2.9	0.2	2.6	0.2	3.3	0.3	2.8	0.3	2.7	0.3	2.4	0.4
18～23	3.1	0.2	3.2	0.2	3.0	0.3	3.6	0.3	3.2	0.3	3.1	0.3	2.9	0.5
合计	3.6	0.1	3.7	0.1	3.4	0.1	4.2	0.1	3.6	0.1	3.6	0.1	3.0	0.2

3. 乳母产后体重滞留的影响因素 乳母的年龄、孕前 BMI、产次、文化、职业、经济收入和孕期体重增长影响产后体重滞留，结果详见表 3-16、表 3-17 和表 3-18。具体表现为，年龄 25 岁以下、25～30 岁和 30 岁以上乳母的产后体重滞留分别为 3.3kg、3.7kg 和 3.7kg，各组间差异不显著（$P>0.05$）；随着孕前 BMI 升高，产后体重滞留显著降低（$P<0.001$）；初产妇、二胎产妇和三胎以上产妇的产后体重滞留分别为 3.7kg、3.2kg、3.8kg，二胎产妇的体重滞留显著低于初产妇（$P<0.001$）；文化水平越高的乳母，产后体重滞留越高（$P<0.001$）；职业为农林牧渔水利业的乳母产后体重滞留最低（$P<0.001$），但大城市乳母的体重滞留不受职业影响（$P>0.05$）；人均年收入在 4 万元以下时，收入越高产后体重滞留越多（$P<0.001$），但大城市、普通农村和贫困农村的乳母体重滞留不受经济收入影响（$P>0.05$），而中小城市的乳母，人均年收入在 2.5 万元以下时，收入越高体重滞留越高（$P<0.01$）；产后体重滞留受孕期体重增长影响，孕期体重增长不足、适宜和过多者的产后体重滞留分别为 1.5kg、3.4kg 和 5.9kg（$P<0.001$）。

表 3-16 2013 年中国不同地区乳母年龄、孕前 BMI 和产次对产后体重滞留的影响 /kg

因素	合计		城市		农村		大城市		中小城市		普通农村		贫困农村	
	$\bar{x}$	SE	$\bar{x}$	SE	$\bar{x}$	SE	$\bar{x}$	SE	$\bar{x}$	SE	$\bar{x}$	SE	$\bar{x}$	SE
年龄 / 岁														
<25	3.3	0.1	3.1	0.2	3.4	0.2	3.8	0.4	3.1	0.3	3.6	0.2	2.9	0.3
25～30	3.7	0.1	3.9	0.2	3.4	0.2	4.3	0.2	3.8	0.2	3.7	0.3	2.6	0.4
>30	3.7	0.1	3.9	0.2	3.4	0.2	4.2	0.2	3.8	0.2	3.4	0.3	3.4	0.4
孕前 BMI/ (kg·m⁻²)														
<18.5	4.6	0.2	4.3	0.2	5.0	0.3	4.9	0.2	4.2	0.3	4.7	0.3	5.8	0.5
18.5～23.9	3.5	0.1	3.7	0.1	3.4	0.1	4.2	0.2	3.6	0.1	3.5	0.2	3.1	0.2
24～27.9	3.0	0.3	3.6	0.4	2.4	0.4	3.3	0.5	3.6	0.4	3.0	0.4	−0.8	0.6
≥28	2.0	0.5	2.4	0.8	1.4	0.7	2.7	1.4	2.4	0.9	1.8	0.7	−0.7	1.9
产次														
1	3.7	0.1	3.9	0.1	3.5	0.2	4.3	0.1	3.8	0.2	3.8	0.2	3.0	0.3
2	3.2	0.1	3.3	0.2	3.2	0.2	3.9	0.3	3.2	0.2	3.3	0.2	2.9	0.3
3	3.8	0.6	4.4	1.3	3.5	0.7	4.3	1.2	4.4	1.5	3.9	0.7	2.4	1.6

表 3-17　2013 年中国不同地区乳母文化、职业和经济收入对产后体重滞留的影响 /kg

因素	合计		城市		农村		大城市		中小城市		普通农村		贫困农村	
	$\bar{x}$	SE	$\bar{x}$	SE	$\bar{x}$	SE	$\bar{x}$	SE	$\bar{x}$	SE	$\bar{x}$	SE	$\bar{x}$	SE
文化														
文盲	2.1	0.6	3.4	1.0	1.3	0.8	5.1	1.6	3.3	1.1	1.3	1.1	5.1	1.6
小学	2.8	0.3	2.8	0.6	2.9	0.3	3.5	0.6	2.7	0.6	3.0	0.4	3.5	0.6
初中	3.4	0.1	3.2	0.2	3.6	0.2	3.7	0.3	3.2	0.2	3.7	0.2	3.7	0.3
高中/中专	3.7	0.2	4.1	0.2	3.2	0.3	4.0	0.3	4.1	0.2	3.3	0.3	4.0	0.3
大专/职大	4.1	0.2	4.1	0.2	4.0	0.5	4.6	0.2	4.0	0.3	4.4	0.6	4.6	0.2
大学及以上	4.5	0.2	4.5	0.2	4.4	1.4	4.4	0.2	4.6	0.2	6.3	1.4	4.4	0.2
职业														
家务	3.6	0.1	3.6	0.2	3.6	0.2	4.1	0.3	3.6	0.2	3.8	0.2	3.2	0.3
待业	3.9	0.3	4.2	0.3	3.3	0.6	4.3	0.4	4.1	0.4	4.6	0.8	2.6	0.7
专业技术	3.7	0.2	3.8	0.2	2.9	0.5	4.4	0.2	3.7	0.3	2.9	0.6	3.1	1.2
服务人员	3.2	0.2	3.3	0.2	2.9	0.4	4.0	0.4	3.1	0.3	2.9	0.5	3.3	0.8
农林牧渔业	2.5	0.2	2.0	0.6	2.6	0.3	5.2	1.7	1.9	0.6	2.8	0.3	2.1	0.3
其他	4.6	0.3	4.7	0.4	4.5	0.7	4.1	0.3	4.9	0.4	4.9	0.9	4.1	1.0
人均年收入/元														
<5 000	3.0	0.2	2.9	0.4	3.0	0.3	4.0	0.6	2.9	0.4	3.1	0.3	2.8	0.4
5 000~9 999	3.3	0.2	3.0	0.3	3.5	0.2	4.0	0.5	3.0	0.3	3.6	0.2	2.8	0.5
10 000~14 999	3.5	0.2	3.4	0.2	3.6	0.2	3.7	0.4	3.4	0.2	3.8	0.3	2.8	0.5
15 000~24 999	4.0	0.2	4.4	0.2	3.4	0.3	4.3	0.3	4.4	0.2	3.7	0.3	2.9	0.6
25 000~39 999	4.5	0.3	4.6	0.3	4.1	0.6	4.7	0.3	4.6	0.3	4.8	1.0	3.6	0.7
≥40 000	3.7	0.2	3.8	0.2	3.3	0.6	4.0	0.2	3.8	0.2	3.6	1.1	3.3	0.7

表 3-18　2013 年中国不同地区和不同孕期体重增长水平的乳母产后体重滞留 /kg

孕期体重增长评价	合计		城市		农村		大城市		中小城市		普通农村		贫困农村	
	$\bar{x}$	SE	$\bar{x}$	SE	$\bar{x}$	SE	$\bar{x}$	SE	$\bar{x}$	SE	$\bar{x}$	SE	$\bar{x}$	SE
不足	1.5	0.1	1.2	0.2	1.8	0.2	2.2	0.3	1.1	0.2	1.7	0.2	2.0	0.3
适宜	3.4	0.1	3.4	0.2	3.3	0.2	3.8	0.2	3.3	0.2	3.4	0.3	3.0	0.3
过多	5.9	0.1	6.1	0.2	5.7	0.2	5.7	0.2	6.2	0.2	5.8	0.3	5.6	0.5

4. 产后高体重滞留率　乳母的产后高体重滞留率为 38.2%,其中大城市、中小城市、普通农村和贫困农村的产后高体重滞留率分别为 43.3%、39.6%、36.5% 和 35.4%。大城市乳母的产后高体重滞留率显著高于其他地区($P<0.05$),中小城市、普通农村和贫困农村间差异不显著($P>0.05$)。产后 0~2 个月、3~5 个月、6~8 个月、9~11 个月、12~17 个月和 18~23 个月乳母的高体重滞留率分别为 53.1%、43.8%、41.9%、37.4%、33.4% 和 33.5%($P<0.001$)。产后 9~11 个月、12~17 个月和 18~23 个月乳母的高体重滞留率差异不显著($P>0.05$),产后 3~5 个月和 6~8 个月乳母的高体重滞留率差异不显著($P>0.05$),产后 6~8 个月和 9~11 个月乳母的高体重滞留率差异不显著($P>0.05$),其他产后时间乳母

的高体重滞留率差异显著（$P<0.01$）。不同地区和不同产后时间乳母的高体重滞留率详见表 3-19。

表 3-19　2013 年中国不同地区和不同产后时间乳母的高体重滞留率 /%

产后时间 / 月	合计		城市		农村		大城市		中小城市		普通农村		贫困农村	
	%	95%CI	%	95%CI	%	95%CI	%	95%CI	%	95%CI	%	95%CI	%	95%CI
0~2	53.1	49.1~57.0	54.7	49.0~60.5	51.8	46.4~57.1	69.5	63.1~75.9	53.0	46.6~59.4	55.5	49.0~62.0	43.2	34.0~52.4
3~5	43.8	40.9~46.8	47.0	43.2~50.8	39.7	35.1~44.3	55.9	51.4~60.4	45.7	41.5~50.0	40.9	35.4~46.5	35.9	27.7~44.1
6~8	41.9	38.5~45.3	44.2	39.7~48.8	39.5	34.5~44.6	42.2	37.2~47.2	44.5	39.3~49.7	42.4	36.1~48.7	32.3	24.2~40.4
9~11	37.4	34.2~40.6	38.2	33.7~42.6	36.7	32.1~41.4	41.3	35.5~47.1	37.8	32.8~42.7	37.8	32.2~43.4	33.5	25.9~41.1
12~17	33.4	30.5~36.2	35.7	31.8~39.6	30.9	26.7~35.1	39.0	33.7~44.3	35.2	30.8~39.7	28.7	23.7~33.7	36.9	29.4~44.4
18~23	33.5	30.5~36.6	35.2	31.0~39.4	31.7	27.2~36.3	35.0	29.5~40.5	35.3	30.5~40.0	31.8	26.4~37.2	31.6	23.8~39.4
合计	38.2	36.8~39.5	40.1	38.2~42.0	36.2	34.2~38.2	43.3	40.9~45.7	39.6	37.5~41.7	36.5	34.1~38.9	35.4	32.0~38.8

（五）孕前和产后 1 年以后 BMI 分布情况

处于产后 1 年以上的乳母，她们在孕前为低体重、适宜体重、超重和肥胖的比例分别为 15.3%、69.5%、13.2% 和 2.1%，产后 1 年后低体重和适宜体重的比例显著降低（$P<0.01$），而超重和肥胖的比例显著升高（$P<0.01$），中国乳母在孕前和产后 1 年后的 BMI 分布变化详见图 3-3。

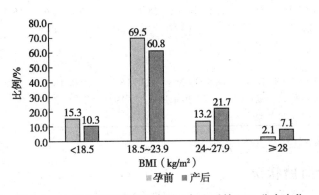

图 3-3　中国乳母在孕前和产后 1 年之后的 BMI 分布变化

（六）产后腰围状况及评价

以两次腰围测量的平均值作为腰围结果，去除未测量腰围和只测量一次腰围的乳母，共计 10 105 名乳母腰围数据纳入分析,其中大城市、中小城市、普通农村和贫困农村分别为 2 625 人、3 054 人、3 114 人和 1 312 人。

乳母的平均腰围为 77.3cm,各地区之间无显著差异($P>0.05$)。产后 0～2 个月乳母的腰围最大,产后 3～11 个月乳母的腰围显著下降,产后 12～23 个月乳母的腰围最小($P<0.01$)。不同地区和不同产后时间乳母的平均腰围详见表 3-20。

表 3-20　2013 年中国不同地区乳母在不同产后时间的腰围 /cm

产后时间 /月	合计		城市		农村		大城市		中小城市		普通农村		贫困农村	
	$\bar{x}$	SE	$\bar{x}$	SE	$\bar{x}$	SE	$\bar{x}$	SE	$\bar{x}$	SE	$\bar{x}$	SE	$\bar{x}$	SE
0～2	80.4	0.4	79.6	0.5	80.9	0.5	80.8	0.5	79.5	0.6	81.1	0.6	80.5	0.8
3～5	78.5	0.3	78.9	0.3	78.0	0.4	79.1	0.4	78.9	0.4	78.2	0.5	77.6	0.8
6～8	77.8	0.3	77.9	0.4	77.7	0.5	78.5	0.5	77.8	0.4	78.1	0.6	76.9	0.7
9～11	77.1	0.3	77.4	0.4	76.8	0.4	77.5	0.5	77.4	0.4	76.8	0.5	76.7	0.7
12～17	76.2	0.3	76.3	0.4	76.1	0.4	76.7	0.5	76.3	0.4	76.1	0.5	75.9	0.6
18～23	76.6	0.3	76.5	0.4	76.8	0.4	75.6	0.5	76.6	0.5	76.5	0.5	77.8	0.7
合计	77.3	0.1	77.3	0.2	77.3	0.2	77.4	0.2	77.3	0.2	77.3	0.2	77.3	0.3

乳母的中心型肥胖率为 19.3%,大城市、中小城市、普通农村和贫困农村分别为 18.1%、20.0%、18.9% 和 18.7%,地区间无显著差异($P>0.05$)。中心型肥胖前期的比例占 17.0%,大城市、中小城市、普通农村和贫困农村分别为 18.4%、16.1%、16.7% 和 19.8%,贫困农村高于中小城市($P<0.05$)。不同地区乳母的中心型肥胖率详见表 3-21。

表 3-21　2013 年中国不同地区乳母的中心型肥胖率

评价	腰围 /cm	合计		城市		农村		大城市		中小城市		普通农村		贫困农村	
		%	95%CI	%	95%CI	%	95%CI	%	95%CI	%	95%CI	%	95%CI	%	95%CI
正常	<80	63.7	62.4～65.1	63.8	62.0～65.7	63.6	61.7～65.6	63.5	61.2～65.9	63.9	61.9～65.9	64.4	62.0～66.7	61.5	58.1～64.9
中心型肥胖前期	80～85	17.0	15.9～18.0	16.4	15.0～17.7	17.5	16.0～19.1	18.4	16.5～20.3	16.1	14.6～17.6	16.7	14.9～18.5	19.8	17.0～22.7
中心型肥胖	≥85	19.3	18.2～20.4	19.8	18.3～21.3	18.8	17.3～20.4	18.1	16.2～19.9	20.0	18.3～21.7	18.9	17.0～20.8	18.7	16.0～21.3

三、血压和血糖状况

完成 3 次血压测量的乳母共 11 825 人,大城市、中小城市、普通农村和贫困农村分别为 2 768 人、3 243 人、3 716 人和 2 098 人。完成空腹血糖检测的乳母共 10 439 人,大城市、中小城市、普通农村和贫困农村分别为 2 390 人、2 887 人、3 540 人和 1 622 人。不同地区乳母的血压和血糖水平详见表 3-22,高血压和糖尿病患病率详见表 3-23。

表3-22 2013年中国不同地区乳母的血压和空腹血糖水平

指标	合计		城市		农村		大城市		中小城市		普通农村		贫困农村	
	$\bar{x}$	SE	$\bar{x}$	SE	$\bar{x}$	SE	$\bar{x}$	SE	$\bar{x}$	SE	$\bar{x}$	SE	$\bar{x}$	SE
收缩压 /mmHg	111.4	0.1	111.2	0.2	111.5	0.2	110.0	0.2	111.4	0.2	110.8	0.3	112.9	0.3
舒张压 /mmHg	72.1	0.1	72.4	0.2	71.8	0.2	71.8	0.2	72.4	0.2	72.2	0.2	71.1	0.3
血糖 /(mmol·L^{-1})	4.85	0.01	4.81	0.01	4.88	0.01	4.76	0.02	4.81	0.01	4.97	0.02	4.63	0.03

表3-23 2013年中国不同地区乳母的高血压和糖尿病患病率

指标	合计		城市		农村		大城市		中小城市		普通农村		贫困农村	
	%	95%CI	%	95%CI	%	95%CI	%	95%CI	%	95%CI	%	95%CI	%	95%CI
高血压	3.3	2.8~3.7	2.7	2.1~3.3	3.7	3.1~4.4	1.8	1.2~2.4	2.8	2.2~3.5	3.9	3.0~4.7	3.4	2.6~4.3
糖尿病	1.0	0.7~1.3	0.5	0.3~0.8	1.4	0.9~1.8	0.9	0.5~1.3	0.5	0.2~0.7	1.2	0.7~1.8	1.7	0.7~2.7
空腹血糖受损	2.0	1.6~2.4	1.2	0.9~1.5	2.6	2.0~3.3	2.1	1.3~2.8	1.1	0.8~1.5	3.0	2.2~3.8	1.7	0.9~2.5

（一）血压水平及高血压患病率

乳母的平均收缩压为111.4mmHg，大城市、中小城市、普通农村和贫困农村分别为110.0mmHg、111.4mmHg、110.8mmHg 和112.9mmHg，贫困农村乳母的收缩压显著高于其他地区（$P<0.01$），中小城市乳母的收缩压显著高于大城市（$P<0.01$）。

乳母的平均舒张压为72.1mmHg，大城市、中小城市、普通农村和贫困农村分别为71.8mmHg、72.4mmHg、72.2mmHg 和71.1mmHg，中小城市和普通农村乳母的舒张压无显著差异（$P>0.05$），其他地区间乳母的舒张压差异显著，中小城市最高、贫困农村最低（$P<0.01$）。

乳母的高血压患病率为3.3%，大城市、中小城市、普通农村和贫困农村分别为1.8%、2.8%、3.9% 和3.4%，大城市乳母的高血压患病率最低（$P<0.01$），中小城市、普通农村和贫困农村乳母的高血压患病率无显著差异（$P>0.05$）。

（二）血糖水平和糖尿病患病率

乳母的平均空腹血糖为4.85mmol/L，大城市、中小城市、普通农村和贫困农村分别为4.76mmol/L、4.81mmol/L、4.97mmol/L 和4.63mmol/L。贫困农村、大城市、中小城市和普通农村乳母的空腹血糖水平依次升高（$P<0.01$）。

乳母的糖尿病患病率为1.0%，大城市、中小城市、普通农村和贫困农村分别为0.9%、0.5%、1.2% 和1.7%，中小城市乳母的糖尿病患病率低于普通农村和贫困农村（$P<0.01$）。乳母的空服血糖受损率为2.0%，大城市、中小城市、普通农村和贫困农村分别为2.1%、1.1%、3.0% 和1.7%，普通农村乳母的空腹血糖受损率最高，中小城市最低（$P<0.01$）。

四、微量营养素营养状况

（一）血红蛋白水平和贫血患病率

检测血红蛋白的乳母共 10 652 人，大城市、中小城市、普通农村和贫困农村分别为 2 473 人、2 939 人、3 511 人和 1 729 人。正在哺乳者 6 255 人，非哺乳母亲 4 397 人。不同地区和哺乳状态的乳母血红蛋白水平和贫血患病率详见表 3-24 和表 3-25。

表 3-24　中国不同地区和哺乳状态的乳母血红蛋白水平 $/(g \cdot L^{-1})$

哺乳状态	合计		城市		农村		大城市		中小城市		普通农村		贫困农村	
	$\bar{x}$	SE	$\bar{x}$	SE	$\bar{x}$	SE	$\bar{x}$	SE	$\bar{x}$	SE	$\bar{x}$	SE	$\bar{x}$	SE
正在哺乳														
0～	136.8	1.0	136.6	1.0	137.0	1.1	142.1	1.5	135.7	1.7	137.4	1.5	136.3	1.8
6～	136.7	0.9	136.7	0.9	136.7	1.3	137.7	1.3	136.6	1.0	137.2	1.7	135.3	2.0
12～	136.4	1.3	135.9	1.5	136.7	1.8	139.8	1.8	135.3	1.7	137.8	2.0	134.2	3.5
18～	135.6	1.1	136.4	1.0	135.2	1.4	137.8	1.5	136.1	1.2	136.1	1.7	132.9	2.9
小计	136.5	0.9	136.5	1.2	136.5	1.3	139.6	1.4	136.0	1.3	137.2	1.6	135.1	2.3
不哺乳														
0～	135.8	1.1	135.3	1.2	136.3	1.8	140.0	1.2	134.8	1.3	135.7	2.3	137.7	2.8
6～	135.8	1.4	136.6	1.6	135.0	2.3	136.1	2.0	136.7	1.6	135.2	3.2	134.6	3.0
12～	135.2	1.0	135.0	1.5	135.4	1.3	136.8	2.1	134.8	1.7	135.2	1.9	135.8	1.7
18～	136.0	1.0	136.1	1.9	136.0	1.1	137.7	1.6	135.9	2.1	135.7	1.3	136.7	1.8
小计	135.7	1.0	135.7	1.6	135.6	1.3	137.2	1.6	135.5	1.7	135.4	1.7	136.0	1.9
合计														
0～	135.4	1.0	135.6	1.0	135.3	1.6	138.5	1.2	135.3	1.1	136.0	1.9	133.9	2.8
6～	137.0	1.1	137.0	1.5	136.9	1.5	139.3	1.7	136.8	1.6	137.2	2.0	136.1	2.4
12～	135.8	1.0	135.4	1.5	136.0	1.4	138.1	1.9	135.0	1.4	135.7	1.7	135.7	1.6
18～	136.2	1.0	136.3	1.9	136.1	1.0	138.3	1.5	136.1	2.1	135.9	1.2	136.7	1.8
小计	136.1	1.0	136.1	1.4	136.1	1.3	138.5	1.4	135.8	1.6	136.4	1.6	135.6	2.1

表 3-25　2013 年中国不同地区和哺乳状态的乳母贫血患病率

哺乳状态	合计		城市		农村		大城市		中小城市		普通农村		贫困农村	
	%	95%CI	%	95%CI	%	95%CI	%	95%CI	%	95%CI	%	95%CI	%	95%CI
正在哺乳	9.3	6.8～11.7	7.9	5.3～10.4	10.2	6.3～14.2	6.8	2.5～11.2	8.0	5.0～11.0	8.3	5.0～11.7	14.4	4.4～24.3
不哺乳	11.6	9.3～14.0	10.2	6.1～14.4	12.8	10.2～15.5	10.1	6.7～13.7	10.2	5.4～15.2	14.1	11.5～16.8	10.3	5.4～15.2
合计	10.5	8.5～12.5	9.2	6.0～12.4	11.5	8.7～14.3	8.5	5.1～11.9	9.3	5.5～13.1	11.1	8.2～14.1	12.4	5.3～19.4

1. **血红蛋白水平**　我国乳母的平均血红蛋白水平为 136.1g/L，其中正在哺乳者的平均血红蛋白水平为 136.5g/L，不哺乳者的平均血红蛋白水平为 135.7g/L，差异不显著（$P>0.05$）。大城市乳母的血红蛋白平均水平显著高于其他地区（$P<0.05$）。不同产后时间母亲的平均血红蛋白水平无显著差异（$P>0.05$）。与 2002 年中国居民营养与健康状况调查结果相比，乳母的平均血红蛋白水平升高了 6.6g/L，其中城市升高了 4.9g/L，农村升高了 7.4g/L（图 3-4）。

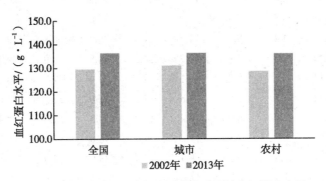

图 3-4　2002 年和 2013 年中国城乡乳母的血红蛋白水平

2. **贫血患病率**　乳母的贫血患病率为 10.5%，其中大城市、中小城市、普通农村和贫困农村的乳母贫血患病率分别为 8.5%、9.3%、11.1% 和 12.4%，各地区之间差异不显著（$P>0.05$）。正在哺乳的母亲贫血患病率为 9.3%，不哺乳母亲的贫血患病率为 11.6%，差异不显著（$P>0.05$）。贫血的乳母中 65.8% 为轻度贫血，33.4% 为中度贫血，0.9% 为重度贫血，贫血程度无城乡差异（$P>0.05$）。与 2002 年中国居民营养与健康状况调查结果相比，乳母贫血患病率下降了 20.2 个百分点，其中城市下降了 16.1 个百分点，农村下降了 21.7 个百分点（图 3-5）。

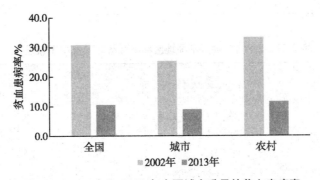

图 3-5　2002 年和 2013 年中国城乡乳母的贫血患病率

（二）铁营养状况

采用单纯随机抽样方法从采集静脉血的乳母血液样本中抽取 30% 测定血清铁蛋白水平，去除血清样本不足和异常值，3 562 名乳母结果纳入分析，其中大城市 869 人，中小城市 1 006 人，普通农村 1 132 人，贫困农村 555 人。正在哺乳者 2 190 人，非哺乳母亲 1 372 人。

结果不经过抽样权重调整。不同地区和哺乳状态乳母的血清铁蛋白水平、铁缺乏率、贫血状态评价结果详见表3-26和表3-27。

表3-26　2013年中国不同地区和哺乳状态的乳母血清铁蛋白水平/(ng·ml^{-1})

哺乳状态	地区	P_1	P_5	P_{10}	P_{25}	P_{50}	P_{75}	P_{90}	P_{95}	P_{99}
正在哺乳	合计	4.1	7.0	10.5	20.3	35.7	56.6	84.3	103.8	147.1
	城市	4.4	7.5	11.0	20.5	36.8	57.7	84.3	103.8	145.5
	农村	3.5	6.3	8.9	17.9	33.0	55.0	82.1	101.0	150.5
	大城市	4.4	8.3	11.7	21.8	39.7	60.8	89.1	109.2	145.8
	中小城市	4.5	7.2	10.7	19.6	34.8	54.9	79.9	96.9	145.4
	普通农村	3.6	6.5	9.1	17.9	33.0	54.7	80.9	100.1	152.7
	贫困农村	3.5	5.9	8.8	17.5	31.6	55.3	83.8	104.1	146.5
不哺乳	合计	3.9	6.6	9.4	17.2	34.3	55.6	81.9	100.5	149.0
	城市	4.4	7.5	11.0	20.5	36.8	57.7	84.3	103.8	145.5
	农村	3.5	6.3	8.9	17.9	33.0	55.0	82.1	101.0	150.5
	大城市	4.4	8.3	11.7	21.8	39.7	60.8	89.1	109.2	145.8
	中小城市	4.5	7.2	10.7	19.6	34.8	54.9	79.9	96.9	145.4
	普通农村	3.6	6.5	9.1	17.9	33.4	54.7	80.9	100.1	152.7
	贫困农村	3.5	5.9	8.8	17.5	31.6	55.3	83.8	104.1	146.5
合计	合计	4.0	6.9	10.1	19.3	35.4	56.3	83.0	101.8	148.3
	城市	4.4	7.5	11.0	20.5	36.8	57.7	84.3	103.8	145.5
	农村	3.5	6.3	8.9	17.9	33.0	55.0	82.1	101.0	150.5
	大城市	4.4	8.3	11.7	21.8	39.7	60.8	89.1	109.2	145.8
	中小城市	4.5	7.2	10.7	19.6	34.8	54.9	79.9	96.9	145.4
	普通农村	3.6	6.5	9.1	17.9	33.4	54.7	80.9	100.1	152.7
	贫困农村	3.5	5.9	8.8	17.5	31.6	55.3	83.8	104.1	146.5

表3-27　2013年中国不同地区和哺乳状态乳母的铁缺乏率

哺乳状态	合计		城市		农村		大城市		中小城市		普通农村		贫困农村	
	%	95%CI	%	95%CI	%	95%CI	%	95%CI	%	95%CI	%	95%CI	%	95%CI
正在哺乳	16.2	14.7~17.8	14.1	12.1~16.3	18.4	16.1~20.9	12.5	9.9~15.6	15.6	12.7~18.8	18.7	15.9~21.8	17.8	13.9~22.2
不哺乳	20.5	18.4~22.6	19.2	16.0~22.2	22.0	18.8~25.4	18.9	14.7~23.6	19.4	15.8~23.5	22.1	18.2~26.3	21.8	16.4~28.1
合计	17.8	16.6~19.1	16.1	14.5~17.9	19.7	17.9~21.7	14.8	12.6~17.4	17.2	14.9~19.7	20.0	17.7~22.4	19.3	16.1~22.8

1. 血清铁蛋白水平　乳母血清铁蛋白的中位数水平为35.4ng/ml，正在哺乳和不哺乳母亲的血清铁蛋白水平差异不显著($P>0.05$)。大城市乳母的血清铁蛋白水平显著高于中小城市、普通农村和贫困农村($P<0.01$)。

2. 铁缺乏率　乳母的铁缺乏率为17.8%。普通农村和贫困农村的铁缺乏率分别为

20.0%和19.3%,显著高于大城市铁缺乏率(14.8%,$P<0.05$)。中小城市的铁缺乏率为17.2%,与其他地区差异不显著($P>0.05$)。

全国合计,不哺乳母亲铁缺乏率为20.5%,显著高于哺乳母亲(16.2%,$P<0.01$)。大城市,不哺乳母亲的铁缺乏率高于哺乳母亲($P<0.01$),其他地区不哺乳母亲与哺乳母亲的铁缺乏率无显著差异($P>0.05$)。

3. 缺铁性贫血、非缺铁性贫血患病率 综合分析乳母的铁缺乏与贫血状态,贫血的乳母中有37.4%为缺铁性贫血,其中大城市、中小城市、普通农村和贫困农村分别为32.9%、37.0%、38.5%和42.1%($P>0.05$)。正在哺乳的母亲缺铁性贫血占总贫血的32.1%,不哺乳母亲的该比例为43.2%,差异显著($P<0.01$)。大城市、中小城市和贫困农村均表现为不哺乳母亲的缺铁性贫血占总贫血的比例显著高于正在哺乳乳母的该比例($P<0.05$),普通农村的哺乳与不哺乳母亲间缺铁性贫血占总贫血的比例无显著差异($P>0.05$),详见表3-28。

表3-28 2013年中国不同地区和哺乳状态乳母的铁缺乏与贫血综合评价

哺乳状态	合计		城市		农村		大城市		中小城市		普通农村		贫困农村	
	%	95%CI	%	95%CI	%	95%CI	%	95%CI	%	95%CI	%	95%CI	%	95%CI
正在哺乳														
缺铁性贫血	2.7	2.1~3.5	2.0	1.3~3.0	3.4	2.4~4.7	2.0	1.0~3.5	2.1	1.1~3.6	3.7	2.4~5.4	2.9	1.4~5.2
非缺铁性贫血	5.7	4.8~6.8	5.2	4.0~6.7	6.3	4.9~7.9	6.0	4.2~8.3	4.5	2.9~6.5	6.1	4.4~8.1	6.6	4.2~9.7
铁缺乏不贫血	13.5	12.1~15.0	12.1	10.2~14.1	15.0	12.9~17.1	10.5	8.1~13.4	13.5	10.9~16.6	15.0	12.5~17.9	14.9	11.3~19.1
铁正常不贫血	78.1	76.3~79.8	80.1	78.3~83.0	75.4	72.6~77.9	81.5	78.0~84.7	80.0	76.5~83.1	75.2	71.9~78.4	75.6	70.8~80.1
不哺乳														
缺铁性贫血	5.3	4.2~6.6	4.7	3.3~6.5	6.0	4.3~8.2	5.4	3.1~8.4	4.3	2.6~6.7	5.6	3.6~8.3	6.8	3.8~11.1
非缺铁性贫血	7.0	5.7~8.5	6.6	4.9~8.7	7.4	5.5~9.8	7.6	4.9~11.0	5.9	3.9~8.6	8.7	6.2~11.8	4.9	2.4~8.8
铁缺乏不贫血	15.2	13.3~17.2	14.5	12.0~17.2	16.0	13.2~19.1	13.5	7.0~17.8	15.2	11.9~19.0	16.4	13.0~20.3	15.1	10.5~20.7
铁正常不贫血	72.5	70.1~74.9	74.2	70.9~77.3	70.6	66.9~74.1	73.6	68.4~78.4	74.6	70.2~78.8	69.3	64.6~73.6	73.3	66.7~79.2
合计														
缺铁性贫血	3.7	3.1~4.4	3.1	2.4~4.0	4.4	3.5~5.4	3.2	2.2~4.6	3.0	2.0~4.2	4.4	3.3~5.8	4.3	2.8~6.4
非缺铁性贫血	6.2	5.4~7.1	5.8	4.8~6.9	6.7	5.6~8.0	6.6	5.0~8.4	5.1	3.8~6.6	7.1	5.6~8.7	6.0	4.1~8.3
铁缺乏不贫血	14.1	13.0~15.3	13.0	11.5~14.6	15.4	13.7~17.2	11.6	9.6~13.9	14.2	12.1~16.5	15.6	13.5~17.8	15.0	12.1~18.2
铁正常不贫血	76.0	74.6~77.4	78.1	76.2~80.0	73.6	71.4~75.7	78.6	75.7~81.3	77.7	75.0~80.3	73.0	70.3~75.5	74.8	71.0~78.3

（三）锌营养状况

采用单纯随机抽样方法从采集静脉血的乳母血液样本中抽取 10% 测定血清锌水平,去除血清样本不足和异常值,共计 1 008 名乳母结果纳入分析,其中大城市、中小城市、普通农村和贫困农村分别为 234 人、279 人、324 人和 171 人。正在哺乳者 623 人,非哺乳母亲 385 人。结果不经过抽样权重调整。不同地区乳母锌水平与缺乏率详见表 3-29 和表 3-30。

表 3-29　2013 年中国不同地区乳母血清锌水平百分位分布 /（μg•dl⁻¹）

地区	P_1	P_5	P_{10}	P_{25}	P_{50}	P_{75}	P_{90}	P_{95}	P_{99}
合计	59.0	68.0	73.0	81.0	88.0	96.0	106.0	112.0	132.0
城市	56.0	69.0	75.0	82.0	89.0	97.0	107.0	111.0	127.0
农村	59.0	68.0	72.0	79.0	86.0	95.0	104.0	113.0	137.0
大城市	68.0	74.0	77.0	83.0	89.0	98.0	108.0	113.0	132.0
中小城市	54.0	64.0	72.0	81.0	89.0	97.0	105.0	108.0	122.0
普通农村	61.0	67.0	72.0	79.0	86.0	103.0	103.0	114.0	139.0
贫困农村	59.0	68.0	71.0	79.0	86.0	95.0	104.0	112.0	131.0

表 3-30　2013 年中国不同地区和哺乳状态乳母的锌缺乏率

哺乳状态	合计		城市		农村		大城市		中小城市		普通农村		贫困农村	
	%	95%CI	%	95%CI	%	95%CI	%	95%CI	%	95%CI	%	95%CI	%	95%CI
正在哺乳	6.9	4.9~8.9	5.8	3.2~8.4	8.0	5.0~11.0	3.3	1.5~6.2	8.1	3.9~12.3	7.8	4.2~11.5	8.3	3.1~13.6
不哺乳	5.2	3.0~7.4	5.4	2.3~8.6	4.9	1.8~8.0	2.4	0.0~5.6	7.6	2.8~12.4	5.0	1.1~8.9	4.8	0.0~10.0
合计	6.2	4.8~7.7	5.6	3.6~7.6	6.9	4.6~9.1	3.0	0.8~5.2	7.9	4.7~11.0	6.8	4.0~9.5	7.0	3.2~10.8

1. 乳母血清锌水平　乳母血清锌中位数为 88.0μg/dl,城市乳母锌水平高于农村（$P<0.01$）。

2. 乳母锌缺乏率　乳母锌缺乏率为 6.2%,正在哺乳母亲和不哺乳母亲的锌缺乏率没有显著差异（$P>0.05$）,大城市乳母的锌缺乏率显著低于中小城市（$P<0.05$）。

（四）维生素 A 营养状况

采用单纯随机抽样方法从采集静脉血的乳母血液样本中抽取 70% 测定血清维生素 A 水平,完成血清维生素 A 检测的乳母共 7 429 人,大城市、中小城市、普通农村和贫困农村分别为 1 802、2 112、2 382 和 1 133 人。正在哺乳者 4 203 人,非哺乳母亲 3 226 人。结果不经过抽样权重调整。不同地区和不同哺乳状态乳母的维生素 A 水平和营养状态见表 3-31 和表 3-32。

1. 乳母血清维生素 A 水平　乳母血清维生素 A 的平均水平为 1.56μmol/L,中小城市、大城市、普通农村和贫困农村乳母的维生素 A 水平依次降低（$P<0.05$）。正在哺乳母亲血清维生素 A 水平高于不哺乳母亲（$P<0.01$）。对于不哺乳母亲,大城市和中小城市哺乳母亲的

维生素 A 水平最高、普通农村次之、贫困农村最低（$P<0.05$）。对于正在哺乳的母亲，中小城市维生素 A 水平最高、大城市次之、普通农村和贫困农村较低（$P<0.05$）。

表 3-31 2013 年中国不同地区和哺乳状态乳母的维生素 A 水平/（μmol·L⁻¹）

哺乳状态	合计		城市		农村		大城市		中小城市		普通农村		贫困农村	
	$\bar{x}$	SD	$\bar{x}$	SD	$\bar{x}$	SD	$\bar{x}$	SD	$\bar{x}$	SD	$\bar{x}$	SD	$\bar{x}$	SD
正在哺乳	1.58	0.40	1.64	0.40	1.52	0.39	1.62	0.40	1.67	0.41	1.53	0.38	1.50	0.40
不哺乳	1.54	0.37	1.58	0.37	1.49	0.36	1.57	0.37	1.59	0.37	1.50	0.37	1.46	0.35
合计	1.56	0.39	1.61	0.39	1.51	0.38	1.60	0.39	1.63	0.39	1.52	0.37	1.48	0.38

表 3-32 2013 年中国不同地区和哺乳状态乳母的维生素 A 营养状态

哺乳状态	维生素A	合计		城市		农村		大城市		中小城市		普通农村		贫困农村	
		%	95%CI	%	95%CI	%	95%CI	%	95%CI	%	95%CI	%	95%CI	%	95%CI
正在哺乳	缺乏	0.4	0.2~0.6	0.2	0.0~0.4	0.6	0.3~1.0	0.3	0.0~0.6	0.2	0.0~0.4	0.5	0.1~0.9	0.9	0.2~1.6
	边缘缺乏	7.6	6.8~8.4	5.5	4.6~6.5	9.8	8.6~11.1	5.9	4.4~7.3	5.2	3.9~6.5	9.1	7.6~10.6	11.4	9.0~13.9
	正常	91.9	91.1~92.8	94.2	93.3~95.2	89.5	88.2~90.8	93.8	92.4~95.3	94.6	93.3~95.9	90.4	88.9~92.0	87.6	85.2~90.2
不哺乳	缺乏	0.5	2.5~7.4	0.2	0.0~0.4	0.6	0.4~1.3	0.4	0.0~0.8	0.0	0.0~0.3	1.0	0.4~1.6	0.4	0.0~1.0
	边缘缺乏	7.9	7.0~8.9	6.0	4.9~7.1	10.3	8.7~11.8	6.0	4.3~7.7	6.0	4.5~7.5	9.6	7.7~11.4	11.7	8.8~14.6
	正常	91.6	90.6~92.5	93.8	92.6~94.9	88.9	87.3~90.5	93.6	91.8~95.3	93.9	92.4~95.4	89.4	87.5~91.3	87.8	84.9~90.8
合计	缺乏	0.5	0.3~0.6	0.2	0.0~0.4	0.7	0.4~1.0	0.3	0.0~0.6	0.1	0.0~0.3	0.7	0.4~1.0	0.9	0.2~1.6
	边缘缺乏	7.8	7.2~8.4	5.8	5.0~6.5	10.0	9.0~11.0	5.9	4.8~7.0	5.6	4.6~6.6	9.3	8.1~10.4	11.4	9.0~13.9
	正常	91.8	91.1~92.4	94.0	93.3~94.8	89.3	88.2~90.3	93.7	92.6~94.8	94.3	93.3~95.3	90.0	88.8~91.2	87.6	85.2~90.2

2. 乳母维生素 A 缺乏率 乳母维生素 A 缺乏率为 0.5%，边缘缺乏率为 7.8%。中小城市乳母的维生素 A 缺乏率仅为 0.1%，显著低于普通农村和贫困农村乳母（$P<0.05$）。大城市和中小城市乳母的维生素 A 边缘缺乏率差异不显著（$P>0.05$），其他地区间差异显著（$P<0.05$）。正在哺乳和不哺乳母亲的维生素 A 缺乏率、边缘缺乏率均无显著差异（$P>0.05$）。

（五）维生素 D 营养状况

采用单纯随机抽样方法从采集静脉血的乳母血液样本中抽取 20% 测定血清维生素 D 水平，完成维生素 D 检测乳母 1 981 人。其中大城市 476 人，中小城市 550 人，普通农村 640 人，贫困农村 315 人。正在哺乳者 1 228 人，非哺乳母亲 753 人。不同地区和哺乳状态乳母的血清维生素 D 水平和营养状态见表 3-33 和表 3-34。

表 3-33　2013 年中国不同地区和哺乳状态乳母的维生素 D 水平 /(nmol·L^{-1})

哺乳状态	合计		城市		农村		大城市		中小城市		普通农村		贫困农村	
	$\bar{x}$	SD	$\bar{x}$	SD	$\bar{x}$	SD	$\bar{x}$	SD	$\bar{x}$	SD	$\bar{x}$	SD	$\bar{x}$	SD
正在哺乳	40.8	16.1	39.0	13.9	42.5	17.9	37.2	12.6	40.7	14.8	45.8	17.4	35.8	17.1
不哺乳	42.9	16.7	39.8	14.4	46.6	18.3	36.0	13.7	42.7	14.3	50.7	17.2	38.3	17.7
合计	41.6	16.3	39.3	14.1	44.0	18.1	36.8	13.0	41.5	14.6	47.6	17.5	36.7	17.3

表 3-34　2013 年中国不同地区和哺乳状态乳母的维生素 D 营养状态

哺乳状态	维生素 D	合计		城市		农村		大城市		中小城市		普通农村		贫困农村	
		%	95%CI	%	95%CI	%	95%CI	%	95%CI	%	95%CI	%	95%CI	%	95%CI
正在哺乳	缺乏	25.8	23.4~28.3	26.9	23.4~30.3	24.8	21.3~28.2	29.1	24.0~34.3	24.7	20.0~29.4	18.7	14.9~22.5	37.2	30.5~43.9
	不足	46.7	44.0~49.5	52.1	48.2~56.0	41.3	37.3~45.2	55.6	50.0~61.2	48.8	43.3~54.2	40.3	35.5~45.1	43.2	36.3~50.1
	正常	27.7	25.0~29.9	21.1	17.9~24.3	34.0	30.2~37.8	15.2	11.2~19.3	26.6	21.7~31.4	41.0	36.3~45.8	19.6	14.1~25.1
不哺乳	缺乏	24.2	21.1~27.2	28.5	24.1~32.9	19.2	15.1~23.3	40.8	33.5~48.1	19.1	14.1~24.2	10.7	6.8~14.7	36.2	27.5~45.0
	不足	43.3	39.8~46.8	47.0	42.2~51.9	39.0	33.9~44.1	40.8	33.5~48.1	51.7	45.3~58.2	38.6	32.4~44.9	39.7	30.8~48.6
	正常	32.5	29.2~35.9	24.5	20.3~28.7	41.8	36.7~47.0	18.4	12.6~24.2	29.1	23.3~35.0	50.6	44.2~57.1	24.1	16.4~31.9
合计	缺乏	25.2	23.3~27.1	27.5	24.8~30.2	22.7	20.1~25.4	33.4	29.2~37.6	22.4	18.9~25.9	15.8	13.0~18.6	36.8	31.5~42.2
	不足	45.4	43.2~47.6	50.1	47.0~53.2	40.4	37.3~43.5	50.2	45.7~54.7	50.0	45.8~54.2	39.7	35.9~43.5	41.9	36.5~47.4
	正常	29.4	27.4~31.4	22.4	19.9~25.0	36.9	33.8~39.9	16.4	13.1~19.7	27.6	23.9~31.4	44.5	40.7~48.4	21.3	16.8~25.8

1. 血清维生素 D 水平　乳母的血清维生素 D 平均水平为 41.6nmol/L，普通农村最高、中小城市次之，大城市和贫困农村最低（$P<0.05$）。正在哺乳的母亲维生素 D 低于不哺乳母亲（$P<0.01$），大城市、中小城市及贫困农村正在哺乳和不哺乳母亲维生素 D 水平无显著差异（$P>0.05$），普通农村正在哺乳母亲的维生素 D 水平显著低于不哺乳母亲（$P<0.01$）。

2. 乳母维生素 D 缺乏率　乳母维生素 D 缺乏率为 25.2%，边缘缺乏率为 45.4%，充足率为 29.4%。大城市和贫困农村维生素 D 缺乏率最高、中小城市次之、普通农村最低（$P<0.01$）。大城市和中小城市维生素 D 边缘缺乏率显著高于普通农村和贫困农村（$P<0.01$）。大城市和贫困农村维生素 D 充足率最低、中小城市次之、普通农村最高（$P<0.01$）。正在哺乳和不哺乳母亲的维生素 D 缺乏率、边缘缺乏率无显著差异（$P>0.05$）。在大城市，正在哺乳母亲的维生素 D 缺乏率显著低于不哺乳母亲（$P<0.01$），正在哺乳母亲的维生素 D 边缘缺乏率显著高于不哺乳母亲（$P<0.01$）。在中小城市和贫困农村，正在哺乳和不哺乳母亲的维生素 D 缺乏率、边缘缺乏率和充足率均无显著差异（$P>0.05$）。在普通农村，正在哺乳母亲的维生素 D 缺乏率显著高于不哺乳母亲（$P<0.01$），正在哺乳母亲的维生素 D 充足率显著低于不哺乳母亲（$P<0.05$）。

（六）维生素 B_{12} 营养状况

采用单纯随机抽样方法从采集静脉血的乳母血液样本中抽取 20% 测定血清维生素 B_{12} 含量，去除血清量不足的样本，完成维生素 B_{12} 检测乳母 1971 人。其中大城市 469 人，中小城市 548 人，普通农村 638 人，贫困农村 316 人。正在哺乳者 1 223 人，非哺乳母亲 748 人。

1. 维生素 B_{12} 水平　乳母血清维生素 B_{12} 中位数水平为 468.0pg/ml，其中大城市、中小城市、普通农村和贫困农村分别为 511.0pg/ml、531.0pg/ml、428.0pg/ml 和 386.0pg/ml，城市乳母维生素 B_{12} 水平高于农村（$P<0.01$）。不同地区乳母的血清维生素 B_{12} 水平百分位分布见表 3-35。

表 3-35　2013 年中国不同地区乳母的血清维生素 B_{12} 水平 /（pg·ml^{-1}）

地区	P_1	P_5	P_{10}	P_{25}	P_{50}	P_{75}	P_{90}	P_{95}	P_{99}
合计	163.0	224.0	265.0	349.0	468.0	631.0	819.0	965.0	1 237.0
城市	189.0	252.0	302.0	396.0	522.0	679.0	845.0	971.0	1 276.0
农村	155.0	211.0	243.0	311.0	410.0	566.0	763.0	906.0	1 178.0
大城市	189.0	267.0	306.0	405.0	511.0	673.0	868.0	1 012.0	1 279.0
中小城市	189.0	243.0	292.0	389.5	531.0	684.5	838.0	967.0	1 254.0
普通农村	155.0	211.0	250.0	316.0	428.0	583.0	781.0	932.0	1 137.0
贫困农村	153.0	188.0	233.0	304.0	386.0	510.0	722.0	906.0	1 211.0

2. 维生素 B_{12} 缺乏率　乳母维生素 B_{12} 缺乏率为 2.7%，其中大城市、中小城市、普通农村和贫困农村分别为 1.5%、1.3%、3.6% 和 5.1%，农村乳母维生素 B_{12} 缺乏率明显高于城市（$P<0.01$）。正在哺乳乳母的维生素 B_{12} 缺乏率为 2.1%，不哺乳母亲的维生素 B_{12} 缺乏率为 3.6%（$P>0.05$）。不同地区和哺乳状态乳母的维生素 B_{12} 缺乏率见表 3-36。

表 3-36　2013 年中国不同地区乳母的维生素 B_{12} 缺乏率

哺乳状态	合计 %	合计 95%CI	城市 %	城市 95%CI	农村 %	农村 95%CI	大城市 %	大城市 95%CI	中小城市 %	中小城市 95%CI	普通农村 %	普通农村 95%CI	贫困农村 %	贫困农村 95%CI
正在哺乳	2.1	1.3～2.9	1.0	0.2～1.8	3.3	1.9～4.7	1.3	0.0～2.6	0.6	0.0～1.5	3.0	1.3～4.6	4.0	1.3～6.7
不哺乳	3.6	2.3～5.0	2.0	0.6～3.4	5.5	3.1～7.9	1.8	0.0～3.7	2.2	0.3～4.1	4.7	2.0～7.5	7.0	2.3～11.6
合计	2.7	2.0～3.4	1.4	0.7～2.1	4.1	2.8～5.3	1.5	0.4～2.6	1.3	0.3～2.2	3.6	2.2～5.0	5.1	2.6～7.5

（七）叶酸营养状况

采用单纯随机抽样方法从采集静脉血的乳母血液样本中抽取 20% 测定血清叶酸含量。去除异常值后，样本量为 1 894 人。其中大城市、中小城市、普通农村和贫困农村分别为 388

人、550 人、639 人和 317 人。正在哺乳者 1 173 人，非哺乳母亲 721 人。

1. 血清叶酸水平　乳母血清叶酸中位数水平 5.9ng/ml，其中大城市、中小城市、普通农村和贫困农村分别为 6.4ng/ml、6.7ng/ml、5.2ng/ml 和 5.2ng/ml。城市乳母叶酸水平高于农村（$P<0.01$）。不同地区乳母的叶酸水平百分位数分布见表 3-37。

表 3-37　2013 年中国不同地区乳母的血清叶酸水平 /（ng·ml^{-1}）

地区	P_1	P_5	P_{10}	P_{25}	P_{50}	P_{75}	P_{90}	P_{95}	P_{99}
合计	1.5	2.2	2.7	4.0	5.9	8.3	11.3	13.0	16.8
城市	2.0	2.8	3.4	4.8	6.6	9.1	12.1	14.0	17.3
农村	1.3	1.9	2.3	3.5	5.2	7.5	10.2	11.9	15.5
大城市	2.1	3.0	3.5	4.8	6.4	9.2	12.4	14.4	17.9
中小城市	1.9	2.6	3.4	4.8	6.7	9.1	12.0	13.7	17.1
普通农村	1.3	1.9	2.1	3.2	5.2	7.3	10.1	11.7	15.6
贫困农村	1.6	2.2	2.6	3.8	5.2	7.7	10.4	12.0	14.6

2. 叶酸缺乏率　乳母叶酸缺乏率为 3.0%，其中大城市、中小城市、普通农村和贫困农村分别为 0.3%、1.3%、6.0% 和 3.2%。农村乳母叶酸缺乏率明显高于城市（$P<0.01$）。正在哺乳的母亲叶酸缺乏率为 3.7%，显著高于不哺乳母亲的叶酸缺乏率（1.8%，$P<0.05$）。不同地区和哺乳状态乳母的叶酸缺乏率见表 3-38。

表 3-38　2013 年中国不同地区和哺乳状态乳母的叶酸缺乏率

哺乳状态	合计		城市		农村		大城市		中小城市		普通农村		贫困农村	
	%	95%CI	%	95%CI	%	95%CI	%	95%CI	%	95%CI	%	95%CI	%	95%CI
正在哺乳	3.7	2.6~5.7	1.1	0.2~1.9	6.1	4.2~8.0	0	—	1.9	0.4~3.4	7.1	4.6~9.6	4.0	1.3~6.7
不哺乳	1.8	0.8~2.8	0.5	0.0~1.3	3.2	1.3~5.0	0.7	0.0~2.1	0.4	0.0~1.3	3.9	1.4~6.3	1.7	0.0~4.1
合计	3.0	2.2~3.7	0.9	0.3~1.4	5.0	3.6~6.4	0.3	0.0~0.8	1.3	0.3~2.2	6.0	4.1~7.8	3.2	1.2~5.1

五、食物与营养素摄入情况

（一）主要食物消费频率

完成过去 1 个月内食物频率调查总人数为 11 002 人，去除信息不全和异常值，食物频率实际分析人数为 10 862 人。其中大城市为 2 472 人，中小城市 3 005 人，普通农村 3 462 人，贫困农村 1 923 人。

1. 谷薯类　乳母的主食以米和面为主，其中米类食物摄入频率≥2 次 / 天的占 75.2%，其中城市占 83.6%，农村占 66.6%；面类摄入频率为 ≥1 次 / 天的占 37.7%，其中城市占 33.9%，农村占 41.5%；每天摄入杂粮的乳母占 10.1%，城市和农村差异不大；每天吃薯类的乳母占 12.0%，大城市、中小城市、普通农村和贫困农村依次升高，其中大城市为 6.9%，贫困农村为 17.5%。不吃或不常吃杂粮杂豆（<1 次 / 周）比例较高（57.9%），不吃或不常吃薯类（<1 次 / 周）比例较高（42.8%）。不同地区乳母的谷薯类食物摄入频率详见表 3-39。

表 3-39 2013 年中国不同地区乳母的谷薯类摄入频率 /%

食物	频率	合计	城市	农村	大城市	中小城市	普通农村	贫困农村
米	≥3 次 / 天	38.4	39.4	37.4	37.5	40.9	43.5	26.6
	2 次 / 天	36.8	44.2	29.2	46.3	42.4	24.1	38.5
	1 次 / 天	15.1	13.7	16.5	12.6	14.5	19.4	11.3
	<1 次 / 天	9.2	2.5	16.0	3.3	1.8	12.3	22.6
	0 次	0.6	0.3	0.9	0.2	0.4	0.8	1.0
面	≥3 次 / 天	4.2	1.2	7.3	0.9	1.5	5.1	11.2
	2 次 / 天	9.8	6.7	12.9	4.3	8.6	14.5	10.0
	1 次 / 天	23.7	26.0	21.3	27.4	24.9	23.1	18.1
	4～6 次 / 周	9.8	12.3	7.2	13.4	11.4	6.9	7.8
	1～3 次 / 周	32.5	36.7	28.3	38.4	35.3	29.4	26.4
	<1 次 / 周	5.5	4.6	6.3	3.6	5.5	7.7	3.9
	0 次	14.5	12.5	16.6	12.1	12.8	13.3	22.6
杂粮杂豆	≥1 次 / 天	10.1	10.0	10.2	11.8	8.6	10.6	9.5
	4～6 次 / 周	7.4	10.3	4.4	13.9	7.4	5.9	1.8
	1～3 次 / 周	24.6	32.5	16.6	37.7	28.2	17.6	14.7
	<1 次 / 周	7.8	9.5	6.1	7.9	10.8	7.3	3.9
	0 次	50.1	37.7	62.8	28.7	45.0	58.7	70.2
薯类	≥1 次 / 天	12.0	8.7	15.5	6.9	10.1	14.4	17.5
	4～6 次 / 周	6.3	4.6	8.0	4.7	4.5	9.5	5.3
	1～3 次 / 周	38.9	46.0	31.6	49.0	43.6	33.5	28.3
	<1 次 / 周	11.9	14.7	9.1	14.0	15.2	11.0	5.6
	0 次	30.9	26.1	35.8	25.4	26.7	31.6	43.3

2. 蔬菜 每天至少吃 1 次蔬菜的乳母占 89.5%，其中城市占 94.3%，农村占 84.7%。大城市、中小城市、普通农村和贫困农村依次降低，大城市占 96.0%，贫困农村占 79.8%。每天至少吃 1 次深色蔬菜的乳母占 73.0%，大城市、中小城市、普通农村和贫困农村依次降低，大城市为 88.8%，贫困农村为 54.6%；每天至少吃 1 次浅色蔬菜的占 62.0%，城乡差异不大。不同地区乳母的蔬菜摄入频率详见表 3-40。

3. 水果 每天至少吃 1 次水果的乳母占 47.2%，其中城市占 58.1%，农村占 36.3%。大城市、中小城市、普通农村和贫困农村依次降低，其中大城市占 66.6%，贫困农村为 29.4%。每天至少吃 1 次深色水果的占 33.3%，大城市、中小城市、普通农村和贫困农村依次降低，其中大城市为 48.6%，贫困农村为 21.9%；每天至少吃 1 次浅色水果的占 34.5%，大城市、中小城市、普通农村和贫困农村依次降低，其中大城市为 49.8%，贫困农村为 23.3%。不同地区乳母的水果摄入频率详见表 3-41。

表 3-40　2013 年中国不同地区乳母的蔬菜摄入频率 /%

蔬菜	频率	合计	城市	农村	大城市	中小城市	普通农村	贫困农村
合计	≥3 次 / 天	41.2	48.5	33.8	50.3	47.0	35.8	30.3
	2 次 / 天	27.8	31.2	24.4	30.3	31.9	22.8	27.2
	1 次 / 天	20.5	14.6	26.5	15.4	13.9	28.8	22.3
	4～6 次 / 周	7.4	4.4	10.4	3.1	5.4	8.5	13.8
	1～3 次 / 周	2.3	0.9	3.8	0.7	1.0	3.1	5.1
	<1 次 / 周	0.1	0.1	0.1	0.0	0.2	0.2	0.1
	0 次	0.7	0.4	1.0	0.2	0.6	0.8	1.4
深色蔬菜	≥3 次 / 天	16.9	19.8	13.9	22.6	17.5	13.8	14.1
	2 次 / 天	27.4	35.1	19.7	35.2	34.9	21.8	15.8
	1 次 / 天	28.7	30.7	26.7	31.0	30.4	27.9	24.7
	4～6 次 / 周	12.6	9.5	15.7	7.9	10.8	14.6	17.7
	1～3 次 / 周	9.4	3.9	14.9	2.9	4.8	13.8	16.9
	<1 次 / 周	1.3	0.4	2.2	0.1	0.7	3.0	0.6
	0 次	3.8	0.7	6.9	0.4	0.9	5.0	10.2
浅色蔬菜	≥3 次 / 天	4.7	4.1	5.2	4.0	4.3	5.5	4.6
	2 次 / 天	20.0	22.1	17.9	19.2	24.4	18.2	17.5
	1 次 / 天	37.3	37.4	37.3	38.9	36.1	37.0	37.9
	4～6 次 / 周	10.9	10.1	11.8	11.5	8.8	12.6	10.3
	1～3 次 / 周	20.9	21.6	20.3	22.0	21.2	19.7	21.2
	<1 次 / 周	1.5	1.6	1.3	1.7	1.6	1.4	1.2
	0 次	4.7	3.3	6.2	2.7	3.7	5.6	7.2

表 3-41　2013 年中国不同地区乳母的水果摄入频率 /%

水果	频率	合计	城市	农村	大城市	中小城市	普通农村	贫困农村
合计	≥3 次 / 天	6.3	7.5	5.1	8.3	6.9	5.4	4.5
	2 次 / 天	22.1	28.0	16.1	33.3	23.7	17.1	14.3
	1 次 / 天	18.8	22.6	15.1	25.0	20.6	17.5	10.6
	4～6 次 / 周	26.0	26.3	25.7	24.0	28.3	29.1	19.6
	1～3 次 / 周	18.3	11.3	25.5	7.9	14.0	21.5	32.7
	<1 次 / 周	1.9	1.1	2.7	0.4	1.8	2.6	2.8
	0 次	6.5	3.2	9.9	1.3	4.8	6.7	15.5
深色水果	≥3 次 / 天	1.9	1.9	2.0	2.5	1.4	2.3	1.5
	2 次 / 天	4.9	6.2	3.6	6.2	6.3	4.2	2.6
	1 次 / 天	26.5	33.9	18.9	39.9	29.0	19.5	17.8
	4～6 次 / 周	8.8	10.4	7.2	12.2	8.9	8.0	5.6
	1～3 次 / 周	36.1	34.7	37.5	31.7	37.2	38.8	35.1
	<1 次 / 周	4.2	3.9	4.5	1.9	5.6	4.6	4.3
	0 次	17.6	9.0	26.4	5.7	11.8	22.6	33.2

水果	频率	合计	城市	农村	大城市	中小城市	普通农村	贫困农村
浅色水果	≥3 次/天	1.1	1.1	1.1	1.2	1.0	0.9	1.6
	2 次/天	3.4	4.5	2.3	4.7	4.4	2.7	1.7
	1 次/天	30.0	37.5	22.4	43.9	32.3	23.7	20.0
	4~6 次/周	10.2	11.8	8.4	13.0	10.9	10.4	4.8
	1~3 次/周	38.1	34.9	41.3	31.5	37.7	42.9	38.2
	<1 次/周	4.8	3.5	6.1	2.2	4.6	6.3	5.8
	0 次	12.4	6.7	18.3	3.6	9.2	13.0	27.8

4. 畜禽肉及制品　过去 1 个月内，摄入过肉类食物的乳母占 97.1%，其中摄入过畜肉、禽肉、肉制品和动物肝脏或动物血的乳母分别占 94.6%、78.0%、29.8% 和 30.7%，摄入过各类肉的乳母比例表现为大城市、中小城市、普通农村和贫困农村依次降低。肉类摄入频率低于 1 次/周的比例占 4.7%。不同地区乳母的畜禽肉摄入频率详见表 3-42，不同地区乳母的动物肝脏和动物血制品摄入频率详见表 3-43。

表 3-42　2013 年中国不同地区的乳母畜禽肉摄入频率 /%

肉类	频率	合计	城市	农村	大城市	中小城市	普通农村	贫困农村
合计	≥2 次/天	25.6	32.1	19.0	33.9	30.6	19.2	18.7
	1 次/天	29.2	33.8	24.5	37.3	30.9	26.2	21.4
	4~6 次/周	21.1	19.7	22.5	18.7	20.4	24.8	18.5
	1~3 次/周	19.5	11.9	27.2	8.0	15.1	24.8	31.4
	<1 次/周	1.8	0.8	2.8	0.7	0.9	1.9	4.6
	0 次	2.9	1.8	4.0	1.4	2.1	3.2	5.4
畜肉	≥2 次/天	18.6	22.8	14.3	21.8	23.7	14.2	14.6
	1 次/天	29.6	34.7	24.4	38.3	31.7	25.1	23.3
	4~6 次/周	11.5	9.6	13.5	10.6	8.7	13.5	13.4
	1~3 次/周	31.7	27.4	36.0	24.1	30.1	36.7	34.7
	<1 次/周	3.2	1.8	4.6	1.5	2.1	3.9	5.9
	0 次	5.4	3.7	7.1	3.8	3.7	6.6	8.1
禽肉	≥1 次/天	8.8	11.3	6.1	14.0	9.1	6.1	6.3
	4~6 次/周	4.6	6.3	2.8	7.9	5.0	3.6	1.5
	1~3 次/周	44.1	53.7	34.4	56.7	51.2	38.2	27.5
	<1 次/周	20.5	15.2	26.0	8.9	20.4	26.7	24.7
	0 次	22.0	13.5	30.7	12.5	14.4	25.5	40.0
肉制品	≥1 次/天	2.3	2.9	1.7	4.2	1.9	1.9	1.4
	4~6 次/周	1.0	1.4	0.6	1.9	1.0	0.7	0.3
	1~3 次/周	16.7	20.5	12.9	25.9	16.0	16.0	7.2
	<1 次/周	9.8	12.0	7.5	10.2	13.4	8.7	5.2
	0 次	70.2	63.2	77.4	57.8	67.6	72.7	85.9

表3-43 2013年中国不同地区乳母的动物肝脏和血制品摄入频率 /%

食物	频率	合计	城市	农村	大城市	中小城市	普通农村	贫困农村
合计	≥1次/天	1.4	1.7	1.2	1.3	2.0	1.5	0.7
	4~6次/周	1.7	2.8	0.6	3.9	1.9	0.8	0.3
	1~3次/周	14.0	20.6	7.4	25.6	16.5	9.5	3.4
	<1次/周	13.5	16.0	10.9	13.3	18.2	13.2	6.9
	0次	69.3	58.9	79.9	55.9	61.4	75.0	88.7
动物肝脏	≥1次/天	1.2	1.3	1.1	1.1	1.5	1.3	0.6
	4~6次/周	0.3	0.6	0.1	0.8	0.4	0.1	0.0
	1~3次/周	12.0	18.0	5.9	23.9	13.2	7.7	2.7
	<1次/周	13.0	16.2	9.8	14.3	17.7	11.9	6.0
	0次	73.5	63.9	83.2	59.9	67.2	79.0	90.7
动物血	≥1次/天	0.5	0.7	0.3	0.5	0.9	0.4	0.1
	4~6次/周	0.1	0.2	0.0	0.2	0.1	0.1	0.0
	1~3次/周	5.9	8.9	2.9	12.2	6.2	3.5	1.7
	<1次/周	8.0	10.9	5.1	9.9	11.7	6.8	2.2
	0次	85.5	79.4	91.7	77.3	81.1	89.3	96.1

5. 水产品 过去1个月内，摄入过水产品的乳母比例为78.2%，大城市、中小城市、普通农村和贫困农村依次降低，其中大城市为95.1%，贫困农村仅为42.6%。不同地区乳母的水产品摄入频率详见表3-44。

6. 蛋类 蛋类摄入频率≥1次/天的乳母占37.6%，大城市、中小城市、普通农村和贫困农村依次降低，其中大城市为55.1%，贫困农村仅为24.7%。蛋类摄入频率低于1次/周的比例占14.6%。不同地区乳母的蛋类摄入频率详见表3-44。

表3-44 2013年中国不同地区乳母的水产品和蛋类食物摄入频率 /%

食物	频率	合计	城市	农村	大城市	中小城市	普通农村	贫困农村
水产品	≥1次/天	8.9	13.3	4.4	18.1	9.3	4.8	3.8
	4~6次/周	12.7	19.3	6.0	23.1	16.2	9.0	0.5
	1~3次/周	39.8	47.7	31.8	47.0	48.3	39.5	17.9
	<1次/周	16.8	11.5	22.1	6.8	15.3	23.1	20.4
	0次	21.8	8.1	35.7	4.9	10.8	23.6	57.4
蛋类	≥1次/天	37.6	47.7	27.4	55.1	41.5	28.9	24.7
	4~6次/周	12.2	12.6	11.8	13.8	11.6	13.7	8.2
	1~3次/周	35.6	29.1	42.3	24.2	33.0	42.6	41.8
	<1次/周	4.2	3.5	4.9	2.0	4.7	3.9	6.7
	0次	10.4	7.2	13.6	4.9	9.1	10.8	18.7

7. 乳类 过去1个月内，摄入过乳类食物的乳母比例为28.2%，其中大城市、中小城市、普通农村和贫困农村分别为55.9%、32.9%、15.8%和7.6%。消费乳类食物的品种主要以鲜奶及普通奶粉、酸奶及奶酪为主。每天摄入乳类食物的乳母仅占15.3%，其中大城市、

中小城市、普通农村和贫困农村分别为32.7%、16.4%、7.4%和5.3%。不同地区乳母的乳类食物摄入频率详见表3-45。

表3-45 2013年中国不同地区乳母的乳类食物摄入频率/%

乳类	频率	合计	城市	农村	大城市	中小城市	普通农村	贫困农村
合计	≥1次/天	15.3	23.8	6.7	32.7	16.4	7.4	5.3
	4~6次/周	4.2	6.9	1.4	9.6	4.6	2.0	0.4
	1~3次/周	7.5	11.0	3.9	12.3	9.9	5.3	1.5
	<1次/周	1.3	1.7	0.9	1.3	2.1	1.2	0.4
	0次	71.8	56.7	87.1	44.1	67.1	84.2	92.4
配方奶或奶粉	≥1次/天	3.8	4.8	2.6	4.9	4.8	2.1	3.6
	4~6次/周	0.4	0.6	0.2	0.6	0.6	0.2	0.1
	1~3次/周	2.0	2.8	1.1	3.3	2.5	1.3	0.6
	<1次/周	0.4	0.6	0.2	0.3	0.8	0.3	0.2
	0次	93.5	91.2	95.9	91.0	91.3	96.0	95.6
鲜奶及奶粉	≥1次/天	7.9	13.2	2.5	20.0	7.7	3.6	0.7
	4~6次/周	1.5	2.3	0.7	3.4	1.4	0.9	0.2
	1~3次/周	5.4	8.2	2.7	10.6	6.2	3.2	1.6
	<1次/周	0.8	1.0	0.5	0.7	1.3	0.8	0.1
	0次	84.4	75.3	93.7	65.3	83.4	91.5	97.5
酸奶及奶酪	≥1次/天	5.3	8.9	1.7	12.7	5.8	2.0	1.2
	4~6次/周	1.5	2.6	0.4	4.0	1.4	0.5	0.2
	1~3次/周	7.1	11.8	2.3	15.5	8.9	3.1	0.8
	<1次/周	1.1	1.6	0.7	1.8	1.4	0.9	0.3
	0次	85.0	75.1	95.0	66.0	82.5	93.6	97.6

8. 豆类和坚果 乳母的豆类摄入频次≥1次/周者占79.8%，大城市、中小城市、普通农村和贫困农村依次降低，其中大城市为90.1%，贫困农村为66.4%。坚果摄入频次≥1次/周的乳母占44.2%，城市（49.9%）高于农村（38.5%），贫困农村坚果摄入频次≥1次/周的乳母仅占27.8%。不同地区乳母的豆类和坚果摄入频率详见表3-46。

表3-46 2013年中国不同地区乳母的豆类和坚果类摄入频率/%

食物	频率	合计	城市	农村	大城市	中小城市	普通农村	贫困农村
豆类	≥1次/天	17.3	20.6	14.0	24.2	17.6	13.4	15.0
	4~6次/周	19.9	25.4	14.2	27.9	23.4	17.6	8.2
	1~3次/周	42.6	39.2	46.1	38.0	40.2	47.7	43.2
	<1次/周	6.3	5.7	7.0	3.4	7.6	7.4	6.3
	0次	13.9	9.1	18.7	6.5	11.3	13.9	27.3
坚果	≥1次/天	8.2	10.4	6.0	11.5	9.5	6.0	5.8
	4~6次/周	4.2	4.4	4.0	4.3	4.5	4.9	2.2
	1~3次/周	31.8	35.1	28.5	34.4	35.6	33.3	19.8
	<1次/周	11.1	13.2	8.9	11.5	14.6	9.9	7.0
	0次	44.7	36.9	52.7	38.2	35.8	45.8	65.1

9. 零食　过去 1 个月内, 摄入过零食的乳母占 61.3%, 大城市、中小城市、普通农村和贫困农村分别为 75.2%、71.0%、57.6% 和 35.0%。各种零食中, 面包饼干、糕点、糖果和油炸膨化食品的摄入比例分别为 47.0%、35.6%、27.9% 和 15.1%。零食摄入频次 ≥1 次 / 周的占 54.5%, 其中大城市、中小城市、普通农村和贫困农村分别为 70.4%、62.5%、49.4% 和 31.0%。不同地区乳母的零食摄入频率详见表 3-47。

表 3-47　2013 年中国不同地区乳母的零食摄入频率 /%

零食	频率	合计	城市	农村	大城市	中小城市	普通农村	贫困农村
合计	≥1 次 / 天	13.4	17.5	9.3	20.5	15.0	9.9	8.1
	4~6 次 / 周	13.8	18.7	8.8	22.5	15.7	11.2	4.5
	1~3 次 / 周	27.3	29.8	24.7	27.4	31.8	28.3	18.4
	<1 次 / 周	6.8	6.9	6.8	4.9	8.5	8.3	4.2
	0 次	38.7	27.1	50.5	24.8	29.0	42.4	65.0
面包饼干	≥1 次 / 天	6.1	7.9	4.3	9.0	7.1	4.9	3.1
	4~6 次 / 周	3.6	5.2	2.0	5.7	4.8	2.3	1.3
	1~3 次 / 周	28.9	36.2	21.4	38.8	33.9	26.5	12.3
	<1 次 / 周	8.5	10.0	6.9	8.1	11.5	9.0	3.1
	0 次	53.0	40.7	65.4	38.4	42.7	57.2	80.1
糕点	≥1 次 / 天	3.1	4.1	2.0	5.1	3.3	2.3	1.5
	4~6 次 / 周	1.8	2.7	0.9	3.3	2.1	1.0	0.7
	1~3 次 / 周	21.0	27.7	14.1	33.9	22.6	16.7	9.5
	<1 次 / 周	9.7	12.5	7.0	11.4	13.4	9.5	2.4
	0 次	64.4	53.0	76.0	46.3	58.5	70.5	85.9
糖果	≥1 次 / 天	3.1	3.7	2.6	3.9	3.5	1.8	4.0
	4~6 次 / 周	1.4	2.2	0.7	2.8	1.7	0.8	0.3
	1~3 次 / 周	14.8	19.5	10.1	23.0	16.7	12.8	5.2
	<1 次 / 周	8.6	10.4	6.7	9.4	11.2	8.2	4.0
	0 次	72.1	64.2	80.0	61.0	66.9	76.4	86.6
膨化食品	≥1 次 / 天	1.2	1.4	0.9	1.5	1.3	1.2	0.4
	4~6 次 / 周	1.6	1.9	1.4	2.6	1.3	2.0	0.3
	1~3 次 / 周	7.4	9.3	5.4	9.2	9.3	7.2	2.1
	<1 次 / 周	5.0	6.8	3.3	6.5	7.0	4.4	1.3
	0 次	84.9	80.7	89.1	80.2	81.1	85.3	95.9

10. 饮料　过去 1 个月内, 摄入过饮料的乳母比例占 35.0%, 大城市、中小城市、普通农村和贫困农村分别为 45.0%、38.3%、31.5% 和 23.3%。各种饮料中, 过去 1 个月摄入过含乳饮料、碳酸饮料和果蔬汁饮料的比例分别为 19.6%、13.1% 和 10.6%。饮料摄入频次 ≥1 次 / 周的占 26.7%, 大城市、中小城市、普通农村和贫困农村分别为 39.2%、27.7%、22.7% 和 16.3%。大城市乳母每周至少喝 1 次 100% 果蔬汁的比例 (16.4%) 远高于中小城市、普通农村和贫困农村 (1.7%~5.6%)。不同地区乳母的饮料摄入频率详见表 3-48。

表 3-48　2013 年中国不同地区乳母的饮料摄入频率 /%

饮料	频率	合计	城市	农村	大城市	中小城市	普通农村	贫困农村
合计	≥1 次 / 天	6.6	8.6	4.6	11.9	5.8	4.7	4.4
	4～6 次 / 周	3.9	5.3	2.5	7.2	3.6	3.0	1.6
	1～3 次 / 周	16.2	19.1	13.3	20.1	18.3	15.0	10.3
	<1 次 / 周	8.3	8.4	8.2	5.8	10.6	8.8	7.1
	0 次	65.0	58.7	71.4	55.0	61.7	68.5	76.7
碳酸饮料	≥1 次 / 天	1.2	1.4	1.0	2.1	0.8	1.0	1.0
	4～6 次 / 周	0.2	0.3	0.2	0.4	0.2	0.2	0.2
	1～3 次 / 周	5.8	7.2	4.4	8.3	6.4	5.0	3.2
	<1 次 / 周	5.9	6.4	5.3	5.5	7.2	6.4	3.3
	0 次	86.9	84.7	89.2	83.8	85.5	87.4	92.3
100% 果蔬汁	≥1 次 / 天	1.4	2.3	0.5	4.1	0.8	0.4	0.7
	4～6 次 / 周	0.3	0.5	0.1	0.9	0.2	0.1	0.1
	1～3 次 / 周	4.7	7.7	1.7	11.4	4.6	2.2	0.9
	<1 次 / 周	2.1	3.2	1.0	3.6	2.8	1.4	0.3
	0 次	91.5	86.3	96.8	79.9	91.5	96.0	98.1
果蔬汁饮料	≥1 次 / 天	1.2	1.7	0.6	2.4	1.1	0.5	0.8
	4～6 次 / 周	0.3	0.4	0.1	0.6	0.2	0.1	0.2
	1～3 次 / 周	5.6	7.8	3.4	10.0	6.0	4.1	2.2
	<1 次 / 周	3.6	5.0	2.1	3.9	5.9	2.7	1.0
	0 次	89.4	85.1	93.8	83.0	86.8	92.6	95.8
含乳饮料	≥1 次 / 天	3.0	3.6	2.4	4.0	3.3	2.8	1.7
	4～6 次 / 周	1.0	1.1	0.9	1.2	1.0	1.0	0.8
	1～3 次 / 周	10.2	11.5	8.9	12.7	10.6	9.9	6.9
	<1 次 / 周	5.4	6.3	4.6	4.5	7.7	5.0	3.9
	0 次	80.4	77.5	83.3	77.6	77.5	81.3	86.8
其他含乳饮料	≥1 次 / 天	0.8	0.9	0.7	1.3	0.6	0.2	1.5
	4～6 次 / 周	0.2	0.2	0.1	0.2	0.2	0.1	0.1
	1～3 次 / 周	2.5	3.7	1.2	4.3	3.1	1.5	0.7
	<1 次 / 周	2.2	3.0	1.4	2.9	3.1	1.3	1.7
	0 次	94.4	92.2	96.6	91.3	93.0	96.8	96.2

　　从食物消费情况来看，我国乳母的主食消费以米和面为主，不吃或不常吃杂粮杂豆（<1 次 / 周）比例较高（57.9%），不吃或不常吃薯类（<1 次 / 周）比例较高（42.8%）；农村乳母每天吃水果的比例较低（36.3%），农村乳母每天吃蔬菜者占 84.7%。乳母肉类摄入以畜肉为主，贫困农村乳母过去 1 个月摄入过乳类食物的比例仅为 7.6%。经常吃零食（≥1 次 / 周）的比例为 54.5%，大城市高达 70.4%；经常喝饮料（≥1 次 / 周）的比例为 26.7%，大城市高达 39.2%。

（二）主要食物和调味品摄入量

2013 年我国 0～5 岁儿童和乳母膳食调查总户数为 3 336 户，其中包括乳母 1 553 人。剔除每日能量摄入过低（每日能量摄入低于 800kcal）者 12 人，每日能量摄入过高（每日能量摄入高于 5 000kcal）者 8 人，3 天膳食调查期间膳食记录天数不足 1 天者 1 人，实际分析膳食的乳母样本数为 1 532 人。其中，大城市 346 人，中小城市 419 人，普通农村 506 人，贫困农村 261 人。在分析膳食的 1 532 名乳母中，660 人已停止哺乳，其余 872 人仍在哺乳状态。产后 0～3 个月、4～6 个月、7～12 个月和 13～23 个月的乳母人数分别为 297 人、292 人、441 人和 502 人。不同地区乳母对各种食物的食用率和摄入量见表 3-49，油盐和调味品消费率和消费量见表 3-50；不同哺乳状态及不同产后时间乳母的各种食物食用率及摄入量见表 3-51，油盐和调味品消费率和消费量见表 3-52。

表 3-49　2013 年中国不同地区乳母食物食用率 /% 及食用人群日摄入量 /（g·d^{-1}，P_{50}）

	合计		城市		农村		大城市		中小城市		普通农村		贫困农村	
	食用率	摄入量	食用率	摄入量	食用率	摄入量	食用率	摄入量	食用率	摄入量	食用率	摄入量	食用率	摄入量
米	92.0	94.7	97.0	86.4	87.0	110.0	97.7	85.7	96.4	86.6	95.1	112.5	71.3	104.0
面	79.2	101.2	80.8	77.9	77.6	140.0	80.1	76.7	81.4	78.7	73.5	132.5	85.4	152.6
其他谷类	27.5	50.0	27.7	50.0	27.3	44.4	36.4	50.0	20.5	66.7	24.1	47.2	33.3	43.3
薯类	45.4	40.7	45.2	36.7	45.5	43.9	49.1	37.1	42.0	36.7	43.3	44.4	49.8	43.9
杂豆类	8.0	16.7	8.9	16.7	7.0	16.7	10.1	16.7	7.9	16.7	8.1	20.0	5.0	6.7
大豆及制品	54.4	10.3	57.0	10.0	51.8	10.8	59.0	10.0	55.4	9.9	55.1	11.6	45.2	8.5
蔬菜	99.0	178.1	99.2	193.3	98.8	164.2	99.7	193.3	98.8	195.9	98.8	168.5	98.9	153.3
水果	58.2	109.2	71.6	118.6	44.7	90.0	76.3	130.4	67.8	109.4	44.9	83.3	44.4	127.1
坚果	19.8	15.5	22.6	14.1	17.1	16.7	24.3	11.7	21.2	16.7	18.6	16.7	14.2	16.1
畜肉及制品	88.1	73.3	94.4	79.5	81.9	66.7	94.5	76.7	94.3	80.0	82.4	66.7	80.8	66.7
禽肉及制品	34.9	40.2	45.0	40.0	24.8	43.3	48.6	39.3	42.0	41.4	27.7	42.3	19.2	45.9
乳类及制品	20.4	88.9	34.3	88.9	6.7	83.3	46.0	100.0	24.6	88.9	8.1	96.7	3.8	75.0
蛋类	65.2	35.0	76.2	37.6	54.2	33.3	82.4	40.0	71.1	36.6	60.3	33.3	42.5	29.3
鱼虾蟹贝类	41.3	44.5	58.0	46.7	24.6	43.3	60.4	43.3	56.1	48.5	32.8	38.3	8.8	33.3
菌藻类	28.6	20.0	36.9	20.0	20.3	20.0	43.1	20.0	31.7	20.0	23.3	20.0	14.6	20.0
饮料	5.8	83.3	6.3	66.7	5.4	100.0	8.7	80.0	4.3	40.0	5.9	100.0	4.2	100.0
小吃甜饼类	14.2	40.0	20.9	33.3	7.4	53.3	22.0	53.5	20.1	33.3	9.7	53.3	3.1	20.6
方便食品	39.1	66.7	50.6	83.3	27.6	83.3	53.8	60.0	48.0	66.7	28.1	66.7	26.8	90.9
快餐食品	1.3	45.0	2.2	58.3	0.4	21.4	3.8	66.7	1.0	54.2	0.6	21.4	0.0	0.0
休闲食品	2.7	21.7	3.0	33.3	2.4	18.3	2.6	33.3	3.3	30.0	2.0	6.7	3.1	28.3

表 3-50　2013 年中国不同地区乳母油盐和调味品的消费率 /% 及食用人群消费量 /（g•d^{-1}, P_{50}）

	合计		城市		农村		大城市		中小城市		普通农村		贫困农村	
	消费率	消费量	消费率	消费量	消费率	消费量	消费率	消费量	消费率	消费量	消费率	消费量	消费率	消费量
食用油	95.8	43.4	96.3	44.9	95.2	42.3	97.7	45.0	95.2	44.1	93.3	42.1	98.9	42.7
植物油	89.6	42.8	94.9	44.8	84.2	41.2	96.2	45.0	93.8	44.5	87.4	41.3	78.2	40.6
动物油	17.6	17.4	9.9	10.8	25.2	21.4	9.8	8.1	10.0	15.4	17.0	19.7	41.0	23.0
酱油	80.1	6.8	88.0	7.2	72.2	6.4	89.0	6.8	87.1	7.5	75.3	6.6	66.3	6.1
味精、鸡精	66.3	2.3	66.4	2.5	66.1	2.1	67.3	2.7	65.6	2.4	70.4	1.9	57.9	2.7
糖及调味品	24.9	4.0	37.1	3.7	12.8	5.0	42.8	3.9	32.5	3.7	11.5	5.0	15.3	5.2
食盐	95.9	10.7	97.5	10.1	94.3	11.4	96.8	10.5	98.1	9.9	93.1	11.2	96.6	11.5

表 3-51　2013 年中国不同哺乳状态及产后不同哺乳阶段的乳母食物食用率 /% 及
食用人群日摄入量 /（g•d^{-1}, P_{50}）

	哺乳状态				产后时间							
	不哺乳		正在哺乳		0～3 个月		4～6 个月		7～12 个月		13～23 个月	
	食用率	摄入量	食用率	摄入量	食用率	摄入量	食用率	摄入量	食用率	摄入量	食用率	摄入量
米类	93.8	96.7	90.6	93.5	93.6	101.9	93.2	91.0	90.5	93.6	91.6	94.2
面类	77.4	91.3	80.5	111.5	73.1	101.4	82.5	109.6	79.1	99.5	80.9	100.0
其他谷类	22.0	50.0	31.7	50.0	28.0	46.7	30.1	50.0	28.1	37.5	25.1	53.3
薯类	44.4	42.3	46.1	40.1	41.4	37.6	45.2	36.7	47.6	43.3	45.8	44.7
杂豆类	7.0	16.7	8.7	16.7	10.4	16.7	9.9	16.7	7.9	21.4	5.4	16.7
大豆及制品	52.7	10.0	55.6	10.8	50.8	12.7	57.9	9.6	56.0	10.3	53.0	9.8
蔬菜	99.1	193.3	99.0	169.2	99.7	179.4	99.0	181.8	98.6	180.0	99.0	170.2
水果	58.2	106.1	58.1	115.3	56.6	109.3	59.3	116.7	61.2	105.6	55.8	109.8
坚果	20.8	14.1	19.2	16.7	19.9	17.3	19.5	12.9	21.8	16.7	18.3	14.1
畜肉及制品	92.1	76.7	85.1	70.0	91.3	73.3	84.3	80.0	86.9	72.7	89.6	67.8
禽肉及制品	35.5	39.5	34.4	43.3	40.4	45.3	31.2	40.0	37.6	41.0	31.3	39.6
乳类及制品	18.0	83.3	22.3	107.7	25.3	133.3	24.7	127.8	19.5	84.7	15.9	83.3
蛋类	60.0	30.0	69.3	40.0	75.8	42.9	66.8	43.3	60.8	32.8	62.0	29.3
鱼虾蟹贝类	43.6	42.7	39.6	45.0	47.8	50.0	41.4	45.0	39.2	43.3	39.2	38.0
菌藻类	29.6	17.9	27.9	20.0	29.0	21.2	31.5	17.5	27.7	22.5	27.5	16.7
饮料	6.5	66.7	5.3	100.0	3.4	116.7	6.5	100.0	5.0	75.0	7.6	65.0
小吃甜饼类	14.6	35.2	13.9	40.0	14.1	33.3	14.4	47.8	14.3	33.3	13.9	38.5
方便食品	38.5	66.7	39.6	66.7	36.7	66.7	42.1	66.7	36.3	66.7	41.2	66.7
快餐食品	1.1	50.0	1.5	40.0	0.7	60.2	2.1	36.7	1.6	50.0	1.0	66.7
休闲食品	1.7	21.7	3.4	21.7	2.7	30.0	2.7	14.8	3.0	20.0	2.4	22.5

表 3-52　2013 年中国不同哺乳状态及产后不同哺乳阶段的乳母油盐和调味品的消费率 /% 及
消费人群消费量 /（g•d^{-1}, P_{50}）

	哺乳状态				产后时间							
	不哺乳		正在哺乳		0～3 个月		4～6 个月		7～12 个月		13～23 个月	
	消费率	消费量	消费率	消费量	消费率	消费量	消费率	消费量	消费率	消费量	消费率	消费量
食用油	97.6	44.6	94.4	42.6	96.3	42.3	94.2	42.9	95.7	44.6	96.4	43.4
植物油	91.4	44.5	88.2	42.1	90.2	40.3	88.4	42.3	89.6	45.4	89.8	43.3
动物油	18.2	16.7	17.1	17.6	20.9	17.7	14.0	17.0	17.2	23.1	17.9	13.0
食盐	97.7	10.9	94.5	10.5	96.0	9.7	94.5	10.8	96.6	10.9	96.0	11.0
酱油	81.1	7.5	79.4	6.3	79.5	5.9	79.5	6.1	82.3	7.0	78.9	7.6
味精、鸡精	70.8	2.5	62.8	2.1	66.0	2.1	64.0	2.5	66.9	2.2	67.1	2.5
糖及调味品	27.9	3.8	22.7	4.9	22.2	5.5	24.3	3.9	24.9	4.1	26.9	3.4

1. 谷类　乳母谷类食物食用率为 100.0%，每日谷类食物摄入量中位数为 211.0g。城市乳母谷类日摄入量为 180.0g，低于农村乳母的 237.6g。大城市、中小城市、普通农村和贫困农村乳母的谷类食物日摄入量分别为 173.7g、183.3g、233.4g 和 253.3g。在食用米类、面类和其他谷类的乳母中，这三种食物的日摄入量分别为 94.7g、101.2g 和 50.0g。不哺乳的母亲每日谷类食物摄入量为 191.9g，仍在哺乳的母亲每日谷类食物摄入量为 222.9g。产后 0～3 个月、4～6 个月、7～12 个月和 13～23 个月的乳母每日谷类食物摄入量分别为 212.9g、205.3g、207.4g 和 214.8g。

2. 蔬菜　乳母的蔬菜食用率为 99.0%，食用人群的日摄入量为 178.1g。城市乳母蔬菜食用率为 99.2%，农村为 98.8%；城市乳母蔬菜的日摄入量为 193.3g，高于农村乳母的 164.2g。四类地区中，贫困农村乳母的蔬菜摄入量最低（153.3g/d）。不哺乳的母亲的每日蔬菜摄入量为 193.3g，仍在哺乳的母亲每日蔬菜摄入量为 169.2g。产后 0～3 个月、4～6 个月、7～12 个月和 13～23 个月乳母的蔬菜日摄入量分别为 179.4g、181.8g、180.0g 和 170.2g。

3. 水果　乳母的水果食用率仅为 58.2%，食用人群日摄入量为 109.2g。城市乳母水果食用率高于农村乳母，分别为 71.6% 和 44.7%。城市乳母的水果日摄入量为 118.6g，农村乳母为 90.0g，其中，普通农村乳母的水果摄入量最低（83.3g/d）。不哺乳和正在哺乳母亲的水果食用率分别为 58.2% 和 58.1%，不哺乳和正在哺乳母亲的水果日摄入量分别为 106.1g 和 115.3g。产后 0～3 个月、4～6 个月、7～12 个月和 13～23 个月的乳母水果的食用率分别为 56.6%、59.3%、61.2% 和 55.8%，食用人群的日摄入量分别为 109.3g、116.7g、105.6g 和 109.8g。

4. 畜禽肉　乳母畜禽肉类食物的食用率为 90.6%，城市为 96.7%，农村为 84.5%。乳母每日畜禽肉类的摄入量为 90.0g，城市为 98.8g/d，农村为 76.8g/d。其中，畜肉类食物及其制品的食用率较高，为 88.1%，禽肉类食物及其制品食用率为 34.9%。这两种食物的食用率均表现为城市高于农村。食用畜肉类及制品的乳母日摄入量为73.3g,城市乳母为79.5g/d,农村乳母为66.7g/d。食用禽肉类及制品的乳母日摄入量为40.2g,城市乳母为40.0g/d,农村乳母为43.3g/d。不哺乳母亲的畜禽肉类食物的食用率为93.9%,摄入量为93.3g/d。仍在哺乳母亲的畜禽肉类食物食用率为88.1%,摄入量为88.3g/d。产后0~3个月、4~6个月、7~12个月和13~23个月的乳母畜禽肉类食物食用率分别为94.3%、86.6%、88.9%和92.2%,每日摄入量分别为96.5g、98.3g、90.2g和83.3g。

5. 蛋类　乳母在调查期间,有65.2%食用过蛋类食物,食用人群的日摄入量为35.0g。城市乳母蛋类的食用率高于农村(76.2%和54.2%),食用率在大城市、中小城市、普通农村、贫困农村中依次降低。不哺乳母亲的蛋类食物的食用率为60.0%,摄入量为30.0g/d;仍在哺乳母亲的蛋类食物食用率为69.3%,摄入量为40.0g/d。产后0~3个月、4~6个月、7~12个月和13~23个月乳母的蛋类食物食用率分别为75.8%、66.8%、60.8%和62.0%,每日摄入量分别为42.9g、43.3g、32.8g和29.3g。

6. 水产品　有41.3%的乳母在调查期间食用过鱼虾蟹贝类食物,食用人群的日摄入量为44.5g。城市食用过水产品食物的比例高于农村(58.0%和24.6%),其中,贫困农村最低,仅为8.8%。城市乳母水产品摄入量为46.7g/d,农村乳母为38.0g/d。不哺乳母亲的水产品食用率为43.6%,摄入量为42.7g/d;仍在哺乳母亲的水产品食用率为39.6%,摄入量为45.0g/d。产后0~3个月、4~6个月、7~12个月和13~23个月的乳母水产品食用率分别为47.8%、41.4%、39.2%和39.2%,每日摄入量分别为50.0g、45.0g、43.3g和38.0g。

7. 乳类　仅有20.4%的乳母食用过乳类及其制品,而这一比例在农村乳母中尤其低。城市乳母的乳类及其制品的食用率为34.3%,农村乳母仅为6.7%,普通农村乳母的乳类及其制品的食用率为8.1%,贫困农村仅为3.8%。食用乳类食物的乳母日摄入量为88.9g,城市乳母为88.9g/d,农村乳母为83.3g/d。不哺乳的母亲中,18.0%食用过乳类及其制品,食用人群日摄入量为83.3g;仍在哺乳的母亲乳类食物的食用率为22.3%,摄入量为107.7g/d。随着产后时间的延长,乳母对乳类食物的食用率及摄入量均表现为降低趋势。产后0~3个月、4~6个月、7~12个月和13~23个月乳母的乳类及其制品的食用率分别为25.3%、24.7%、19.5%和15.9%,食用人群的日摄入量分别为133.3g、127.8g、84.7g和83.3g。

8. 豆类　乳母对大豆及其制品的食用率为54.4%,城市乳母食用率为57.0%,农村乳母为51.8%。食用过大豆及其制品的乳母中,日摄入量为10.3g。不哺乳母亲对大豆及其制品的食用率为52.7%,摄入量为10.0g/d;仍在哺乳母亲对大豆及其制品的食用率为55.6%,摄入量为10.8g/d。产后0~3个月、4~6个月、7~12个月和13~23个月乳母对大豆及其制品的食用率分别为50.8%、57.9%、56.0%和53.0%,食用人群的日摄入量分别为12.7g、9.6g、10.3g和9.8g。

9. 食用油　乳母的食用油消费量为43.4g/d。大城市、中小城市、普通农村和贫困农村乳母的食用油消费量分别为45.0g/d、44.1g/d、42.1g/d和42.7g/d。其中,植物油的消费率为89.6%,消费量为42.8g/d;动物油的消费率为17.6%,消费量为17.4g/d。植物油的消费率在大城市、中小城市、普通农村、贫困农村中依次降低,与之相反,动物油的消费率在四类地区中依次升高,贫困农村乳母消费动物油的人数比例高达41.0%。不哺乳母亲的食用油消费量为44.6g/d,仍在哺乳母亲的食用油消费量为42.6g/d。产后0~3个月、4~

6个月、7～12个月和13～23个月乳母的每日食用油消费量分别为42.3g、42.9g、44.6g和43.4g。

10. 食盐 乳母对食盐的消费率为95.9%,消费量为10.7g/d。大城市、中小城市、普通农村和贫困农村乳母的食盐消费量分别为10.5g/d、9.9g/d、11.2g/d和11.5g/d。食盐消费量在6g/d以下的乳母占19.0%,其中大城市、中小城市、普通农村和贫困农村的该比例分别为20.1%、21.4%、16.7%和17.8%。食盐消费量在5g/d以下的乳母占13.2%,其中大城市、中小城市、普通农村和贫困农村的该比例分别为14.7%、16.0%、10.8%和10.6%。不哺乳母亲的食盐消费率为97.7%,消费量为10.9g/d;仍在哺乳母亲的食盐消费率为94.5%,消费量为10.5g/d。产后0～3个月、4～6个月、7～12个月和13～23个月乳母的食盐消费率分别为96.0%、94.5%、96.6%和96.0%,消费人群的日消费量分别为9.7g、10.8g、10.9g和11.0g。

11. 酱油 80.1%的乳母食用过酱油,消费量为6.8g/d。城市乳母的酱油消费率为88.0%,农村乳母的酱油消费率为72.2%,酱油的消费率在大城市、中小城市、普通农村和贫困农村中依次降低。城市乳母酱油消费量为7.2g/d,农村乳母为6.4g/d。不哺乳母亲的酱油消费率为81.1%,消费量为7.5g/d;仍在哺乳母亲的酱油消费率为79.4%,消费量为6.3g/d。产后0～3个月、4～6个月、7～12个月和13～23个月乳母的酱油消费率分别为79.5%、79.5%、82.3%和78.9%,食用人群的日消费量分别为5.9g、6.1g、7.0g和7.6g。

与2002年中国居民营养与健康状况调查结果相比,2013年乳母的米、面、薯类、蔬菜及食盐的摄入量下降,而水果、肉类、乳类、植物油、动物油和酱油的摄入量上升(图3-6)。

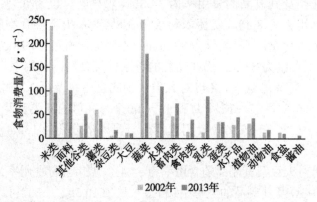

图3-6 2002年和2013年中国城乡乳母的食物消费量

(三)能量与主要营养素摄入量

2013年中国不同地区、不同哺乳状态和不同产后时间乳母的每日能量及主要营养素摄入量见表3-53和表3-54。

1. 能量 我国乳母平均每日能量摄入量为1892.7kcal,其中城市乳母为1889.8kcal,农村乳母为1894.8kcal;正在哺乳母亲的每日能量摄入量为1916.9kcal,不哺乳母亲的每日能量摄入量为1852.2kcal;产后0～3个月、4～6个月、7～12个月和13～23个月乳母的平均每日能量摄入量分别为1876.2kcal、1890.7kcal、1931.5kcal和1867.3kcal。

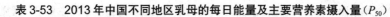

表 3-53　2013 年中国不同地区乳母的每日能量及主要营养素摄入量(P_{50})

指标	合计	城市	农村	大城市	中小城市	普通农村	贫困农村
能量 /kcal	1 892.7	1 889.8	1 894.8	1 933.1	1 819.6	1 826.7	2 060.2
能量 /kJ	7 918.9	7 910.5	7 934.9	8 077.8	7 610.7	7 647.0	8 623.1
蛋白质 /g	55.5	59.6	51.6	61.9	58.0	52.1	50.7
碳水化合物 /g	211.7	201.1	220.9	207.4	195.4	216.8	235.6
脂肪 /g	85.9	89.2	82.5	91.0	86.5	79.2	91.0
总脂肪酸 /g	54.7	56.6	53.7	57.6	54.6	51.2	57.9
饱和脂肪酸 /g	10.6	10.8	10.5	11.5	10.5	9.7	12.9
单不饱和脂肪酸 /g	22.0	21.9	22.4	21.8	21.9	19.8	26.2
多不饱和脂肪酸 /g	18.5	20.1	16.1	20.7	19.6	17.5	13.6
不可溶膳食纤维 /g	7.0	7.3	6.8	7.9	6.9	6.8	6.8
视黄醇 /μg	94.6	121.4	67.4	133.2	104.8	76.6	56.1
视黄醇活性当量 /μgRAE	223.6	277.3	163.7	296.9	257.4	179.8	133.4
硫胺素 /mg	0.7	0.7	0.7	0.8	0.7	0.7	0.8
核黄素 /mg	0.7	0.8	0.6	0.8	0.7	0.6	0.6
烟酸 /mg	13.1	14.2	11.5	14.4	14.0	12.2	10.9
抗坏血酸 /mg	61.2	68.4	50.9	70.6	65.7	50.0	55.5
维生素 E/mg	32.1	34.3	30.3	35.0	33.4	31.8	27.6
α- 生育酚当量 /mg	8.9	9.8	7.7	10.0	9.6	6.9	8.6
钾 /mg	1 362.0	1 526.0	1 231.8	1 613.0	1 424.0	1 251.3	1 196.1
钠 /mg	5 852.5	5 673.4	6 028.8	5 918.5	5 435.6	5 864.7	6 240.6
钙 /mg	288.6	338.9	255.5	361.8	314.4	270.9	217.3
镁 /mg	234.8	243.0	226.3	250.9	234.1	224.3	232.3
铁 /mg	18.3	18.6	17.8	18.8	18.2	17.7	18.7
锰 /mg	4.4	4.3	4.6	4.3	4.3	4.5	4.7
锌 /mg	9.1	9.3	8.7	9.6	9.2	8.8	8.5
铜 /mg	1.3	1.4	1.3	1.5	1.3	1.2	1.3
磷 /mg	820.5	863.0	781.8	884.1	837.4	784.8	778.8
硒 /μg	39.3	42.1	37.1	44.1	40.3	35.9	38.8

表 3-54 2013 年中国不同哺乳状态及产后不同哺乳阶段的乳母每日能量及主要营养素摄入量（P_{50}）

	不同哺乳状态		产后时间			
	不哺乳	正在哺乳	0~3 个月	4~6 个月	7~12 个月	13~23 个月
能量 /kcal	1 852.2	1 916.9	1 876.2	1 890.7	1 931.5	1 867.3
能量 /kJ	7 746.6	8 021.5	7 854.3	7 913.3	8 079.8	7 817.9
蛋白质 /g	53.7	56.7	59.6	56.0	54.4	53.7
碳水化合物 /g	199.7	219.9	208.3	217.9	213.9	207.0
脂肪 /g	87.6	84.2	87.9	85.7	84.3	85.9
总脂肪酸 /mg	55.6	54.6	57.4	52.9	58.5	53.9
饱和脂肪酸 /mg	10.3	11.0	11.3	10.6	10.8	10.3
单不饱和脂肪酸 /mg	22.5	21.3	23.5	19.5	21.8	22.2
多不饱和脂肪酸 /mg	18.6	18.3	17.9	18.8	19.2	17.9
不可溶膳食纤维 /g	6.7	7.4	6.8	7.4	7.3	6.8
视黄醇 /μg	80.6	108.1	118.2	117.2	82.4	78.8
视黄醇活性当量 /μgRAE	213.2	231.5	262.4	241.3	218.7	196.7
硫胺素 /mg	0.7	0.7	0.8	0.7	0.7	0.7
核黄素 /mg	0.7	0.7	0.8	0.7	0.7	0.6
烟酸 /mg	12.9	13.5	14.5	13.1	13.1	12.3
抗坏血酸 /mg	63.2	58.7	57.4	62.4	63.2	58.5
维生素 E/mg	32.5	31.9	32.3	32.2	32.0	31.8
α-生育酚当量 /mg	9.0	8.8	8.9	8.8	9.0	8.5
钾 /mg	1 339.4	1 379.6	1 411.8	1 401.9	1 362.4	1 333.0
钠 /mg	6 054.9	5 642.0	5 291.0	5 840.4	6 075.0	6 113.7
钙 /mg	285.4	290.7	312.4	299.1	285.0	273.2
镁 /mg	226.7	241.2	240.9	241.4	236.0	226.2
铁 /mg	17.8	18.6	18.6	18.5	18.5	17.7
锰 /mg	4.3	4.5	4.4	4.5	4.4	4.3
锌 /mg	8.9	9.2	9.4	9.4	9.0	8.8
铜 /mg	1.3	1.3	1.4	1.3	1.3	1.3
磷 /mg	782.6	859.3	869.1	866.9	804.4	783.7
硒 /μg	37.4	40.5	42.7	41.0	37.5	37.9

2. 蛋白质 乳母的蛋白质摄入量为 55.5g/d，城市为 59.6g/d，农村为 51.6g/d。正在哺乳母亲的每日蛋白质摄入量为 56.7g，不哺乳母亲的每日蛋白质摄入量为 53.7g；产后 0～3 个月、4～6 个月、7～12 个月和 13～23 个月乳母的平均每日蛋白质摄入量分别为 59.6、56.0g、54.4g 和 53.7g。

3. 碳水化合物 乳母的碳水化合物摄入量为 211.7g/d，城市为 201.1g/d，农村为 220.9g/d。正在哺乳母亲的每日碳水化合物摄入量为 219.9g，不哺乳母亲的每日碳水化合物为 199.7g；产后 0～3 个月、4～6 个月、7～12 个月和 13～23 个月乳母的平均每日碳水化合物摄入量分别为 208.3g、217.9g、213.9g 和 207.0g。

4. 脂肪与脂肪酸 乳母的脂肪摄入量为 85.9g/d，城市为 89.2g/d，农村为 82.5g/d。正在哺乳母亲的每日脂肪摄入量为 84.2g，不哺乳母亲为 87.6g；产后 0～3 个月、4～6 个月、7～12 个月和 13～23 个月乳母的平均每日脂肪摄入量分别为 87.9g、85.7g、84.3g 和 85.9g。乳母的每日脂肪酸摄入量为 54.7g，其中饱和脂肪酸为 10.6g，单不饱和脂肪酸为 22.0g，多不饱和脂肪酸为 18.5g。

5. 脂溶性维生素 乳母的每日维生素 A 摄入量为 223.6μgRAE，城市为 277.3μgRAE，农村为 163.7μgRAE。正在哺乳母亲的每日维生素 A 摄入量为 231.5μgRAE，不哺乳母亲为 213.2μgRAE；产后 0～3 个月、4～6 个月、7～12 个月和 13～23 个月乳母的维生素 A 摄入量分别为 262.4μgRAE、241.3μgRAE、218.7μgRAE 和 196.7μgRAE。乳母的每日维生素 E 的摄入量为 32.1mg，城市为 34.3mg，农村为 30.3mg。不同哺乳状态和不同产后时间乳母的每日维生素 E 摄入量接近。

6. 水溶性维生素 乳母每日维生素 B_1（硫胺素）的摄入量为 0.7mg，维生素 B_2（核黄素）摄入量为 0.7mg，维生素 C（抗坏血酸）摄入量为 61.2mg。

7. 钙、铁、锌、硒 乳母每日钙的摄入量为 288.6mg，城市为 338.9mg，农村为 255.5mg。乳母每日铁的摄入量为 18.3mg，每日锌的摄入量为 9.1mg，每日硒的摄入量为 39.3mg。

8. 钠 乳母每日钠的摄入量为 5 852.5mg，城市为 5 673.4mg，农村为 6 028.8mg。正在哺乳母亲的每日钠摄入量为 5 642.0mg，不哺乳母亲的每日钠摄入量为 6 054.9mg；随着产后时间延长，乳母平均每日钠的摄入量依次升高。

我国乳母膳食维生素 A、维生素 C 和钙存在摄入不足风险的比例较高，分别有 91.1%、81.0% 和 95.9% 的人群摄入量低于 EAR。乳母膳食钠摄入达到并超过 100%PI 的比例为 93.7%，其中，钠摄入达到并超过 200%PI 的比例高达 73.5%。不同地区乳母的膳食维生素与微量元素摄入量与推荐摄入量的比较见表 3-55。

表 3-55 2013 年中国不同地区乳母的膳食维生素与微量元素摄入量评价 /%

营养素	评价	合计	城市	农村	大城市	中小城市	普通农村	贫困农村
维生素 A	<EAR	91.1	88.4	93.7	87.9	88.8	93.7	93.9
	EAR～RNI	3.7	5.0	2.4	6.4	3.8	2.8	1.5
	≥RNI	5.3	6.7	3.9	5.8	7.4	3.6	4.6
维生素 C	<EAR	81.0	76.2	85.9	74.8	77.3	86.1	85.7
	EAR～RNI	6.0	7.3	4.7	6.4	8.1	4.8	4.7
	≥RNI	12.9	16.5	9.3	18.8	14.6	9.2	9.7

续表

营养素	评价	合计	城市	农村	大城市	中小城市	普通农村	贫困农村
钙	<EAR	95.9	93.3	98.4	90.8	95.5	98.0	99.2
	EAR~RNI	2.3	3.5	1.0	5.2	2.2	1.2	0.8
	≥RNI	1.8	3.1	0.5	4.1	2.4	0.8	0.0
铁	<EAR	40.4	37.4	43.4	34.7	39.6	45.3	39.9
	EAR~RNI	29.4	30.1	28.8	31.2	29.1	30.0	26.4
	≥RNI	30.2	32.6	27.8	34.1	31.3	24.7	33.7
锌	<EAR	39.0	32.9	45.0	33.2	32.7	45.7	43.7
	EAR~RNI	15.9	16.5	15.4	13.9	18.6	13.4	19.2
	≥RNI	45.1	50.6	39.6	52.9	48.7	40.9	37.2
硒	<EAR	79.8	76.1	83.4	70.5	80.7	86.8	77.0
	EAR~RNI	9.2	9.0	9.4	12.1	6.4	7.1	13.8
	≥RNI	11.0	14.9	7.2	17.3	12.9	6.1	9.2
钠	<80%AI	2.7	1.6	3.8	1.7	1.4	4.6	2.3
	80%~<100%AI	1.7	1.7	1.7	2.6	1.0	1.6	1.9
	100%AI~<100%PI	2.0	2.1	1.8	1.7	2.4	2.2	1.2
	100%PI~<200%PI	20.2	20.7	19.7	17.6	23.2	19.6	19.9
	≥200%PI	73.5	74.0	73.0	76.3	72.1	72.1	74.7

与 2002 年中国居民营养与健康状况调查结果相比，2013 年乳母的能量、碳水化合物的摄入量均有明显下降，脂肪摄入量有所提高。膳食碳水化合物营养素密度降低、脂肪营养素密度升高，微量营养素营养密度变化不大（图 3-7）。

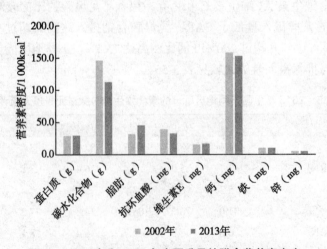

图 3-7　2002 年和 2013 年中国乳母的膳食营养素密度

（四）膳食营养来源

乳母膳食中能量、蛋白质、脂肪的食物来源及能量的营养素来源详见表3-56和表3-57。

1. 能量的食物来源　乳母能量的主要食物来源中，谷类食物占39.6%，动物性食物占18.1%，食用油（包括植物油和动物油）占24.5%。城乡乳母能量的食物来源结构差异主要体现在谷类食物和动物性食物上。与不哺乳的母亲相比，正在哺乳母亲的能量来源于谷类的能量略高，来源于食用油的能量略低。随着产后时间的延长，动物性食物供能所占比例有下降的趋势。

2. 蛋白质的食物来源　乳母的膳食蛋白质中，有36.3%来源于谷类食物，5.2%来源于大豆类食物，39.2%来源于动物性食物。其中，城市乳母膳食蛋白质中有28.7%来源于谷类，而这一比例在农村乳母中达到了43.9%；相反，城市乳母膳食蛋白质中有46.0%来源于动物性食物，农村乳母该比例仅为32.6%。随着产后时间的延长，乳母膳食蛋白质中来源于谷类的比例逐渐升高，来源于动物性食物的比例逐渐降低。

表 3-56　2013 年中国不同地区乳母膳食营养的食物来源 /%

指标	合计	城市	农村	大城市	中小城市	普通农村	贫困农村
能量的食物来源							
谷类	39.6	34.4	44.7	33.0	35.5	45.1	43.8
薯类杂豆类	1.5	1.4	1.5	1.4	1.3	1.6	1.4
大豆类	1.7	1.9	1.5	2.3	1.6	1.8	1.0
动物性食物	18.1	21.4	14.8	21.5	21.3	15.4	13.7
植物油＋动物油	24.5	24.1	25.0	23.8	24.3	23.7	27.5
糖／调味品	0.6	0.8	0.4	0.8	0.7	0.4	0.5
其他	14.3	16.4	12.2	17.3	15.6	12.2	12.2
蛋白质的食物来源							
谷类	36.3	28.7	43.9	26.8	30.2	42.1	47.4
大豆类	5.2	5.4	5.0	6.0	4.8	5.8	3.6
动物性食物	39.2	46.0	32.6	46.3	45.7	33.8	30.2
其他	19.2	20.0	18.5	20.9	19.3	18.4	18.8
脂肪的食物来源							
动物性食物	29.2	32.7	25.6	32.2	33.1	26.9	23.2
植物油＋动物油	55.0	52.6	57.4	52.2	52.8	55.0	61.9
其他	16.2	15.2	17.2	15.7	14.8	18.3	15.1
能量的营养素来源							
碳水化合物	46.5	44.4	48.7	44.5	44.3	49.0	48.0
蛋白质	12.2	13.2	11.3	13.2	13.2	11.8	10.4
脂肪	42.0	43.2	40.7	43.2	43.3	39.9	42.3

表 3-57 2013 年中国不同哺乳状态及产后不同哺乳阶段的乳母膳食构成 /%

	不同哺乳状态		产后时间			
	不哺乳	正在哺乳	0~3 个月	4~6 个月	7~12 个月	13~23 个月
能量的食物来源						
谷类	37.6	41.0	38.3	39.7	39.8	40.0
薯类杂豆类	1.5	1.4	1.3	1.5	1.6	1.4
大豆类	1.6	1.8	1.8	2.1	1.7	1.5
动物性食物	18.2	18.1	21.4	18.9	17.2	16.5
植物油＋动物油	26.7	23.0	23.4	22.4	25.2	26.0
糖／调味品	0.7	0.5	0.4	0.7	0.6	0.6
其他	14.1	14.4	13.3	14.9	14.3	14.4
蛋白质的食物来源						
谷类	35.0	37.3	32.8	35.9	36.5	38.4
大豆类	4.9	5.4	4.9	5.9	5.4	4.8
动物性食物	40.0	38.7	45.3	39.2	37.9	36.9
其他	20.1	18.6	17.0	19.0	20.2	19.9
脂肪的食物来源						
动物性食物	28.9	29.3	33.3	30.9	27.9	26.8
植物油＋动物油	57.8	52.8	52.4	51.0	56.0	58.0
其他	13.7	18.1	14.4	18.2	16.8	15.7
能量的营养素来源						
碳水化合物	45.0	47.7	45.0	47.5	46.6	46.8
蛋白质	11.9	12.5	13.2	12.5	12.1	11.7
脂肪	43.8	40.6	42.5	40.8	42.2	42.2

3. 脂肪的食物来源 乳母来源于动物性食物的脂肪占膳食脂肪总量的 29.2%，来源于食用油的脂肪占总脂肪的 55.0%。其中，城市乳母膳食脂肪中 32.7% 来源于动物性食物，农村乳母中该比例为 25.6%；城市乳母膳食脂肪中 52.6% 来源于食用油，农村乳母中该比例为 57.4%。正在哺乳母亲的膳食脂肪中，来源于食用油的比例为 52.8%，这一比例在不哺乳的乳母中占 57.8%。随着产后时间的延长，来源于动物性食物的脂肪占膳食脂肪总量的百分比逐渐降低。

4. 能量的营养素来源 乳母蛋白质提供的能量占总能量的 12.2%，其中，城市乳母为 13.2%，农村乳母为 11.3%。脂肪提供的能量占总能量的 42.0%，其中，城市乳母为 43.2%，农村乳母为 40.7%。乳母平均膳食脂肪供能比已经超过了合理范围的高限

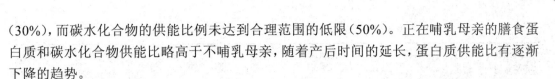

（30%），而碳水化合物的供能比例未达到合理范围的低限（50%）。正在哺乳母亲的膳食蛋白质和碳水化合物供能比略高于不哺乳母亲，随着产后时间的延长，蛋白质供能比有逐渐下降的趋势。

六、生活方式

（一）吸烟与被动吸烟

乳母在怀孕前吸烟的比例占 1.2%，其中大城市、中小城市、普通农村和贫困农村的比例分别为 1.6%、1.2%、0.8% 和 2.1%；在孕期吸烟者占 1.5%，其中大城市、中小城市、普通农村和贫困农村的比例分别为 0.7%、1.0%、2.1% 和 1.6%；产后吸烟者占 1.4%，其中大城市、中小城市、普通农村和贫困农村的比例分别为 0.8%、1.2%、1.0% 和 2.8%；处于产后且正在哺乳的母亲吸烟者占 1.2%，其中大城市、中小城市、普通农村和贫困农村的比例分别为 0.5%、0.6%、0.9% 和 2.9%。孕前、孕期和产后均吸烟者占 0.2%，均不吸烟者占 96.9%。

（二）饮酒

乳母在怀孕前 6 个月内饮酒者占 4.9%，其中大城市、中小城市、普通农村和贫困农村的比例分别为 8.5%、5.9%、2.9% 和 5.5%；在孕期饮酒者占 1.8%，其中大城市、中小城市、普通农村和贫困农村的比例分别为 1.5%、2.1%、1.2% 和 2.2%；产后饮酒者占 3.5%，其中大城市、中小城市、普通农村和贫困农村的比例分别为 3.9%、3.6%、2.1% 和 5.9%；产后且正在哺乳的母亲饮酒率为 2.4%，其中大城市、中小城市、普通农村和贫困农村的比例分别为 2.9%、2.7%、2.1% 和 2.4%。孕前 6 个月、孕期和产后均有过饮酒行为的比例占 0.5%，均未饮酒的比例占 92.1%。

（三）身体活动

去除 5 名未回答身体活动、28 名回答的总活动时间超过每日 24 小时的调查数据，共有 12 481 名乳母的数据纳入身体活动分析，其中大城市、中小城市、普通农村和贫困农村分别为 2 833 人、3 438 人、4 007 人和 2 203 人。结果详见表 3-58 至表 3-62。

1. 总体身体活动水平　乳母的身体活动达到高等强度的占 13.4%，中等强度占 22.4%，低等强度占 64.2%。身体活动达到高等强度的比例以中小城市最高、普通农村最低（$P<0.01$），中等强度活动的比例大城市、中小城市、普通农村和贫困农村依次降低（$P<0.01$），低等强度活动的比例农村高于城市（$P<0.01$）。乳母的身体活动达到 WHO 推荐的有益于健康的活动水平的比例为 42.2%，城市高于农村（$P<0.01$）。

2. 白天户外活动时间　乳母平均每天在户外活动时间为 3.5 小时，大城市、中小城市、贫困农村和普通农村乳母的白天户外活动时间依次升高（$P<0.01$），产后 0~5 个月、6~11 个月和 12~17 个月乳母的白天户外活动时间依次升高（$P<0.05$），产后 12~17 个月与产后 18~23 个月的白天户外活动时间无显著差异（$P>0.05$）。

表 3-58　2013 年中国不同地区乳母的身体活动情况

身体活动水平	合计		城市		农村		大城市		中小城市		普通农村		贫困农村	
	%	95%CI	%	95%CI	%	95%CI	%	95%CI	%	95%CI	%	95%CI	%	95%CI
低强度	64.2	63.0~65.4	57.4	55.6~59.3	69.8	68.2~71.4	56.6	54.3~58.9	57.6	55.5~59.6	69.7	67.7~71.7	69.9	67.3~72.6
中等强度	22.4	21.3~23.5	26.9	25.3~28.5	18.8	17.4~20.2	32.0	29.8~34.2	26.2	24.4~28.0	20.0	18.2~21.8	16.1	14.0~18.3
高强度	13.4	12.5~14.2	15.7	14.3~17.1	11.5	10.4~12.6	11.4	9.9~13.0	16.3	14.7~17.8	10.3	9.0~11.5	13.9	11.8~16.1
达到WHO推荐	42.2	40.9~43.4	47.8	46.0~49.6	37.6	35.9~39.3	50.2	47.9~52.5	47.4	45.4~49.5	38.5	36.4~40.7	35.7	33.0~38.5

表 3-59　2013 年中国不同地区和产后时间乳母的平均白天户外活动时间 /(h·d^{-1})

产后时间/月	合计		城市		农村		大城市		中小城市		普通农村		贫困农村	
	$\bar{x}$	SE	$\bar{x}$	SE	$\bar{x}$	SE	$\bar{x}$	SE	$\bar{x}$	SE	$\bar{x}$	SE	$\bar{x}$	SE
0~	2.7	0.05	2.4	0.07	3.1	0.07	1.8	0.07	2.7	0.09	2.9	0.12	2.9	0.13
6~	3.6	0.05	3.2	0.08	3.9	0.06	2.4	0.08	3.2	0.09	3.3	0.11	3.4	0.13
12~	3.7	0.06	3.3	0.07	4.1	0.07	3.1	0.09	4.0	0.08	4.3	0.10	4.4	0.11
18~	3.8	0.07	3.3	0.11	4.1	0.08	3.1	0.10	3.6	0.08	3.7	0.10	3.6	0.12
合计	3.5	0.03	3.0	0.05	3.8	0.04	2.6	0.06	3.1	0.05	4.0	0.05	3.5	0.05

表 3-60　2013 年中国不同地区和产后时间乳母的平均静态时间 /(h·d^{-1})

产后时间/月	合计		城市		农村		大城市		中小城市		普通农村		贫困农村	
	$\bar{x}$	SE	$\bar{x}$	SE	$\bar{x}$	SE	$\bar{x}$	SE	$\bar{x}$	SE	$\bar{x}$	SE	$\bar{x}$	SE
0~	3.5	0.05	3.9	0.08	3.2	0.06	4.4	0.11	3.8	0.09	3.3	0.07	3.0	0.10
6~	3.3	0.04	3.6	0.07	3.0	0.05	4.1	0.10	3.5	0.08	3.1	0.07	2.9	0.09
12~	3.2	0.05	3.5	0.09	2.9	0.06	4.1	0.16	3.4	0.10	3.0	0.09	2.7	0.10
18~	3.2	0.06	3.7	0.11	2.8	0.06	4.1	0.15	3.6	0.12	2.9	0.08	2.7	0.10
合计	3.3	0.03	3.7	0.05	3.0	0.03	4.2	0.07	3.6	0.05	3.0	0.04	2.8	0.05

表 3-61　2013 年中国不同地区和产后时间乳母的看护小孩时间 /(h·d^{-1})

产后时间/月	合计		城市		农村		大城市		中小城市		普通农村		贫困农村	
	$\bar{x}$	SE	$\bar{x}$	SE	$\bar{x}$	SE	$\bar{x}$	SE	$\bar{x}$	SE	$\bar{x}$	SE	$\bar{x}$	SE
0~	12.3	0.15	13.1	0.23	11.6	0.19	12.5	0.27	13.2	0.26	11.6	0.24	11.5	0.30
6~	11.4	0.15	11.9	0.25	11.0	0.17	11.1	0.28	12.0	0.28	11.1	0.22	10.7	0.27
12~	10.4	0.20	11.0	0.34	10.0	0.22	10.0	0.39	11.2	0.38	10.6	0.29	8.8	0.31
18~	10.0	0.22	10.8	0.36	9.4	0.25	9.0	0.35	11.0	0.41	9.9	0.32	8.0	0.32
合计	11.0	0.09	11.7	0.15	10.4	0.11	10.6	0.17	11.8	0.17	10.8	0.14	9.7	0.16

表 3-62　2013 年中国不同地区和产后时间乳母的平均睡眠时间 /（h·d^{-1}）

产后时间 / 月	合计		城市		农村		大城市		中小城市		普通农村		贫困农村	
	$\bar{x}$	SE	$\bar{x}$	SE	$\bar{x}$	SE	$\bar{x}$	SE	$\bar{x}$	SE	$\bar{x}$	SE	$\bar{x}$	SE
0～	8.6	0.03	8.4	0.04	8.8	0.04	8.4	0.06	8.4	0.05	8.8	0.05	8.8	0.08
6～	8.5	0.03	8.3	0.04	8.6	0.03	8.2	0.05	8.3	0.04	8.7	0.04	8.6	0.05
12～	8.5	0.03	8.2	0.04	8.7	0.05	8.3	0.07	8.2	0.05	8.8	0.07	8.5	0.06
18～	8.4	0.03	8.3	0.05	8.6	0.05	8.1	0.07	8.3	0.05	8.6	0.06	8.6	0.06
合计	8.5	0.02	8.3	0.02	8.7	0.02	8.2	0.03	8.3	0.02	8.7	0.03	8.6	0.06

3. 安静状态时间　乳母平均静坐或躺着的时间为 3.3 小时，大城市、中小城市、普通农村和贫困农村依次降低（$P<0.01$），产后 0～5 个月乳母的静态时间显著高于其他产后时间的乳母（$P<0.01$），产后 6～11 个月、12～17 个月和 18～23 个月乳母的静态时间无显著差异（$P>0.05$）。

4. 看护小孩时间　乳母平均每天照顾孩子花费 11.0 小时，中小城市最高、贫困农村最低（$P<0.01$）。产后 0～5 个月、6～11 个月和 12～17 个月乳母的看护小孩时间依次减少（$P<0.01$），产后 18～23 个月与产后 12～17 个月的看护小孩时间无显著差异（$P>0.05$）。

（四）睡眠时间

乳母的睡眠时间平均为 8.5 小时，其中城市为 8.3 小时，农村为 8.7 小时（$P<0.01$）。产后 0～5 个月乳母的睡眠时间显著高于其他产后时间乳母（$P<0.05$），产后 6～11 个月、12～17 个月和 18～23 个月乳母的睡眠时间无显著差异（$P>0.05$）。正在哺乳母亲的睡眠时间为 8.6 小时，不哺乳母亲的睡眠时间是 8.4 小时（$P<0.01$）。

与 2002 年中国居民营养与健康状况调查结果相比，城市和农村乳母的睡眠时间平均减少 0.3 小时。

七、乳母在孕前和孕期的补充剂服用及健康状况

不同地区乳母在孕期的营养素补充剂服用情况、疾病史和健康教育情况详见表 3-63、表 3-64 和表 3-65。

表 3-63　2013 年中国不同地区乳母在孕期的营养素补充剂服用率

营养素补充剂	合计		城市		农村		大城市		中小城市		普通农村		贫困农村	
	%	95%CI	%	95%CI	%	95%CI	%	95%CI	%	95%CI	%	95%CI	%	95%CI
叶酸	69.4	68.2～70.6	77.4	75.8～79.0	62.9	61.2～64.6	86.6	85.0～88.3	76.2	74.3～78.0	68.8	66.6～70.9	50.9	48.1～53.6
铁	30.8	29.7～31.9	40.1	38.3～41.8	23.2	21.8～24.6	51.1	48.7～53.4	38.6	36.6～40.6	25.8	24.0～27.6	18.0	15.9～20.0
钙	60.2	59.0～61.5	70.4	68.7～72.1	52.0	50.2～53.7	77.9	75.9～80.0	69.3	67.4～71.3	56.6	54.4～58.8	42.4	39.8～45.1

续表

营养素补充剂	合计 %	合计 95%CI	城市 %	城市 95%CI	农村 %	农村 95%CI	大城市 %	大城市 95%CI	中小城市 %	中小城市 95%CI	普通农村 %	普通农村 95%CI	贫困农村 %	贫困农村 95%CI
锌	25.2	24.2~26.3	31.9	30.2~33.5	19.8	18.5~21.1	42.9	40.6~45.2	30.4	28.5~32.2	22.7	20.9~24.4	14.0	12.2~15.8
维生素A	19.4	18.5~20.3	26.2	24.6~27.7	13.9	12.8~15.0	39.3	37.1~41.5	24.4	22.7~26.1	16.7	15.2~18.2	8.1	6.8~9.5
维生素D	19.0	18.0~19.9	26.4	24.9~27.9	12.9	11.8~14.0	40.6	38.4~42.9	24.5	22.8~26.2	15.6	14.1~17.1	7.4	6.1~8.7
鱼油	11.5	10.7~12.2	15.7	14.5~17.0	8.0	7.1~9.0	25.4	23.5~27.4	14.4	13.0~15.8	10.0	8.7~11.3	4.0	3.0~5.0
DHA	9.1	8.4~9.7	14.3	13.1~15.4	4.8	4.1~5.6	26.3	24.4~28.3	12.6	11.4~13.9	6.2	5.2~7.2	2.1	1.3~2.8
其他	2.3	1.9~2.6	3.1	2.6~3.7	1.6	1.1~2.0	5.3	4.3~6.3	2.8	2.2~3.4	2.0	1.3~2.7	0.6	0.2~1.1

表3-64 2013年中国不同地区乳母自报孕前及孕期贫血状况

贫血与诊断时间	合计 %	合计 95%CI	城市 %	城市 95%CI	农村 %	农村 95%CI	大城市 %	大城市 95%CI	中小城市 %	中小城市 95%CI	普通农村 %	普通农村 95%CI	贫困农村 %	贫困农村 95%CI
孕前贫血														
贫血	12.9	12.0~13.7	14.6	13.4~15.9	11.4	10.3~12.5	15.4	13.6~17.1	14.5	13.1~15.9	13.8	12.3~15.3	6.5	5.2~7.8
不贫血	77.9	76.8~79.0	78.3	76.8~79.7	77.6	76.1~79.1	77.8	75.8~79.9	78.3	76.7~80.0	75.2	73.3~77.1	82.6	80.4~84.8
没查过	6.5	5.9~7.2	5.3	4.5~6.1	7.5	6.5~7.5	4.8	3.7~3.0	5.4	4.4~6.3	8.6	7.3~9.9	5.2	4.0~6.5
不清楚	2.7	2.3~3.2	1.8	1.3~2.3	3.5	2.8~4.2	2.0	1.3~2.6	1.8	1.3~2.3	2.4	1.8~3.1	5.7	4.1~7.3
孕期贫血														
贫血	19.5	18.5~20.4	23.2	21.7~24.7	16.4	15.1~17.6	24.0	22.0~26.1	23.1	21.5~24.8	20.4	18.7~22.1	8.0	6.7~9.4
轻度贫血	16.1	15.2~16.9	19.1	17.8~20.5	13.5	12.4~14.7	20.3	18.4~22.2	19.0	17.4~20.5	17.0	15.4~18.5	6.5	5.2~7.7
中度贫血	2.4	2.0~2.8	3.0	2.3~3.6	2.0	1.5~2.5	2.5	1.7~3.3	3.0	2.3~3.7	2.5	1.8~3.2	1.0	0.5~1.4
重度贫血	0.5	0.3~0.6	0.4	0.2~0.7	0.5	0.3~0.7	0.4	0.2~0.7	0.5	0.2~0.7	0.6	0.3~0.9	0.3	0.0~0.6
程度不详	0.5	0.4~0.7	0.7	0.4~1.0	0.4	0.2~0.6	0.8	0.4~1.2	0.7	0.4~1.0	0.4	0.2~0.7	0.3	0.1~0.5
不贫血	73.2	72.1~74.3	72.0	70.4~73.7	74.1	72.6~75.6	71.8	69.7~74.0	72.1	70.3~73.9	70.1	68.1~72.1	82.4	80.2~84.5

续表

贫血与诊断 时间	合计		城市		农村		大城市		中小城市		普通农村		贫困农村	
	%	95%CI	%	95%CI	%	95%CI	%	95%CI	%	95%CI	%	95%CI	%	95%CI
没查过	4.5	3.9~ 5.1	3.0	2.3~ 3.6	5.7	4.8~ 6.6	2.4	1.5~ 3.3	3.1	2.3~ 3.8	6.8	5.6~ 8.1	3.5	2.5~ 4.5
不清楚	2.9	2.4~ 3.3	1.7	1.3~ 2.2	3.8	3.0~ 4.5	1.7	1.1~ 2.4	1.7	1.2~ 2.2	2.6	1.9~ 3.4	6.1	4.5~ 7.7
贫血诊断 时间														
孕1~3 个月	26.5	23.8~ 29.3	24.5	20.8~ 28.1	29.1	24.8~ 33.3	25.3	20.2~ 30.5	24.3	20.3~ 28.4	28.8	24.2~ 33.5	30.5	20.7~ 40.3
孕4~6 个月	43.1	40.1~ 46.2	43.7	39.6~ 47.8	42.5	38.0~ 47.1	43.7	38.2~ 49.1	43.7	39.1~ 48.2	43.4	38.3~ 48.4	37.7	28.4~ 47.1
孕7个月 之后	30.3	27.5~ 33.1	31.9	28.2~ 35.6	28.4	24.1~ 32.6	31.0	25.8~ 36.3	32.0	27.9~ 36.1	27.8	23.1~ 32.5	31.8	22.7~ 40.9

（一）孕期补充剂服用率

乳母在孕期服用含叶酸和钙补充剂的比例分别为 69.4% 和 60.2%；服用含铁和锌补充剂的比例分别为 30.8% 和 25.2%。孕期的维生素 A 和 D 服用率相近，分别为 19.4% 和 19.0%。有 11.5% 的乳母孕期补充过鱼油，有 9.1% 的乳母孕期补充过 DHA。这几种营养素补充剂的服用率均表现出城市高于农村，且大城市、中小城市、普通农村和贫困农村的补充比例依次降低（$P<0.01$）。

（二）孕前贫血状况

乳母回忆在怀孕前的贫血状况，有 12.9% 的乳母在本次怀孕前被医生诊断过贫血，城市乳母孕前贫血患病率为 14.6%，农村乳母的这一比例为 11.4%。四类地区中，大城市中乳母孕前贫血患病率最高（15.4%），而贫困农村乳母的孕前贫血患病率最低，仅为 6.5%（$P<0.05$）。有 6.5% 的乳母在本次怀孕前没查过是否贫血，2.7% 的乳母不清楚自己孕前是否贫血。没查过和不清楚自己怀孕前是否贫血的合计比例农村高于城市（$P<0.01$）。

（三）孕期贫血状况

乳母中有 19.5% 在孕期被诊断过贫血，城市乳母孕期诊断为贫血的比例为 23.2%，农村乳母为 16.4%（$P<0.01$）。四类地区中，乳母孕期贫血诊断比例依次下降，其中大城市为 24.0%，中小城市为 23.1%，普通农村为 20.4%，贫困农村为 8.0%（$P<0.01$）。

孕期贫血以轻度贫血为主，占贫血患者的 82.6%，中度和重度贫血分别占 12.3% 和 2.6%。孕期贫血诊断时间在孕 1~3 个月、4~6 个月和 7 个月及以上的乳母分别占 26.5%、43.1% 和 30.3%，孕 4~6 个月的贫血诊断比例显著高于孕 1~3 个月和孕 7 个月及以上（$P<0.01$）。在城市，孕 1~3 个月贫血诊断比例最低、孕 7 个月之后较高、孕 4~6 个月最高（$P<0.05$）；在农村，孕 1~3 个月和 7 个月之后贫血诊断比例近似（$P>0.05$），孕 4~6 个月贫血诊断比例最高（$P<0.01$）。

表3-65 2013年中国不同地区乳母的孕期健康与接受健康教育状况

健康状况	合计 %	合计 95%CI	城市 %	城市 95%CI	农村 %	农村 95%CI	大城市 %	大城市 95%CI	中小城市 %	中小城市 95%CI	普通农村 %	普通农村 95%CI	贫困农村 %	贫困农村 95%CI
孕期腓肠肌痉挛														
有	46.3	45.1~47.6	50.4	48.6~52.2	43.0	41.3~44.8	56.2	53.9~58.5	49.6	47.6~51.7	44.7	42.75~46.9	39.6	37.0~42.2
没有	53.0	51.8~54.3	49.2	47.4~51.0	56.1	54.4~57.9	43.1	40.8~45.4	50.0	48.0~52.1	54.5	52.3~56.7	59.4	56.8~62.1
不清楚	0.6	0.5~0.8	0.4	0.2~0.6	0.8	0.5~1.1	0.7	0.3~1.1	0.4	0.1~0.6	0.8	0.5~1.1	0.9	0.4~1.5
孕期牙龈出血														
有	16.5	15.6~17.3	20.7	19.3~22.1	13.0	12.0~14.1	28.1	26.1~30.2	19.7	18.2~21.2	12.3	11.1~13.6	14.5	12.7~16.3
没有	82.6	81.7~83.4	78.6	77.2~79.9	85.9	84.8~86.9	70.7	68.6~72.9	79.6	78.1~81.2	86.7	85.4~88.0	84.1	82.2~86.0
不清楚	0.9	0.7~1.2	0.7	0.5~1.0	1.1	0.8~1.4	1.1	0.6~1.6	0.7	0.4~1.0	0.9	0.6~1.3	1.4	0.8~2.1
妊娠糖尿病														
是	1.9	1.6~2.1	2.9	2.4~3.5	1.0	0.7~1.2	5.3	4.3~6.3	2.6	2.0~3.2	0.8	0.6~1.1	1.3	0.7~1.8
否	97.3	96.9~97.6	96.6	96.1~97.2	97.8	97.4~98.3	94.2	93.1~95.2	97.0	96.3~97.6	98.0	97.4~98.5	97.5	96.7~98.4
不清楚	0.8	0.6~1.1	0.4	0.2~0.6	1.2	0.8~1.6	0.5	0.2~0.9	0.4	0.2~0.6	1.2	0.7~1.6	1.2	0.6~1.9
妊娠期高血压疾病														
是	2.2	1.9~2.5	3.0	2.3~3.6	1.6	1.2~1.9	2.4	1.8~3.0	3.0	2.3~3.7	1.8	1.3~2.2	1.3	0.8~1.7
否	96.9	96.5~97.3	96.5	95.9~97.2	97.2	96.7~97.7	97.0	96.3~97.8	96.4	95.7~97.2	97.1	96.4~97.8	97.3	96.5~98.2
不清楚	0.9	0.7~1.2	0.5	0.3~0.8	1.2	0.8~1.6	0.6	0.1~1.0	0.5	0.3~0.8	1.1	0.7~1.6	1.4	0.7~2.1
孕期是否接受过正规医疗机构健康教育														
是	27.3	26.2~28.4	38.7	37.0~40.4	18.0	16.7~19.3	49.7	47.3~52.0	37.2	35.3~39.1	19.7	18.0~21.4	14.5	12.7~16.3
否	72.7	71.6~73.8	61.3	59.6~63.0	82.0	80.7~83.3	50.3	48.0~52.7	62.8	60.9~64.7	80.3	78.6~82.0	85.5	83.7~87.3

与2002年中国居民营养与健康状况调查结果相比,乳母孕期贫血患病率下降了1.4个百分点,其中城市乳母孕期贫血患病率下降了1.1个百分点,农村乳母的孕期贫血患病率下降了3.0个百分点(图3-8)。

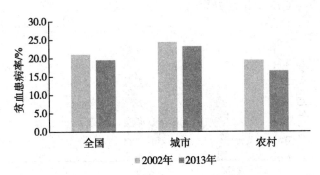

图3-8　2002年和2013年中国城乡乳母的孕期贫血患病率

(四) 孕期腓肠肌痉挛状况

乳母在孕期发生腓肠肌痉挛的比例为46.3%,其中城市为50.4%、农村为43.0%($P<0.01$)。大城市、中小城市、普通农村和贫困农村乳母在孕期发生腓肠肌痉挛的比例分别为56.2%、49.6%、44.7%和39.6%($P<0.01$)。

与2002年中国居民营养与健康状况调查结果相比,城市乳母孕期腓肠肌痉挛患病率下降了0.7个百分点,而农村乳母的腓肠肌痉挛患病率上升了4.6个百分点(图3-9)。

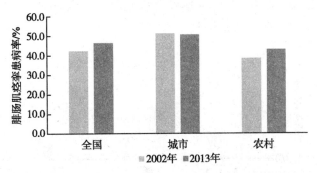

图3-9　2002年和2013年中国城乡乳母的孕期腓肠肌痉挛患病率

(五) 孕期牙龈出血状况

乳母孕期牙龈出血患病率为16.5%,城市乳母孕期牙龈出血患病率为20.7%,高于农村(13.0%,$P<0.01$)。其中,大城市乳母孕期牙龈出血患病率最高(28.1%)、普通农村患病率最低(12.3%,$P<0.05$)。

(六) 妊娠期糖尿病状况

乳母自报的曾被诊断为妊娠期糖尿病的比例为1.9%,其中城市为2.9%,农村为1.0%

（$P<0.01$）。贫困农村和普通农村的妊娠期糖尿病患病率无显著差异（$P>0.05$），其他地区间差异显著（$P<0.01$）。

与2002年中国居民营养与健康状况调查结果相比，我国乳母妊娠期糖尿病患病率上升一倍（图3-10），城市与农村变化趋势相同。

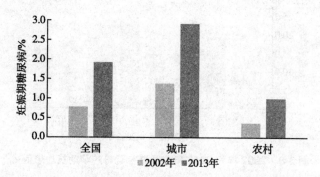

图3-10　2002年和2013年中国城乡乳母的妊娠期糖尿病患病率

（七）妊娠期高血压疾病状况

有2.2%的乳母在孕期被诊断为妊娠期高血压疾病，城市乳母妊娠期高血压疾病患病率为3.0%，显著高于农村（1.6%，$P<0.01$）。其中，中小城市乳母的妊娠期高血压疾病患病率显著高于普通农村和贫困农村（$P<0.01$）。

与2002年中国居民营养与健康状况调查结果相比，乳母妊娠期高血压疾病患病率有了较明显的下降，其中城市下降了1.1倍，农村下降了2.9倍（图3-11）。

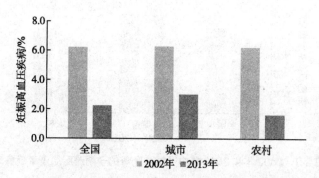

图3-11　2002年和2013年中国城乡乳母的妊娠高血压疾病患病率

（八）孕期接受健康教育的状况

乳母中有27.3%在孕期接受过孕妇学校或正规医疗机构的健康教育，这一比例呈现出明显的城乡差异，城市显著高于农村（$P<0.01$）。城市乳母孕期接受过正规医疗机构健康教育的人数比例为38.7%，农村仅为18.0%。在四类地区中，大城市中有49.7%的乳母孕期接受过正规医疗机构的健康教育，中小城市为37.2%，普通农村为19.7%，贫困农村为14.5%（$P<0.01$）。

八、母乳喂养和辅食添加的知识与行为

不同地区乳母关于母乳喂养和辅食添加的知识与行为详见表3-66～表3-70。

表3-66　2013年中国不同地区接受过母乳喂养相关培训及母乳喂养基本知识掌握情况

母乳喂养知识	合计 %	合计 95%CI	城市 %	城市 95%CI	农村 %	农村 95%CI	大城市 %	大城市 95%CI	中小城市 %	中小城市 95%CI	普通农村 %	普通农村 95%CI	贫困农村 %	贫困农村 95%CI
接受过相关知识	43.8	42.5～45.0	59.9	58.1～61.7	30.6	29.0～32.2	67.5	65.2～69.8	58.9	56.9～60.9	31.3	29.2～33.3	29.3	26.8～31.7
开始喂哺婴儿时间/产后小时														
0～1	18.3	17.4～19.2	23.3	21.8～24.9	14.2	13.0～15.3	30.4	28.4～32.4	22.3	20.7～24.0	11.9	10.6～13.2	18.8	16.7～20.9
2～4	19.0	18.0～20.1	23.6	22.0～25.2	15.3	14.0～16.6	19.6	17.7～21.5	24.1	22.3～26.0	17.5	15.8～19.2	10.8	9.2～12.4
5～12	11.0	10.1～11.8	11.8	10.5～13.1	10.3	9.2～11.4	8.0	6.7～9.3	12.3	10.8～13.8	10.5	9.2～11.8	9.8	8.0～11.6
13～24	7.9	7.2～8.6	7.9	6.9～8.8	7.9	6.9～8.9	8.7	7.2～10.1	7.7	6.7～8.8	10.3	8.9～11.7	2.9	2.0～3.9
25～48	2.4	2.0～2.8	2.2	1.6～2.7	2.6	2.0～3.2	1.9	1.3～2.6	2.2	1.6～2.8	2.7	2.0～3.5	2.4	1.5～3.2
>48	2.8	2.3～3.2	1.7	1.2～2.2	3.6	2.8～4.4	1.8	1.2～2.5	1.7	1.2～2.2	4.8	3.6～5.9	1.3	0.5～2.0
不知道	38.7	37.5～39.9	29.5	28.0～31.1	46.1	44.4～47.9	29.6	27.4～21.7	29.5	27.8～31.3	42.3	40.1～44.5	54.0	51.3～56.7
如何母乳喂养好														
按需喂	72.0	70.8～73.1	71.2	69.6～72.8	72.6	71.1～74.1	72.4	70.2～74.6	71.0	69.2～72.8	70.8	68.9～72.8	76.2	73.8～78.6
定时喂	22.9	21.8～23.9	25.7	24.1～27.2	20.6	19.2～21.9	23.4	21.4～25.5	26.0	24.2～27.7	22.6	20.8～24.4	16.4	14.4～18.4
不知道	5.2	4.6～5.8	3.2	2.6～3.8	6.8	5.9～7.7	4.2	3.1～5.3	3.0	2.4～3.7	6.6	5.5～7.7	7.3	5.7～9.0

表3-67　2013年中国不同地区乳母的纯母乳喂养和持续母乳喂养知识

母乳喂养知识	合计 %	合计 95%CI	城市 %	城市 95%CI	农村 %	农村 95%CI	大城市 %	大城市 95%CI	中小城市 %	中小城市 95%CI	普通农村 %	普通农村 95%CI	贫困农村 %	贫困农村 95%CI
几月龄内孩子应该只吃母乳														
0～4	23.0	22.0～24.0	28.8	27.2～30.3	18.3	17.0～19.5	32.7	30.5～34.9	28.2	26.5～30.0	16.8	15.3～18.3	21.2	19.0～23.5
5～6	45.0	43.7～46.3	49.7	47.9～51.5	41.2	39.4～42.9	47.3	45.0～49.7	50.0	48.0～52.0	44.6	42.3～46.8	34.3	31.7～36.8

续表

母乳喂养知识	合计 %	95%CI	城市 %	95%CI	农村 %	95%CI	大城市 %	95%CI	中小城市 %	95%CI	普通农村 %	95%CI	贫困农村 %	95%CI
≥7	10.9	10.0~11.7	8.7	7.5~9.8	12.6	11.4~13.9	6.9	5.6~8.2	8.9	7.6~10.2	14.3	12.7~16.0	9.2	7.7~10.7
不知道	21.2	20.2~22.2	12.9	11.7~14.0	27.9	26.4~29.5	13.1	11.4~14.8	12.8	11.6~14.1	24.3	22.5~26.2	35.3	32.7~37.9
母乳喂养应持续到孩子多少月龄/月														
1~6	8.8	8.1~9.5	11.6	10.5~12.7	6.5	5.7~7.3	14.5	12.9~16.1	11.2	10.0~12.5	5.8	4.8~6.8	7.9	6.4~9.3
7~12	64.1	62.9~65.3	70.5	69.0~72.1	58.8	57.1~60.5	59.4	57.1~61.7	72.0	70.3~73.8	59.8	57.6~61.9	56.9	54.2~59.5
13~18	9.4	8.6~10.1	5.9	5.1~6.6	12.2	11.0~13.4	8.3	6.9~9.8	5.5	4.7~6.4	14.4	12.8~16.0	7.6	6.1~9.1
19~24	2.0	1.7~2.3	3.1	2.6~3.7	1.1	0.8~1.5	7.5	6.4~8.6	2.5	1.9~3.1	1.4	1.0~1.9	0.6	0.2~0.9
25~36	0.0	0.0~0.1	0.1	0.0~0.2	0.0	0.0~0.0	0.1	0.0~0.2	0.1	0.0~0.2	0.0	0.0~0.0	—	—
不知道	15.7	14.8~16.6	8.8	7.8~9.7	21.4	20.0~22.7	10.1	8.6~11.7	8.6	7.5~9.6	18.6	16.8~20.3	27.1	24.9~29.4

表3-68　2013年中国不同地区乳母的下奶时间和哺乳困难

	合计 %	95%CI	城市 %	95%CI	农村 %	95%CI	大城市 %	95%CI	中小城市 %	95%CI	普通农村 %	95%CI	贫困农村 %	95%CI
下奶时间/天														
<1	19.7	18.7~20.7	17.3	15.9~18.6	21.6	20.2~23.1	22.3	20.4~24.2	16.6	15.1~18.1	17.2	15.5~19.0	30.8	28.3~33.2
<2	25.2	24.0~26.4	24.8	23.1~26.5	25.5	23.9~27.1	28.4	26.2~30.6	24.3	22.5~26.2	23.5	21.5~25.5	29.7	27.0~32.4
<3	24.2	23.1~25.3	26.9	25.1~28.6	22.1	20.6~23.6	24.2	22.1~26.4	27.2	25.3~29.1	24.0	22.1~26.0	18.1	15.9~20.2
<4	23.7	22.5~24.8	23.4	21.8~25.0	23.9	22.3~25.5	18.6	16.7~20.5	24.0	22.2~25.8	26.8	24.7~28.9	17.9	15.7~20.1
≥4	7.2	6.6~7.9	7.7	6.8~8.6	6.9	6.0~7.7	6.5	5.4~7.5	7.8	6.8~8.9	8.5	7.3~9.6	3.6	2.5~4.7
有过哺乳困难	16.1	15.1~17.0	21.2	19.7~22.7	11.9	10.7~13.1	27.4	25.3~29.6	20.3	18.7~22.0	14.5	12.8~16.1	6.7	5.3~8.0

（一）母乳喂养知识

1. 接受过相关知识　乳母中有 43.8% 在本次怀孕以来接受过母乳喂养相关知识,城市乳母接受过母乳喂养相关知识的比例为 59.9%,农村乳母为 30.6%($P<0.01$)。其中,大城市乳母接受过母乳喂养相关知识的比例(67.5%)显著高于其他地区($P<0.01$),普通农村和贫困农村间差异不显著($P>0.05$)。

2. 开始母乳喂养时间　关于产后开始喂哺婴儿的时间,仅有 18.3% 的乳母认为产后 0～1 小时应该开始喂哺婴儿,19.0% 的乳母认为应该在产后 2～4 小时开始喂哺婴儿,认为应该在产后 5～12 小时开始喂哺婴儿的乳母人数比例为 11.0%,有 2.8% 的乳母认为产后 2 天后才应该开始喂哺婴儿,38.7% 的乳母不知道产后多久开始喂哺婴儿。乳母认为产后 0～1 小时应开始喂哺婴儿在大城市、中小城市、贫困农村和普通农村的比例依次显著下降($P<0.01$)。农村乳母回答不知道的人数比例(46.1%)显著高于城市乳母(29.6%,$P<0.01$),且以贫困农村不知道产后开始喂哺婴儿时间的比例最高,普通农村次之($P<0.01$)。

3. 母乳喂养方式　关于母乳喂养是按需喂养好还是定时喂养好,有 72.0% 的乳母认为按需喂母乳好,22.9% 的乳母认为应该定时喂,5.2% 的乳母回答不知道。四类地区中,贫困农村回答按需喂母乳好的比例最高($P<0.05$),其他地区间差异不显著($P>0.05$)。农村乳母中回答不知道如何母乳喂养好的人数比例(6.8%)显著高于城市(3.2%,$P<0.01$)。

4. 纯母乳喂养时间　关于孩子几月龄内只吃母乳,不添加任何其他食物或液体,有 45.0% 的乳母认为孩子应该在 5～6 月龄内只吃母乳,仍有 23.0% 的乳母认为孩子应该在 0～4 月龄内只吃母乳,还有 10.9% 的乳母认为孩子 7 月龄后可以只吃母乳,有 21.2% 的乳母不知道孩子几月龄内应只吃母乳。四类地区间,乳母认为孩子应该在 0～4 月龄内只吃母乳的比例差异显著($P<0.01$),大城市、中小城市、普通农村和贫困农村的比例分别为 32.7%、28.2%、16.8% 和 21.2%。乳母认为孩子应该纯母乳喂养到 5～6 月龄的比例普通农村显著低于其他地区($P<0.01$);乳母不知道纯母乳喂养到孩子多大的比例以贫困农村最高、普通农村次之,大城市和中小城市最低($P<0.01$)。

5. 持续母乳喂养时间　关于母乳喂养应该持续到孩子多大的问题,有 64.1% 的乳母认为母乳喂养应持续到孩子 7～12 月龄,9.4% 的乳母认为母乳喂养应该持续到孩子 1～1.5 岁,仅有 2.0% 的乳母认为母乳喂养应该持续到孩子 1.5～2 岁,还有 8.8% 的乳母认为母乳喂养应该持续到孩子 6 月龄内,15.7% 的乳母不知道母乳喂养应该持续到孩子多大。认为母乳喂养应该持续到孩子 1.5～2 岁的比例以大城市最高,认为母乳喂养应持续到孩子 1～1.5 岁的比例以普通农村最高,认为母乳喂养应持续到 7～12 月龄的比例以中小城市最高,认为母乳喂养应持续到 6 月龄内的比例以大城市最高,不知道母乳喂养持续多久的以贫困农村比例最高(27.1%)、普通农村次之(18.6%)。不同地区乳母的母乳喂养相关知识详见表 3-66 和表 3-67。

（二）母乳喂养行为

1. 母乳喂养率　本次调查显示,92.4% 的乳母分娩后哺乳过孩子。针对 7.6% 未进行过母乳喂养的母亲,分析未哺乳的原因,有 54.9% 的母亲因无母乳而未实现母乳喂养,有 13.9% 和 13.0% 的母亲因生病和恢复工作未实现母乳喂养,还有 5.0% 的母亲认为母乳喂养麻烦,有3.8%的母亲认为配方奶粉更有营养。

2. 下奶时间　有69.1%的母亲在产后3天内下奶,贫困农村产后3天内下奶的比例为78.6%,大城市为74.9%,中小城市为68.1%,普通农村为64.7%。

3. 哺乳困难　产后哺乳的母亲中,有16.1%的母亲遇到过哺乳困难,大城市、中小城市、普通农村和贫困农村有过哺乳困难的比例分别为27.4%、20.3%、14.5%和6.7%($P<0.01$),不同地区乳母的下奶时间及哺乳困难见表3-68。存在哺乳困难的乳母中,认为最主要的哺乳困难包括母乳不足(54.2%)、乳房或乳头疼痛(25.0%)、婴儿衔接不好(13.1%)、乳头结构异常(7.0%)。

4. 停止哺乳原因　针对已经停止哺乳的母亲,询问其停止哺乳的原因,主要为无母乳或母乳不足,占43.4%,其次为恢复工作,占26.5%,认为孩子到了年龄该断奶的母亲占7.4%,认为配方奶粉更有营养者占6.6%,其他原因还有孩子拒绝吸吮、觉得母乳喂养麻烦和母亲生病等。

(三)辅食添加知识

不同地区乳母的辅食添加相关知识见表3-69和表3-70。

1. 接受过相关知识　自本次怀孕以来,39.0%的乳母接受过辅食添加相关知识,大城市、中小城市、普通农村、贫困农村接受过辅食添加知识的比例依次降低($P<0.01$)。

2. 辅食添加时间　关于开始添加辅食的时间,有53.1%的乳母认为应该在孩子6~8月龄时开始添加辅食,有22.8%的乳母认为应该在孩子4~5月龄就开始添加辅食,有3.3%的乳母认为应该在孩子1~3月龄就开始添加辅食,还有4.7%的乳母认为应该在孩子8月龄后开始添加辅食,有16.1%的乳母不知道辅食添加的时间。回答应该在孩子1~3月龄添加辅食的比例以贫困农村最高,回答应该在孩子4~5月龄添加辅食的比例以大城市和中小城市最高,回答应该在孩子6~8月龄添加辅食的比例以贫困农村最低,不知道辅食添加时间的比例以贫困农村最高,普通农村次之,大城市和中小城市最低($P<0.01$)。

3. 肉类食物添加时间　关于多大月龄可以给孩子喂肉类食物,33.5%的乳母认为孩子6~8月龄时可以开始吃肉,33.0%的乳母认为应该在孩子9~12月龄时开始吃肉,5.8%的乳母认为孩子6月龄内就可以开始添加肉类食物了,有6.5%的乳母认为孩子1岁以后才可以开始吃肉,21.1%的乳母不知道孩子多大时可以开始添加肉类食物。回答在孩子6月龄内可以添加肉类辅食的比例以贫困农村最高,回答在孩子6~8月龄添加肉类辅食的比例以大城市和中小城市最高、贫困农村次之、普通农村最低,回答在孩子9~12月龄添加肉类辅食的比例以中小城市最高、贫困农村最低,不知道肉类辅食添加时间的比例农村高于城市($P<0.01$)。

4. 辅食喂养次数　关于孩子6~8月龄每天应该吃几次辅食的问题,回答为1次/天、2次/天、3次/天、4~8次/天和不知道的比例分别为9.5%、35.5%、26.4%、7.7%和20.9%。回答每天喂辅食2~3次的比例城市高于农村,回答不知道辅食添加次数的比例农村高于城市($P<0.01$)。关于孩子9~23月龄每天应该吃几次辅食的问题,回答为1次/天、2次/天、3次/天、4次/天、5~8次和不知道的比例分别为2.2%、16.6%、48.5%、9.9%、4.3%和18.5%。回答每天喂辅食3~4次的比例城市高于农村,回答不知道辅食添加次数的贫困农村、普通农村、大城市和中小城市依次降低($P<0.01$)。

5. 食物种类　关于6~8月龄辅食应该包括的食物种类，乳母认为应该添加谷类、蔬菜、水果、肉类和蛋类的比例分别占93.6%、81.9%、81.3%、56.0%和89.7%。乳母认为应该添加各类食物的比例均以城市高于农村(P<0.01)。普通农村乳母认为应该给6~8月龄孩子应该添加蔬菜、水果和肉类食物的比例最低(P<0.01)。

九、小结

与2002年调查结果相比，乳母平均年龄增加1.6岁，文盲、小学文化程度所占比例大幅下降，大专、大学及以上文化程度所占比例明显升高。乳母在孕期平均体重增长14.1kg，孕期体重增长不足、适宜和过多的比例分别为32.5%、34.8%和32.7%。乳母产后体重滞留为3.6kg，产后体重滞留≥5kg的比例占38.2%。乳母的产后超重率为24.0%，肥胖率为8.3%。孕期体重增长过多是导致产后高体重滞留和超重肥胖的重要因素。与2002年中国居民营养与健康状况调查结果相比，2013年乳母的超重肥胖率上升4.1个百分点。乳母的贫血患病率为10.5%，较2002年(30.7%)下降了20.2个百分点。乳母的维生素D和铁缺乏率分别为25.2%和17.8%，维生素A、叶酸、维生素B_{12}和锌的营养状态较好。

乳母的身体活动达到WHO推荐的有益于健康的活动水平的比例为42.2%，身体活动达到高等强度的占13.4%，中等强度占22.4%，低等强度占64.2%。乳母睡眠时间从2002年的8.8小时减少到8.5小时。乳母接受过母乳喂养和辅食添加相关培训的分别占43.8%和39.0%，92.4%的乳母分娩后哺乳过孩子，未采用母乳喂养的主要原因是无母乳、母亲生病和母亲恢复工作。停止哺乳的主要原因为无母乳或母乳不足、恢复工作和认为孩子到了断奶年龄。

乳母膳食的主食以米和面为主，过去1个月内没吃过杂粮杂豆的比例较高(50.1%)，肉类摄入频率低于1次/周的比例占4.7%，蛋类摄入频率低于1次/周的比例占14.6%，乳类消费率仅为28.2%，每天饮奶的乳母仅占15.3%。农村乳母的乳类、豆类、深色水果消费率远低于城市。与2002年中国居民营养与健康状况调查结果相比，2013年乳母的食物摄入呈现为谷类、薯类、蔬菜摄入量减少，乳类、肉类及水果摄入量增加，乳母的膳食营养素密度表现为碳水化合物营养密度降低，脂肪营养密度升高，乳母的食盐摄入量降低，植物油和动物油的摄入量升高。

总之，乳母的年龄增加，文化程度提高，贫血得到显著改善，膳食结构有变化，孕期体重增长和产后体重滞留较高，需要增强身体活动水平，母乳喂养和辅食添加的培训率和知识掌握程度有待提高，维生素D缺乏和铁缺乏有待改善。

表3-69　2013年中国不同地区乳母接受过辅食喂养相关知识培训和对辅食食物种类的了解情况

辅食喂养知识	合计		城市		农村		大城市		中小城市		普通农村		贫困农村	
	%	95%CI	%	95%CI	%	95%CI	%	95%CI	%	95%CI	%	95%CI	%	95%CI
接受过知识	39.0	37.8~40.2	54.9	53.1~56.7	26.0	24.5~27.5	65.2	62.9~67.5	53.5	51.4~55.5	28.3	26.3~30.3	21.3	19.1~23.4
认为孩子应该开始添加辅食的月龄/月														
1~3	3.3	2.9~3.7	3.1	2.5~3.6	3.5	2.9~4.0	2.6	1.8~3.4	3.1	2.5~3.7	2.1	1.6~2.7	6.2	4.8~7.5

续表

辅食喂养知识	合计 %	95%CI	城市 %	95%CI	农村 %	95%CI	大城市 %	95%CI	中小城市 %	95%CI	普通农村 %	95%CI	贫困农村 %	95%CI
4~5	22.8	21.8~23.8	31.9	30.3~33.6	15.4	14.2~16.5	32.9	30.7~35.1	31.8	29.9~33.6	13.2	11.9~14.4	19.9	17.5~22.3
6~8	53.1	51.9~54.4	55.5	53.7~57.3	51.2	49.4~52.9	54.9	52.6~57.3	55.6	53.6~57.6	55.2	53.0~57.4	42.9	40.3~45.6
>8	4.7	4.1~5.2	2.4	1.8~3.0	6.5	5.6~7.4	3.2	2.4~4.0	2.3	1.6~3.0	8.1	6.8~9.4	3.3	2.4~4.3
不知道	16.1	15.2~17.0	7.1	6.2~8.0	23.5	22.1~24.9	6.4	5.2~7.5	7.2	6.2~8.2	21.5	19.6~23.3	27.7	25.4~30.0
认为孩子可以开始吃肉类食物的月龄/月														
1~5	5.8	5.3~6.4	4.0	3.4~4.7	7.3	6.4~8.2	4.2	3.3~5.4	4.0	3.3~4.7	3.2	2.5~3.8	15.8	13.6~18.1
6~8	33.5	32.4~34.7	43.7	41.9~45.5	25.2	23.8~26.7	46.4	44.1~48.8	43.3	41.3~45.3	23.0	21.2~24.7	29.8	27.2~32.3
9~12	33.0	31.8~34.2	37.3	35.5~39.2	29.5	27.8~31.1	32.4	30.1~34.6	38.0	35.9~40.0	33.4	31.3~35.6	21.3	19.1~23.4
>12	6.5	5.8~7.3	3.0	2.3~3.7	9.4	8.3~10.6	5.2	4.1~6.4	2.7	1.9~3.4	12.7	10.9~14.4	2.9	2.3~3.4
不知道	21.1	20.1~22.1	12.0	10.9~13.1	28.6	27.0~30.1	11.7	10.2~13.2	12.0	10.8~13.3	27.8	25.8~29.7	30.3	27.9~32.6
认为孩子6~8月龄的辅食应包括的食物种类														
谷类	93.6	93.0~94.2	96.1	95.5~96.7	91.5	90.5~92.5	94.7	93.6~95.8	96.3	95.6~97.0	91.6	90.4~92.8	91.3	89.6~93.0
蔬菜	81.9	80.9~82.9	90.1	89.0~91.2	75.2	73.6~76.8	91.3	90.0~92.7	89.9	88.7~91.2	70.4	68.3~72.5	85.0	83.1~86.9
水果	81.3	80.2~82.4	89.7	88.4~91.0	74.4	72.8~76.0	93.5	92.3~94.8	89.2	87.8~90.6	71.6	69.4~73.7	80.2	78.1~82.3
肉类	56.0	54.7~57.3	60.7	58.8~62.5	52.2	50.5~54.0	62.7	60.4~65.0	60.4	58.3~62.4	45.8	43.6~48.0	65.4	62.9~67.9
蛋类	89.7	89.0~90.4	94.5	93.8~95.2	85.8	84.6~87.0	93.4	92.3~94.5	94.6	93.8~95.5	88.6	87.2~90.1	79.9	77.8~82.0

表 3-70　2013 年中国不同地区乳母对不同月龄儿童辅食添加次数的认识情况

辅食喂养知识	合计 %	95%CI	城市 %	95%CI	农村 %	95%CI	大城市 %	95%CI	中小城市 %	95%CI	普通农村 %	95%CI	贫困农村 %	95%CI
认为孩子在6~8月龄时每天应该添加辅食的次数														
1次	9.5	8.8~10.3	7.0	6.1~7.8	11.6	10.5~12.8	13.4	11.8~15.0	6.1	5.2~7.0	12.5	11.0~14.1	9.8	8.3~11.3
2次	35.5	34.3~36.7	42.0	40.2~43.8	30.2	28.5~31.8	42.2	39.8~44.5	42.0	39.9~44.0	29.3	27.2~31.3	32.1	29.4~34.7

续表

辅食喂养知识	合计		城市		农村		大城市		中小城市		普通农村		贫困农村	
	%	95%CI	%	95%CI	%	95%CI	%	95%CI	%	95%CI	%	95%CI	%	95%CI
3次	26.4	25.3~27.5	30.8	29.1~32.5	22.8	21.3~24.2	25.1	23.1~27.1	31.6	29.7~33.4	23.0	21.2~24.9	22.3	19.9~24.6
4~8次	7.7	7.0~8.3	8.2	7.3~9.2	7.2	6.3~8.1	6.5	5.4~7.6	8.5	7.4~9.5	8.0	6.8~9.2	5.5	4.4~6.7
不知道	20.9	20.0~21.9	12.0	11.0~13.1	28.2	26.7~29.7	12.9	11.3~14.5	11.9	10.7~13.1	27.2	25.2~29.1	30.4	28.0~32.7
认为孩子在9~23月龄时每天应该添加辅食的次数														
1次	2.2	1.9~2.6	1.2	0.8~1.6	3.1	2.5~3.7	1.2	0.7~1.7	1.2	0.8~1.6	2.9	2.1~3.6	3.5	2.6~4.3
2次	16.6	15.7~17.5	14.7	13.4~15.9	18.2	16.8~19.5	19.2	17.4~21.1	14.0	12.7~15.4	17.6	15.9~19.3	19.3	17.1~21.5
3次	48.5	47.2~49.7	57.6	55.8~59.3	41.0	39.3~42.8	49.4	47.1~51.7	58.7	56.7~60.6	40.4	38.2~42.5	42.4	39.7~45.2
4次	9.9	9.2~10.6	11.2	10.1~12.2	8.9	8.0~9.9	11.3	9.8~12.8	11.1	10.0~12.3	10.2	8.9~11.5	6.3	5.0~7.5
5~8次	4.3	3.8~4.9	3.9	3.2~4.5	4.7	3.8~5.5	4.4	3.5~5.3	3.8	3.1~4.6	6.1	4.9~7.4	1.7	1.1~2.3
不知道	18.5	17.5~19.4	11.5	10.5~12.5	24.1	22.7~25.6	14.5	12.7~16.2	11.1	10.0~12.2	22.8	21.0~24.7	26.8	24.6~29.1

第四章
主要发现与建议

一、主要发现

（一）体重管理不理想

孕期平均体重增长 14.1kg，大城市、中小城市、普通农村和贫困农村分别为 15.8kg、14.4kg、13.9kg 和 12.8kg，孕期体重增长不足、适宜和过多的比例分别为 32.5%、34.8% 和 32.7%。处于产后 0~2 个月、3~5 个月、6~8 个月、9~11 个月、12~17 个月、18~23 个月乳母的体重滞留分别为 5.3kg、4.6kg、4.0kg、3.4kg、2.8kg 和 3.1kg。产后体重滞留≥5kg 的比例占 38.2%，孕期体重增长不足、适宜和过多者的产后体重滞留分别为 1.5kg、3.4kg 和 5.9kg。乳母的产后超重率为 24.0%，肥胖率为 8.3%。孕期体重增长过多是导致产后高体重滞留和超重肥胖的重要因素。与 2002 年中国居民营养与健康状况调查结果相比，2013 年乳母的超重肥胖率上升 4.1 个百分点，其中城市上升 5.9 个百分点，农村上升 3.0 个百分点。提示，持续关注和管理好女性孕前、孕期和产后体重是预防和控制女性超重肥胖的重要环节。

（二）孕妇和乳母的贫血改善成效显著

孕妇的贫血患病率为 17.2%，较 2002 年（28.9%）下降了 11.7 个百分点，其中城市下降了 8.4 个百分点，农村下降了 12.9 个百分点。乳母的贫血患病率为 10.5%，较 2002 年（30.7%）下降了 20.2 个百分点，其中城市下降了 16.1 个百分点，农村下降了 21.7 个百分点。孕妇和乳母的贫血状况得到显著改善，但是孕妇人群的贫血预防与控制仍有较大改善空间。

（三）孕妇和乳母的维生素 D 营养状况不佳

孕妇维生素 D 缺乏率为 25.5%，边缘缺乏率为 49.3%。大城市、中小城市、普通农村和贫困农村孕妇的维生素 D 缺乏率分别为 30.6%、22.1%、15.7% 和 36.2%。大城市和贫困农村孕妇维生素 D 缺乏率高于中小城市和普通农村。

乳母维生素 D 缺乏率为 25.2%，边缘缺乏率为 45.4%。大城市、中小城市、普通农村和贫困农村乳母的维生素 D 缺乏率分别为 33.4%、22.4%、15.8% 和 36.8%。大城市和贫困农村维生素 D 缺乏率最高、中小城市次之、普通农村最低。孕妇和乳母的维生素 D 营养状况均不理想，特别是大城市和贫困农村地区。

（四）孕妇和乳母的膳食质量有待改善

2010—2013 年孕妇和乳母的食物摄入与 2002 年中国居民营养与健康状况调查结果相比，呈现为谷类、薯类、蔬菜摄入量减少，乳类、肉类及水果摄入量增加。乳母的膳食营养素密度表现为碳水化合物营养密度降低，脂肪营养密度升高，脂肪供能比达 42%，其他营养素密度与 2002 年无差异。孕妇和乳母的食盐摄入量均降低，乳母的植物油和动物油的摄入量均升高。总体而言，孕妇和乳母膳食结构有从高碳水化合物膳食转化为高脂肪膳食的趋势，富含微量营养素的食物，如奶类、蔬菜和水果的摄入量仍较低。

（五）乳母身体活动水平较低

乳母的身体活动达到 WHO 推荐的有益于健康的活动水平的比例为 42.2%，身体活动达到高等强度的占 13.4%，中等强度占 22.4%，低等强度占 64.2%。乳母平均每天在户外活动时间为 3.5 小时，业余静坐或躺着的平均时间为 3.3 小时。乳母需加强身体活动水平，减少静态时间。

（六）孕期血糖控制成为临床突出问题

孕 24～28 周空腹血糖≥5.1mmol/L 的孕妇占 22.2%，无城乡差异。孕 28 周之后空腹血糖≥5.1mmol/L 的孕妇占 17.2%，大城市、中小城市、普通农村和贫困农村分别占 17.0%、13.6%、17.2% 和 23.2%。提示，预防与控制妊娠糖尿病应成为孕妇保健的重点内容，贫困农村地区应加强血糖控制临床服务能力。

（七）孕产妇保健与健康管理意识薄弱

本次调查发现，有 1/3 的孕妇没有参加婚前或孕前体检，而贫困农村地区有近 1/2 的孕妇未参加婚前或孕前体检。怀孕前补充过叶酸的孕妇仅有 1/2。有近 1/3 女性为孕前低体重或超重肥胖。有 27.3% 的乳母在孕期接受过孕妇学校或正规医疗机构的健康教育，其中大城市、中小城市、普通农村和贫困农村分别为 49.7%、37.2%、19.7% 和 14.5%。提示，应加强健康教育力度和参与度，特别是关注农村地区的健康教育工作，提升孕产妇健康意识，践行优生优育检查、主动合理控制体重等有利于母婴健康的行动。

（八）母乳喂养和辅食添加的知识与行为有待改善

接受过母乳喂养相关培训的比例为 43.8%，早期开奶的回答正确率为 18.3%，纯母乳喂养时间的回答正确率为 45.0%，母乳喂养持续时间回答正确率仅为 2.0%。母乳喂养率为 92.4%。母乳喂养的知识与行为均有待改善。

有 39.0% 的乳母接受过辅食添加相关知识，辅食添加时间回答正确率为 53.1%，6～8 月龄和 9～23 月龄辅食添加次数回答正确率分别为 69.6% 和 62.7%。辅食添加的培训率和知识掌握程度均有较大提升空间。

二、建议

（一）强化孕产妇营养与健康知识培训

加强优生优育宣传，提升孕产妇自我保健和主动寻求医生帮助的意识，帮助孕产妇主动建立和坚持健康的生活方式，掌握合理的膳食搭配技能，储备常见疾病预防与治疗的知识，营造有利于身心健康的工作和生活环境，促进母子健康，增进社会和谐。

（二）孕产妇课堂常规化与规范化

虽然很多综合医院、妇产医院、妇幼保健院等开设了孕妇课堂，但惠及的城市妈妈不足 1/2，惠及的农村妈妈不足两成，关于母乳喂养、乳房保健、辅食添加等方面的知识普及率低，无母乳、乳房或乳头疼痛、婴儿衔接不好等哺乳过程中遇到的主要困难没有专业人员指导和解决，严重限制了纯母乳喂养和持续母乳喂养时间。因此，所有孕产类医院和妇幼保健院均应开设孕产妇课堂，至少每周或每月开课。课程可以采用授课、看视频、实际操作等丰富多彩的形式，吸引孕产妇及家属积极参与课程，课程内容需涵盖孕期、哺乳期和儿童喂养过程中可能面对的重点问题，以提高孕产妇和家属解决实际问题的能力和及时寻求专业帮助的判断力。

（三）加强妇幼保健相关机构的人才队伍建设

加强和落实各级妇幼保健机构，尤其是基层（县区级）和贫困地区妇幼保健机构营养相关业务科室的规范化建设，建立妇幼营养专科或将妇幼营养作为妇幼保健工作的重要组成部分，推进营养服务能力建设。通过增加人员、设备、资金等投入，保障营养保健服务的规范开展，提升营养健康服务的可及性。通过建设营养门诊，设置临床营养医师岗位，更好地提供营养咨询和诊治服务。同时，妇幼人群的营养与健康促进也需要托幼机构、健康管理中心、月子中心、食品企业等社会机构的重视与广泛参与，全方位地提供良好服务和保障。

（四）增强孕期和哺乳期临床营养指导能力

孕期和哺乳期是女性一生中最特殊的时期，经历着巨大的心理和生理波动，每一位母亲、每一个家庭都想孕育最健康聪明的宝宝，孕产妇最需要得到额外的关注和专业指导。营养是健康的基础，孕产妇面对很多与营养相关的具体问题，如如何搭配膳食获得理想的体重增长，如何在高血糖、高血压等疾病状态下保障营养均衡，如何评价和改善自己的营养等，这些问题关系着孕期并发症的防治、胎儿发育、妊娠结局和未来的母子健康水平，需要专业医生的帮助。建设孕产妇营养门诊，提高门诊服务能力有利于夯实健康基础，促进人类发展。营养门诊的医生专业水平、门诊环境、收费标准、与产科等其他门诊的合作，提供有针对性的特色服务，如示范营养餐，是帮助孕产妇解决实际问题的重要手段。

（五）延长产后随访时间

社会、家庭和女性自己对孕期的营养与健康非常重视，但往往容易忽视女性产后的身心健康,尤其女性完成产后 42 天到医院复查,便很难得到更多的专业指导。而且,母亲作为哺乳和照顾婴儿的主要角色,承受着身体和精神的双重压力,也影响女性的身心健康。为了自己和孩子的健康,女性自己要重视产后营养,家庭成员应尽力帮助母亲分担家务和照顾孩子,为母亲准备丰富均衡的膳食,医院延长产后随访时间,增加随访内容,帮助解决母乳喂养的实际问题,降低母亲焦虑,促进母亲健康。

(六) 优化营养监测体系,扩充监测内容

目前孕妇监测与普通人群监测同时开展,严重制约了孕妇的监测人数和调查内容,更缺少反映机体微量营养素营养状态的相关指标,不利于深入了解孕妇的膳食摄入、身体活动、机体营养状态,更不利于发现孕妇营养面临的新问题。孕妇作为特殊人群应单独开展针对性的监测,扩大监测样本量和监测内容。

(七) 建立妇幼信息平台,及时应对新问题

借鉴现有运行良好、服务能力强的妇幼信息平台,整合与利用资源,建立国家级妇幼营养信息服务平台,整合与充分利用门诊电子病例信息,及时发现问题、采取措施和解决问题。探索基于智能设备和物联网技术的营养管理新方法,构筑妇幼营养远程线上服务新模式,提升基层和贫困地区的妇幼保健机构服务水平,为健康扶贫奠定坚实的基础。基于互联网与大数据分析能力,发掘地区性营养与健康问题,根据地方性的膳食习惯、食物供给、经济收入等,开展地方性的营养改善项目,更快、更有针对性、更节约成本地解决地方性营养问题,促进健康公平性。

(八) 开发快速检测方法与评价标准

目前能够用于评价人体营养素营养状况的快速检测方法很有限,仅有血红蛋白检测能够使用 HEMOCUE 和一滴末梢血实现快速检测并及时给出检测对象是否贫血的结果。而其他营养素水平,如维生素 A、维生素 D、叶酸、维生素 B_{12}、维生素 C、钙、铁、锌等均需要采集静脉血和采用质谱等比较复杂的检测方法,导致服务对象受限(儿童配合度低)、结果反馈时间较长、检测成本较高、临床应用范围小,不利于人体营养素营养状态的及时评价。因此,科研和检测机构应开展方法学研究,特别是研发出检测结果可靠、需要生物样本量少且创伤小、检测快速、方便携带的仪器和检测方法,以便于实现营养快速评价,使临床营养指导更加有据可依,实现精准化、个性化、处方式临床营养治疗,及时纠正营养不良,预防慢性疾病发生和发展,提高人民健康水平。

附　录

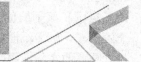

附录1 2010—2012年中国居民营养与健康状况监测——家庭成员基本情况登记表

家庭成员基本情况登记表

调查户编码 ID □□□

个人编码	姓名	性别	民族	出生日期 年/月/日	历法	与户主关系	目前是否在家居住	文化程度	职业	婚姻状况	父亲编码	母亲编码
		1 男 2 女	01 汉族 02 蒙古族 03 回族 04 藏族 05 维吾尔族 06 苗族 07 彝族 08 壮族 09 布依族 10 朝鲜族 11 满族 12 侗族 13 瑶族 14 白族 15 土家族 16 哈尼族 17 哈萨克族 18 傣族 19 黎族 20 其他		1 阳历 2 阴历	00 户主 01 配偶 02 父/母 03 公/婆 04 岳父/母 05 儿子/女儿 06 儿媳/女婿 07 孙子/女 08 外孙/女 09 兄/妹 10 其他	1 否 2 是	0 没上学 1 文盲 2 小学 3 初中 4 高中/中专 5 大专/职大 6 大学及以上	01 在校学生 02 家务 03 待业 04 离退休人员 05 国家机关、党群组织、企事业单位负责人 06 专业技术人员 07 办事人员和有关人员 08 商业、服务业人员 09 农林牧渔水利业生产人员 10 生产运输设备操作人员及有关人员 11 军人 12 其他	1 未婚 2 有配偶 3 离异 4 丧偶	填写父亲在A1的编号,如果父亲不是本户成员填99	填写母亲在A1中的编号,如果母亲不是本户成员填99
A1		A2	A3	A4	A4a	A5	A6	A7	A8	A9	A10	A11
□□		□	□□	□□□□/□□/□□	□	□□	□	□	□□	□	□□	□□
□□		□	□□	□□□□/□□/□□	□	□□	□	□	□□	□	□□	□□

续表

全家一共有几口人？

2010 年家庭年人均收入

①5 000 元以下　②5 000～9 999 元　③10 000～14 999 元　④15 000～19 999 元　⑤20 000～24 999 元　⑥25 000～29 999 元

⑦30 000～34 999 元　⑧35 000～39 999　⑨40 000 元及以上　0 不回答

□□ A12

□ A13

□□/□□/□□ A14

调查日期：＿＿＿＿＿　年＿＿月＿＿日

调查员签字：＿＿＿＿＿

审核员签字：＿＿＿＿＿

孕妇补充人群基本情况登记表

姓名	性别 1 男 2 女	民族 01 汉族 02 蒙古族 03 回族 04 藏族 05 维吾尔族 06 苗族 07 彝族 08 壮族 09 布依族 10 朝鲜族 11 满族 12 侗族 13 瑶族 14 白族 15 土家族 16 哈尼族 17 哈萨克族 18 傣族 19 黎族 20 其他	出生日期 年 / 月 / 日	历法 1 阳历 2 阴历	文化程度 0 未上学 1 文盲 2 小学 3 初中 4 高中 / 中专 5 大专 / 职大 6 大学及以上	职业 01 在校学生 02 家务 03 待业 04 离退休人员 05 国家机关、党群组织、企事业单位负责人 06 专业技术人员 07 办事人员和有关人员 08 商业、服务业人员 09 农林牧渔水利业生产人员 10 生产运输设备操作人员及有关人员 11 军人 12 其他	婚姻状况 1 未婚 2 有配偶 3 离异 4 丧偶
	A2	A3	A4	A4a	A7	A8	A9
	□	□□	□□□□ / □□ / □□	□	□	□□	□

全家一共有几口人？　　　　　　　　　　　　　　　□□ A12

2010 年家庭年人均收入　　　　　　　　　　　　　□ A13

　　①5 000 元以下　　②5 000～9 999 元　　③10 000～14 999 元　　④15 000～19 999 元

　　⑤20 000～24 999 元　　⑥25 000～29 999 元　　⑦30 000～34 999 元　　⑧35 000～39 999

　　⑨40 000 元及以上　　0 不回答

调查日期：＿＿＿＿＿年＿＿月＿＿日　　　　　　　　□□□□ / □□ / □□ A14

调查员签字：＿＿＿＿＿＿＿＿＿　　　　　　审核员签字：＿＿＿＿＿＿＿＿＿

家庭成员和补充人群基本情况登记表填表说明

本调查涉及的常住人口的定义：本地户籍人口；虽然非本地户籍人口，但是在当地居住超过 6 个月。

1. 在贴编码条处将住户的编码条贴上。

2. 个人编码（A1）：本调查中用个人编码代表某个人。同第五部分编码原则与使用方法。

3. 姓名：准确记录家庭每个成员的姓名，以便在各种调查中正确地使用序号。

4. 性别（A2）：男性为 1，女性为 2。

5. 民族（A3）：按下列民族代码填写。父母不是同一民族，所生子女的民族可选父母任一方的民族。

6. 出生日期（A4）：要求所有成员尽量按阳历询问和填写，并在历法（A4a）中填写 1。如果只知道阴历的出生日期则填写阴历，并在历法（A4a）中填写 2。2005—2011 年出生的儿童如果只记得阴历，调查员可查阅本手册后面的附录Ⅲ，将阳历生日正确填写。若户口与身份证出生日期不符，请核实正确日期后填写。

7. 历法（A4a）：说明填写的出生日期是阳历还是阴历。

8. 与户主关系（A5）：首先确定家庭户主。户主是为家庭成员所公认的，在家庭事务中起决定作用的家庭成员，在大多数情况下，是家庭经济的主要支持者。在不易确定户主时，以户口本上登记的户主为准。户主确定后，确立其他人员与户主的关系。

9. 目前是否在家居住（A6）：虽然与家庭有经济关系，但在外上学、服兵役、在外地打工者填"否"。短期走亲访友者仍算在家居住。

10. 文化程度（A7）：指调查对象接受国内外教育所取得的最高学历或现有文化水平所相当的学历，设有七个等级，分别归入相应的文化程度。

0 未上学：包括学龄前儿童、学龄期（6～15 岁）未上学。

1 文盲：文盲是指不识字或识字不足一千个；识字一千以上不能阅读通俗书报，不能写便条的人。（不包括正在小学读书的在校学生）

2 小学：指接受小学教育 5 年或 6 年的毕业、肄业及在校生。也包括能阅读通俗书报、能写便条，达到扫盲标准的人。

3 初中：指接受 7～9 年教育的初中程度的毕业、肄业及在校生。技工学校相当于初中的，填"初中"。

4 高中／中专：指接受 10～12 年教育的普通高中、职业高中和中等专业的毕业、肄业及在校生。技工学校相当于高中的填"高中"。

5 大专／职大：指接受最高一级教育为大学专科的毕业、肄业及在校生。通过自学，经国家统一举办的自学考试取得大学专科证书的，也填此项。广播电视大学、厂办大学、高等院校举办的函授大学、夜大学和其他形式的大学，凡按国家教委颁布的大学专科教育大纲进行授课的，其毕业生、肄业生、在校学生也填"大专"。

6 大学及以上：指接受最高一级教育为大学本科、硕士研究生、博士研究生毕业、肄业及在校生。凡按国家教委颁布的大学本科教学大纲进行授课的各类"大学"，其毕业生、肄业生、在校生也列为此项。

凡是没有按照国家教委的教学大纲培训或只是学习单科的人，不能填"大学专科"或"大学本科"，一律按原文化程度填写。

11. 职业（A8）：6 岁及以上者填报。从事一种以上职业的就业人口，应填报其工作时间最长的那项职业，具体工作应按当前实际从事的工作填报。若更换工作，以一年内的职业为主。例如：生产工人长期脱产搞统计工作，应登记为"统计人员"。因伤、病、休假、脱产学习、企业调整而暂时未能工作的，应按原来从事的工作填报。学徒工按学习的工种填报。不满 6 岁的儿童可视为"12 其他"。

不在业人员：

01 在校学生：指正在就读的大、中、小学生。

02 家务：指无业在家做一些家务工作，如做饭、洗衣、养猪等，但不包括离退休人员。

03 待业：指毕业、肄业的学生，等待分配工作和找工作者。

04 离退休人员：指长年离开工作岗位，没有重新被聘，在家从事一般性工作。

在业人员：

05 国家机关、党群组织、企事业单位负责人：指担任有职务的、领取工资的、专职的国家正规在编行政人员。包括：①在国家各级政府机关及党、青、妇、工会等行政单位工作者；②企事业单位专职党、政、工团干部。一般的科技干部不包括在内，农村乡以下大队、村干部不列为行政干部。但在乡内供职的行政官员、政府秘书、干事及党委干部，秘书，干事应列为行政干部。

06 专业技术人员：包括科学研究人员、科技管理和辅助人员、飞机和船舶技术人员、医疗卫生人员、法律工作人员、经济管理专业人员、教师、教学辅助人员、文艺和体育工作人员。

07 办事人员和有关人员：包括行政办公人员；安全保卫和消防人员；警察；邮政和电信业务人员；其他办事人员和有关人员；无专业职称也无大学或中专文化程度的经济管理专业人员。

08 商业、服务业人员：包括购销、仓储、餐饮服务人员、饭店、旅游及健身娱乐场所服务人员、运输服务人员，医疗卫生辅助服务人员，社会服务和居民生活服务人员和其他商业、服务业工作人员。

09 农林牧渔水利业生产人员：包括农业、林业、牧业、渔业和狩猎业的劳动者，包括农业机械操作人员，包括水利设施管理养护人员。

10 生产运输设备操作人员及有关人员：包括工段长及各种生产工人、设备操作工人、司机、船员、其他生产运输工人及农村企业的各类人员；检验人员；纺织、裁剪、食品、木材、建材等行业的生产人员。

11 军人：包括中国人民解放军和中国人民武装警察部队的现役军人。

12 其他：不便分类者。

12．婚姻状况（A9）：

1 未婚：指未结过婚的人。

2 有配偶：包括事实结婚，即虽未办理结婚登记手续而实际上已同居的人。

3 离异：因各种原因，夫妻双方已解除婚姻关系者。

4 丧偶：夫妻一方去世者。

13．父亲编码（A10）：父亲指亲生父亲、养父、继父。如果父亲是本调查户的成员，记录下他的个人编码，否则填99。

14．母亲编码（A11）：母亲指亲生母亲、养母、继母。如果母亲是本调查户的成员，记录下她的个人编码，否则填99。

15．全家一共有几口人（A12）：应包括所有经济关系，并且共同预算和饮食的成员，其中也包括由家庭资助在外上学的单身学生和户口独立但同饮食的"小家庭"。

16．2010年家庭年人均收入（A13）：

城市居民填写全家有经济收入所有成员的收入总和，包括工资、其他现金、实物和各种代金券、卡等。以及他人赠与的现金、实物、券、卡等。

职工人均工资是反映在一定时期内职工工作单位以货币形式或实物形式实际支付给职工劳动报酬，即包括计时工资、基础工资和职务工资、计件工资（包括超额工资）、各种工资性奖金和津贴、加班加点工资、附加工资、特殊情况下支付工资等，但不包括职工从工作单位得到福利费（如洗理费等）、生活困难补助费、上下班交通费、自行车补助费、独生子女费、保健用品费、文娱费、差旅费及会议补助费、误餐补助费等。

家庭年人均收入 = 家庭总收入 / 家庭人口数

方格内填写不足部分用"0"补齐。

17．调查日期（A14）：填写调查当天的日期。

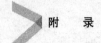

附录2　2010—2012年中国居民营养与健康状况监测—— 个人健康情况调查问卷

个人健康情况调查问卷
（15岁及以上）

家庭编码ID

一、一般情况

姓名_____　　　　　　　　　　　　　　个人编码 □□ A1

二、目前健康状况

（一）体重

1. 过去一年内,你通常至少多久测量一次体重?（在本次调查之前）　　　□ B1
　　①不测量　②3个月一次　③半年一次　④1年一次　⑨记不清

2. 同一年前相比,你的体重是:　　　　　　　　　　　　　　　　　□ B2
　　①基本保持不变　②增加　③下降　⑨不清楚

3. 你认为自己的体重属于超重或者肥胖吗?　　　　　　　　　　　□ B2a
　　①否　②是　⑨不清楚

4. 在近一年内你曾试图控制体重吗?　　　　　　　　　　　　　　□ B3
　　①否［跳到"（二）血压"］　②是

5. 你控制体重的措施:
　　5.1　节食　　　　　　　　　　　　　　　①否　　②是　　□ B3a
　　5.2　增加身体活动（如做家务、体育锻炼等）　①否　　②是　　□ B3b
　　5.3　吃减肥产品（减肥药、减肥茶、减肥食品等）①否　　②是　　□ B3c
　　5.4　采取其他措施_____　　　　　　①否　　②是　　□ B3d

（二）血压

1. 过去一年内,你通常至少多久测量一次血压?（在本次调查之前）　□ B4
　　①不测量　②每月一次　③3个月一次　④半年一次　⑤1年一次　⑨记不清

2. 你是否患有高血压?　　　　　　　　　　　　　　　　　　　□ B5
　　①否［跳到"（三）血糖"］　②是　⑨不知道［跳到"（三）血糖"］

3. 诊断年月（年/月）　　　　　　　　　　　　　□□□□/□□ B6

4. 你最近两周内服降压药情况:①不服　②服　　　　　　　　　□ B7

5. 你控制或治疗高血压的措施:
　　5.1　服用药物　　　　　　　　　　　　　①否　　②是　　□ B7a
　　5.2　饮食控制　　　　　　　　　　　　　①否　　②是　　□ B7b
　　5.3　增加身体活动（如做家务、体育锻炼等）　①否　　②是　　□ B7c
　　5.4　采取其他措施_____　　　　　　①否　　②是　　□ B7d

（三）血糖

1. 在本次调查以前,你曾经测过血糖吗?　　　　　　　　　　　□ B8
　　①没测过［跳到"（四）血脂"］　②测过　⑨不清楚［跳到"（四）血脂"］

2. 通常,你至少多久测量一次血糖?（在本次调查之前）　　　　□ B8a

①半年一次　②1年一次　③2年一次　④3～5年一次　⑤6年及以上一次　⑨记不清

3．你患有糖尿病吗？ □B9

①否[跳到"(四)血脂"]　②是　⑨不知道[跳到"(四)血脂"]

4．诊断年月(年/月) □□□□/□□B10

5．你控制糖尿病的措施：

5.1　控制饮食	①否	②是	□B10a
5.2　增加身体活动(如做家务、体育锻炼等)	①否	②是	□B10b
5.3　接受药物治疗	①否	②是	□B10c
5.4　采取其他措施＿＿＿＿	①否	②是	□B10d

(四)血脂

1．在本次调查以前,你测过血脂吗？ □B11

①没测过[跳到"(五)中风"]　②测过　⑨不知道[跳到"(五)中风"]

2．通常,你至多久测量一次血脂？(在本次调查之前) □B12

①半年一次　②1年一次　③2年一次　④3～5年一次　⑤6年及以上一次　⑨记不清

3．你患有血脂异常(例如高胆固醇、高甘油三酯血症和混合型高脂血症)吗？ □B13

①否[跳到"(五)中风"]　②是　⑨不知道[跳到"(五)中风"]

4．诊断年月(年/月) □□□□/□□B14

5．你控制或治疗高血脂的措施：

5.1　控制饮食	①否	②是	□B14a
5.2　增加身体活动(如做家务、体育锻炼等)	①否	②是	□B14b
5.3　接受药物治疗	①否	②是	□B14c
5.4　采取其他措施＿＿＿＿	①否	②是	□B14d

(五)中风(脑卒中)

1．你是否患过中风？ □B15

①否(跳到"三、生活方式及行为")　②是

2．如果曾患过,请问你第一次患中风时的年龄＿＿＿＿(周岁)？ □□B16

三、生活方式及行为

(一)医学体检

1．在本次调查以前,你做过医学体检吗？ □B17

①没做过[跳到"(二)吸烟情况"]　②做过　⑨不知道[跳到"(二)吸烟情况"]

2．通常,你至多久进行一次医学体检？(在本次调查之前) □B18

①半年一次　②1年一次　③2年一次　④3～5年一次　⑤6年及以上一次　⑨记不清

3．你进行医学体检是由于 □B19

①单位组织　②自己决定③亲友要求　④因患病/特殊情况(如孕、产)必须检查　⑤保险提供的
⑥其他原因

(二)吸烟情况

1．你现在吸烟吗？ □B20

①不吸烟(跳到问题6)　②每天吸烟　③不是每天吸烟

⑨不知道[跳到"(三)被动吸烟"]

2．你最初开始吸烟的年龄(周岁)？ □□B21

3．你最主要吸下列哪种烟？ □B22

①过滤嘴香烟　②没有过滤嘴香烟　③雪茄

④烟斗或水烟袋　⑤手卷烟或旱烟　⑥其他

4. 你平均每周吸这种烟多少支/两？　　　　　　　　　　　□□□支 B23/□□.□两 B24

5. 你是否曾经戒过烟（至少连续两年不吸烟）？　　　　①否　　②是　　　　　　□ B25

6. 你以前每天吸烟、不是每天吸烟、还是从不吸烟？　　　　　　　　　　　　　　□ B26

①不吸烟　②每天吸烟　③不是每天吸烟

（三）被动吸烟（现在不吸烟者回答此部分问题）

1. 和你一起生活或工作的人中有人吸烟吗？　　　　　　　　　　　　　　　　　□ B27

①否[跳到"（四）饮酒情况"]　②是

2. 通常，平均每周被动吸烟超过 15 分钟的天数？　　　　　　　　　　　　　　□ B28

①0 天　②平均每周 1～2 天　③平均每周 3～5 天　④几乎每天　⑨不清楚

（四）饮酒情况

请回忆在过去 12 个月里，你是否喝过以下酒类，并估计这些酒类的平均饮用量和次数

| 酒类名称 | 是否喝 1 否 2 是 | 饮酒次数 | | | | 平均每次饮用量（两） |
		次/天	次/周	次/月	次/年	
1 低度白酒（≤38 度）	□ B29	□ B29a	□ B29b	□ B29c	□□ B29d	□□□.□ B30
2 高度白酒（>38 度）	□ B31	□ B31a	□ B31b	□ B31c	□□ B31d	□□□.□ B32
3 黄酒	□ B33	□ B33a	□ B33b	□ B33c	□□ B33d	□□□.□ B34
4 米酒	□ B35	□ B35a	□ B35b	□ B35c	□□ B35d	□□□.□ B36
5 啤酒	□ B37	□ B37a	□ B37b	□ B37c	□□ B37d	□□□.□ B38
6 葡萄酒	□ B39	□ B39a	□ B39b	□ B39c	□□ B39d	□□□.□ B40
7 其他	□ B41	□ B41a	□ B41b	□ B41c	□□ B41d	□□□.□ B42

四、家族史（①否　②是　③无兄弟姐妹　⑨不详）

	祖父/外祖父	祖母/外祖母	父亲	母亲	兄弟/姐妹
1. 高血压	□ B43	□ B44	□ B45	□ B46	□ B47
2. 冠心病	□ B48	□ B49	□ B50	□ B51	□ B52
3. 脑卒中	□ B53	□ B54	□ B55	□ B56	□ B57
4. 糖尿病	□ B58	□ B59	□ B60	□ B61	□ B62

五、孕妇状况

1. 你现在怀孕几周了？　　　　　　　　　　　　　　　　　　　　　　　　□□ B63

2. 你这次是第几次怀孕？（如果是第 1 次怀孕，跳至 4）　　　　　　　　　□□ B64

2.1　距上次怀孕几个月？　　　　　　　　　　　　　　　　　　　　　□□ B64a

3. 你以前生育过几胎？　　　　　　　　　　　　　　　　　　　　　　　　□□ B65

4. 你怀孕前的体重是多少公斤？　　　　　　　　　　　　　　　　　　　□□.□ B66

5. 本次怀孕期间饮食情况

    5.1　你昨天吃了几顿饭？　　　　　　　　　　　　　　　　　　　□ B67a

    5.2　怀孕后，每天的食物摄入总量较怀孕前是否有变化？　　　　□ B67b

    ①减少　②没变化　③增加　⑨不清楚

    5.2.1　你有没有控制过每天的食物摄入总量？　　　　　　　　　□ B67c

    ①没有控制　②有意识的增加　③有意识的减少　⑨不清楚

    5.3　怀孕后，你的口味有没有变化？　　　　　　　　　　　　　□ B67d

    ①没变化　②偏酸　③偏甜　④偏苦　⑤偏辣　⑥偏咸　⑨不清楚

    5.4　怀孕期间你是否每天吃零食？　　　　　　　　　　　　　　□ B67e

    ①不吃(跳至6)　②吃　⑨不清楚(跳至6)

    5.4.1　与怀孕前相比，你现在每天吃零食的量是否有变化？　　　□ B67f

    ①减少　②没变化　③增加　⑨不清楚

6. **在本次怀孕之前的半年内**，你是否服用过下列营养素补充剂？服用的原因？

B68a	补充剂	是否服用 B68b ①否 ②是(回答 B68c) ⑨不清楚	服用原因 B68c(可以多选) ①医生建议　②亲友建议 ③自认为需要　④广告宣传 ⑤其他
6.1	叶酸制剂	□	□□□□□
6.2	钙制剂	□	□□□□□
6.3	铁制剂	□	□□□□□
6.4	锌制剂	□	□□□□□
6.5	维生素 A	□	□□□□□
6.6	维生素 D	□	□□□□□
6.7	B 族维生素	□	□□□□□

7. 你是否做过婚前或孕前检查？　　　　　　　　　　　　　　　　　□ B69

   ①只做过婚前检查　②只做过孕前检查　③做过婚前和孕前检查　④均未做过　⑨不清楚

8. 到目前为止，你参加了几次产前检查？　　　　　　　　　　　　　□□ B70

9. 你怀孕前是否被诊断为贫血(HB<120g/L)？①否　②是　③未检查过　⑨不清楚　□ B71

10. 本次怀孕期间你是否被诊断过患有贫血？(HB<110g/L)　　　　　□ B72a

   ①否(跳至11)　②是　③未检查过(跳至11)　⑨不清楚(跳至11)

    10.1　如果患有贫血，属于以下哪种类型？　　　　　　　　　　　□ B72b

       ①轻度贫血(100~109g/L)　②中度贫血(70~99g/L)

       ③重度贫血(<70g/L)　⑨不清楚

    10.2　在怀孕第几个月被诊断为贫血？　　　　　　　　　　　　　□□ B72c

11. 本次怀孕期间你是否出现过牙龈出血的现象？①否　②是　⑨不清楚　□ B73

12. 你平均每天白天户外活动时间？　　　　　　　　　　　　　　　　□ B74

   ①<0.5 小时　②0.5~1 小时　③1.1~2 小时　④2.1~ 小时

13. 本次怀孕期间，你是否出现过下列情况：

    13.1　小腿痉挛　　　　　　　①否(跳至 13.2)　②是　⑨不清楚(跳至 13.2)　□ B75a

       13.1.1　小腿痉挛出现频率　①每天　②每周　③每月　④偶尔　⑨不清楚　□ B75a1

13.2　妊娠高血压综合征　　　①否（跳至 13.3）　②是　⑨不清楚（跳至 13.3）　　□ B75b

13.2.1　在怀孕第几个月被诊断为妊娠期高血压疾病？　　　　　□□ B75b1

13.3　妊娠糖尿病　　　①否（跳至 14）　②是　⑨不清楚（跳至 14）　　□ B75c

13.3.1　在怀孕第几个月被诊断为妊娠糖尿病？　　　　　□□ B75c1

14. 本次怀孕，你计划在哪里分娩？ ①在家分娩　②住院分娩　⑨未决定　　□ B76

15. 你通过何种途径获得孕期自我保健的知识？

15.1　亲属　　　　①否　　　②是　　　　　　　　　□ B77a

15.2　朋友　　　　①否　　　②是　　　　　　　　　□ B77b

15.3　电视　　　　①否　　　②是　　　　　　　　　□ B77c

15.4　广播　　　　①否　　　②是　　　　　　　　　□ B77d

15.5　互联网　　　①否　　　②是　　　　　　　　　□ B77e

15.6　视听材料　　①否　　　②是　　　　　　　　　□ B77f

15.7　讲座课堂等　①否　　　②是　　　　　　　　　□ B77g

15.8　科普书、报纸、刊物、宣传册、宣传栏等　　　　①否　　②是　　□ B77h

15.9　妇保、医务人员；各种医疗卫生机构　　　　　①否　　②是　　□ B77i

15.10　你是否知道《中国居民膳食指南》？　　　　　①否　　②是　　□ B77j

15.11　你是否知道《中国孕期、哺乳期妇女和 0-6 岁儿童膳食指南》？ ①否　②是　　□ B77k

调查日期：_____年____月____日　　　　　　□□□□ / □□ / □□ A14

调查员签字：_____　　　　　　审核员签字：_____

个人健康情况调查问卷填写说明
（15岁及以上）

一、一般情况

姓名：同家庭成员基本情况登记表中所有年满15周岁及以上家庭成员，要认真核对，保持与家庭成员基本情况登记表的一致性。

二、目前健康状况

（一）体重

1. 过去一年内，你通常至少多久测量一次体重（在本次调查之前）（B1）？

只要是用体重秤或其他形式的秤量过，并清楚的记得自己的体重数，即为称量过。

2. 同一年前相比，你的体重是（B2）？

被调查人尽量回忆去年的体重与今年体重的区别，调查员注意不要诱导被调查者。

3. 你认为自己的体重属于超重或者肥胖吗（B2a）　旨在询问自我感觉。

4. 在近一年内你曾试图控制体重吗（B3）？

指用节食、锻炼、服减肥药等方法减轻体重。

5. 你控制体重的方法为（B3a-B3d）？

此问题为多选题，要求调查员逐项询问并按规范填写。

（二）血压

1. 过去一年内，你通常至少多久测量一次血压（在本次调查之前）（B4）？

在本次调查之前，无论是血压普查还是在村、乡、县级以上医院看病或自己在家测量，若曾查过一次，即为查过，否则为未查。

2. 你是否患有高血压（B5）？

"是"是指曾测过血压并被有执业资质的医生告知为高血压。

3. 诊断年月（B6）？

指被有执业资质的医生诊断为高血压的时间，填写阳历，精确到年和月。

若年份记不清，写9999；若月份记不清，写99。

4. 你最近两周内服降压药情况（B7）？

"服"指两周内基本服降压药者（二周内规律服药在10天以上），否则为"不服"。

5. 你控制或治疗高血压的措施（B7a-B7d）？

询问患高血压的被调查者当前采取何种控制或治疗措施。可多选。

（三）血糖

1. 在本次调查以前，你曾经测过血糖吗（B8）？

在本次调查之前，无论是普查还是医院看病或自己在家测量，若曾查过一次即为查过，否则为未查。

2. 通常，你至少多久测量一次血糖（在本次调查之前）（B8a）？

在本次调查之前，无论是普查还是在村、乡、县级以上医院看病或自己在家测量，若曾查过一次，即为查过，否则为未查。

3. 你患有糖尿病吗（B9）？

"是"应以社区/乡镇及以上医院的诊断为准。

4. 诊断年月（年/月）（B10）？

第一次被有执业资质的医生告知有糖尿病的时间，填写阳历，精确到年和月。若年份记不清，写9999；若月份记不清，写99。

5. 你曾经因为糖尿病而采取下列控制或治疗措施吗（B10a-B10d）？

请调查员按当地习惯具体询问治疗情况。

（四）血脂

1. 在本次调查以前，你测过血脂吗（B11）？

在本次调查之前，无论是普查还是医院看病，若曾查过一次，即为查过，否则为未查。

2. 通常，你至少多久测量一次血脂（在本次调查之前）（B12）？

在本次调查之前，无论是普查还是在乡、县级以上医院看病，若曾查过一次，即为查过，否则为未查。

3. 你患有血脂异常（例如高胆固醇、高甘油三酯血症和混合型高脂血症）吗（B13）？

应以社区/乡镇及以上医院的诊断为准。

4. 诊断年月（年/月）（B14）？

若你已有血脂异常，要问是何时诊断的，为第一次被有执业资质的医生告知有血脂异常的时间，填写阳历，精确到年和月。若年份记不清，写9999；若月份记不清，写99。

5. 你曾经因为血脂异常而采取下列控制或治疗措施吗（B14a-B14d）？

请调查员按当地习惯具体询问治疗情况。

（五）中风（脑卒中）

你是否患过中风？（B15）？

由有执业资质的医生诊断。

三、生活方式及行为

（一）医学体检（B17-B19）

医学体检的定义：在身体健康时主动到医疗机构或专门的体检中心对整个身体进行检查，主要目的是为了通过检查发现是否有潜在的疾病，以便及时采取预防和治疗措施。

（二）吸烟情况

1. 你现在吸烟吗？（B20）

现在吸烟，指过去30天内的吸烟行为。每天吸烟或者间断的有吸烟行为都算作现在吸烟。

2. 你最初开始吸烟的年龄（周岁）？（B21）

"开始吸烟年龄"指如现在有吸烟行为，最初开始规律吸烟的周岁年龄。

3. 你主要吸下列哪种烟（B22）？

调查员可按当地习俗做具体解释，如调查者吸烟方式有两种以上，则以最常用的为准。

4. 你平均每周吸这种烟多少支/两（B23/B24）？ 若此处确切吸烟量填写B23（支），则B24填99.9；若确切吸烟量填写B24（两），则B23填999。

5. 你是否曾经戒过烟（至少连续两年不吸烟）（B25）？

如果现在吸烟者曾经有至少连续两年不吸烟的行为，则认为曾经戒过烟。

6. 你以前每天吸烟、不是每天吸烟、还是从不吸烟？（B26）

对于现在不吸烟者询问过去30天以前的吸烟行为，从而区分从来不吸烟者和已经戒烟者。

（三）被动吸烟（现在不吸烟者回答此部分问题）。

1. 和你一起生活或工作的人中有人吸烟吗？（B27）？

主要是指自己的家庭成员和工作场所中有无吸烟者。

2. 通常，平均每周被动吸烟超过15分钟的天数（B28）？

被动吸烟指不吸烟者吸入吸烟者呼出的烟雾，调查员可按当地习俗做具体解释。

（四）饮酒情况

请回忆在过去12个月里，你是否喝过以下酒类，并估计这些酒类的平均饮用量和次数

　　问卷中的"过去12个月"是指自调查之日起的前十二个月。"饮用量"一档填写个人每次平均食用量，单位为两。从来不喝的在饮用量栏内填"1"，不填写饮用次数和平均每次饮用量；在一年内喝过的填"2"，然后询问饮用次数。"饮用次数"一档包括五个小栏目，每种酒类只填其中一栏，根据对饮用次数的多少选择一项填写平均饮用次数。平均每天饮用一次以上的在"每天"一栏填写，每周饮用1-6次的在"每周"一栏填写，每月饮用1～3次的在"每月"一栏填写，每年饮用1～11次的在"每年"一栏填写。

　　四、家族史

　　由调查员向调查对象详细询问，询问时应注意当地的习惯。

　　注意：请调查员将问卷进行审核，并填写好调查日期，然后签字结束该问卷调查。

孕妇状况填表说明

孕妇调查人数和原则：每个监测点（区/县）调查孕妇至少 30 人。要求孕早期、孕中期、孕晚期的孕妇各占 1/3。怀孕 0～12 周为孕早期，13～27 周为孕中期，28 周及以后为孕晚期。当监测点所调查 450 户中孕妇人数不足 30 人，从所在区/县的医疗保健机构补足。孕妇带着既往体检卡或体检化验单等参加调查询问。

1. 你现在怀孕几周了？从最后一次月经开始的那天算起，7 天为一周，记不清填 99。

2. 你这次是第几次怀孕？包括流产、引产等未成功孕育和已成功生产的次数。怀孕 2 次及以上者回答 2.1 本次怀孕距上次怀孕几个月（即本次怀孕末次月经距上次怀孕末次月经之间的时间），如距上次怀孕 1 年，则填 12 个月。记不清填 99。

3. 你生育过几胎？怀孕并成功分娩的活产儿胎数，包括夭折的活产儿，本次怀孕不计在内。

4. 你怀孕前的体重是多少公斤？怀孕 1～2 月内体检卡或怀孕前期、初期自己称量的体重，精确到 0.1 公斤；记不清楚或没有称量过填 99.9。

5. 本次怀孕期间饮食情况？

你昨天吃了几顿饭？填写进餐次数，如吃 4 顿饭，填 4；不知道或记不清的填 9。

怀孕后，每天的食物总摄入量较怀孕前是否有变化？根据实际情况选择相应选项。

你有没有控制每天的食物总摄入量？孕妇是否有意识的增加或减少食物摄入量，或者没有控制，按食欲想吃多少吃多少。

怀孕后，你的口味有没有变化？与孕前正常饮食相比，孕妇怀孕后口味是否发生了变化，如开始喜欢吃偏酸、偏甜、偏苦、偏辣、偏咸的饭菜或零食。如果没有变化选择①，说不清楚的选择⑨。

怀孕期间你是否每天吃零食？正餐以外的食物和饮料（不包括水）为零食。如果吃零食则回答 5.4.1，不吃零食直接跳至问题 6。

与怀孕前相比，你现在每天吃零食的量是否有变化？根据回答选择相应选项。

6. 在本次怀孕之前的半年内，你是否服用过下列营养素补充剂？服用原因？

询问怀孕之前的半年内叶酸、钙、铁、锌、维生素 A、维生素 D、B 族维生素的服用情况。若没服用过相应的补充剂，选择①否；若至少服用过 1 次，选择②是；不清楚选择⑨。若服用过营养素补充剂，则继续询问使用补充剂的原因，原因可以单选或多选，将选项填入空格内，从第 1 个空格开始填写，多余的空格留空白。若服用的补充剂为复合型，如维生素 AD 胶囊，则在维生素 A 和维生素 D 项均选择服用过，并且根据服用原因分别填写完整。

7. 你是否做过婚前或孕前检查？指在登记结婚和（或）怀孕前到医院进行过常规婚前和（或）孕前体检。如果只做过婚前检查选 1；如果只做过孕前检查选 2；如果既做过婚前检查，又做过孕前检查选 3；如果均未做过婚前检查和孕前检查选 4；记不清填 9。

8. 到目前为止，你参加过几次产前检查？指定期去医院、妇幼保健所进行孕情检查的次数。记不清填 99。

9. 你怀孕前是否被诊断为贫血？询问怀孕之前的半年内通过常规体检或其他疾病检查时，血生化检查诊断结果。贫血：血红蛋白<120g/L。

10. 本次怀孕期间你是否被诊断为患有贫血？贫血诊断标准：血红蛋白<110g/L。如果孕妇曾被诊断为贫血，则询问 10.1 和 10.2。

贫血的严重程度？血红蛋白 100～109g/L 为轻度贫血，血红蛋白 70-99g/L 为中度贫血，血红蛋白<70g/L 为重度贫血。

在怀孕第几个月被诊断为贫血？如怀孕 3 个月时被诊断为贫血，则填写 03，记不清填 99。

11．本次怀孕期间你是否出现过牙龈出血的现象？　孕妇是否出现过不明原因的牙龈出血，如刷牙、咀嚼食物时，但不包括意外受伤导致的牙龈出血。

12．你平均每天白天户外活动时间？在户外暴露于阳光的时间，包括上下班、购物、外出吃饭的路上和户外休闲、运动等。

13．本次怀孕期间，你是否出现过下列情况：

小腿痉挛（腓肠肌痉挛），即抽筋。可以由孕妇主诉判定。如果发生过，询问13.1.1发生频率。选项"①每天②每周③每月"是指每天／每周／每月发生过至少一次小腿痉挛，"④偶尔"是指发生频率达不到每月一次，不确定是否发生过的选择"⑨不清楚"。

妊娠期高血压疾病：指由医生诊断过的，在妊娠期出现一过性高血压、蛋白尿等症状在分娩后即随之消失。它可分为妊娠期高血压、子痫前期、子痫和慢性高血压并发子痫前期。如果被诊断过患有妊娠期高血压疾病，则询问13.2.1诊断时怀孕月份，月份记不清填99。

妊娠糖尿病：指由医生诊断过的，孕妇出现生理性糖尿，尿糖为＋或＋＋，鉴别诊断需做空腹血糖。如果患有妊娠糖尿病，则询问13.3.1诊断时为怀孕第几个月，记不清填99。

14．你计划分娩的地点？　调查员根据询问的实际情况选择相应选项。

15．你通过何种途径获得孕期自我保健的知识？　15.1～15.11逐项询问。

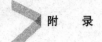

附 录

附录3 2010—2013年中国居民营养与健康状况监测——膳食调查问卷

家庭编码 ID

户主姓名＿＿＿＿＿＿＿＿＿＿＿＿＿＿

家庭住址

省/自治区/直辖市＿＿＿＿＿＿＿＿＿＿

市/县/区＿＿＿＿＿＿＿＿＿＿＿＿＿＿

街道/乡＿＿＿＿＿＿＿＿＿＿＿＿＿＿

居(村)委会＿＿＿＿＿＿＿＿＿＿＿＿

门牌号＿＿＿＿＿＿＿＿＿＿＿＿＿＿＿

入户访问时间:

月	日	入户时间	出户时间	调查员姓名
		:	:	
		:	:	
		:	:	
		:	:	

调查日期:＿＿＿＿年＿＿月 ＿日   □□□□/□□/□□ A14

调查员签名:＿＿＿＿＿＿＿＿   审核员签名:＿＿＿＿＿＿＿＿

124

膳食调查问卷填写说明

膳食调查是本次调查的一个重要内容。其目的在于了解不同地区、不同时间居民的饮食习惯，所食用的食物种类及数量，为评价营养状况提供依据。

（一）调查准备

1. 膳食调查是一项牵涉面广、花费时间多，需要细致认真地进行的工作。调查者必须得到居民的配合才能取得可靠、准确的数据。因此，调查之前要做好宣传工作，向居民说清调查的目的和方法，取得被调查对象的支持。

2. 现场调查人员必须经过严格培训，掌握统一方法和技术要求，合格后上岗。

3. 调查员应该了解本地食物供应情况，了解市场主副食品的品种、供应情况及单位重量。如要了解当地食物的生重、熟重、体积等之间的关系，这三者之间的概念要明确。如一斤大米煮多少斤米饭、生熟之间的比值是什么？要根据当地煮饭习惯做好调查，做到心中有数。若使用米的编码，记录的食物量应是原料米的量。若使用米饭的编码，记录的食物量应是熟米饭的量。这是非常重要的，需在调查之前搞清楚，才能对一定量的熟食（如一碗米饭，一个馒头）估计出其原料的生重。调查之前，对于当地一些市售食品的单位重量（如一块饼干、一块蛋糕、一个面包的重量和饭摊上的油饼、包子、面条等熟重）及所有原料的重量，均需在调查之前了解清楚。本次调查提供了《膳食营养调查图谱》，该图册选取了日常生活中常吃的食物，调查员在询问调查中可参考图册中食物容器及重量估计被调查对象进食各类食物的重量。

4. 调查之前，要做好入户的准备工作，校正调查器具，准备好所需全套表格。

（二）调查方法

本次调查采用三天全家称重和个人询问两种方法，由调查员每日入户记录家庭食物购进、废弃和个人进食情况。有条件的家庭，可以请家庭成员帮助记录。

附　录

3 天家庭食用油和调味品称重登记表

食物名称	食用油 1		食用油 2		食用油 3		食用油 4		食用油 5		盐		酱油		醋		糖	
食物编码 D1																		
结存量 D2 (g)																		
	购进量或自产量 (g) D3	废弃量 (g) D4	购进量或自产量 (g) D3	废弃量 (g) D4	购进量或自产量 (g) D3	废弃量 (g) D4	购进量或自产量 (g) D3	废弃量 (g) D4	购进量或自产量 (g) D3	废弃量 (g) D4	购进量或自产量 (g) D3	废弃量 (g) D4	购进量或自产量 (g) D3	废弃量 (g) D4	购进量或自产量 (g) D3	废弃量 (g) D4	购进量或自产量 (g) D3	废弃量 (g) D4
第 1 日																		
第 2 日																		
第 3 日																		
第 4 日																		
总量 (g) D5																		
剩余总量 (g) D6																		

126

3天家庭食用油和调味品称量登记表

食物名称	料酒		甜面酱		芝麻酱		沙拉酱		味精/味素		鸡精/鸡粉							
食物编码 D1																		
结存量 D2(g)																		
	购进量或自产量 (g) D3	废弃量 (g) D4	购进量或自产量 (g) D3	废弃量 (g) D4	购进量或自产量 (g) D3	废弃量 (g) D4	购进量或自产量 (g) D3	废弃量 (g) D4	购进量或自产量 (g) D3	废弃量 (g) D4	购进量或自产量 (g) D3	废弃量 (g) D4	购进量或自产量 (g) D3	废弃量 (g) D4	购进量或自产量 (g) D3	废弃量 (g) D4	购进量或自产量 (g) D3	废弃量 (g) D4
第1日																		
第2日																		
第3日																		
第4日																		
总量(g) D5																		
剩余总量 (g) D6																		

注：如果家庭中食用的油或调味品不包括在上表列出的名单中，请在空列中填写。（如黄酱、番茄酱、五香粉等）

3天家庭食用油和调味品称重登记表填表说明

1.（D1）食物编码：按照营养与食品安全所编制食物编码填写（详见本手册附件）。

2. 食物名称：指各种现存的食用油和调味品名称。

3.（D2）结存量(g)：各种食用油和调味品调查前现存多少量。

4. D3 为每日购进哪些食用油和调味品？有多少量？

5. D4 为每日废弃哪些食用油和调味品？有多少量？

6. 计算3天食用油和调味品的购进和废弃总量，填入表中 D5。

7. 剩余总量（D6)(g)：调查3天结束时，将每种食物的剩余部分称量后填入相应的格。

3天家庭烹调用餐人次数登记表

姓名							
个人编码¹ A1							
年龄 D7							
性别² D8							
生理状况³ D9							
劳动强度⁴ D10							

时间	早 D11	中 D12	晚 D13	早 D11	中 D12	晚 D13	早 D11	中 D12	晚 D13	早 D11	中 D12	晚 D13	早 D11	中 D12	晚 D13
第1日															
第2日															
第3日															
第4日															
用餐人次总数															
餐次比 D14															
人日数 D15															

注：1. A1：客人行号填－1～9
2. D8：1 男　2 女
3. D9：生理状况　1. 正常　2. 孕妇　3. 乳母
4. D10：劳动强度分级

	职业工作时间分配	工作内容举例（劳动强度，尤其是农民劳动强度的确定）
1：轻	75%时间坐或站立 25%时间特殊职业活动	办公室工作、修理电器钟表、售货员、酒店服务员、电工安装、车床操作、化学实验操作、讲课等
2：中	25%时间坐或站立 75%时间特殊职业活动	学生日常活动、机动车驾驶、炼钢、舞蹈、体育运动、装卸、采矿等
3：重	40%时间坐或站立 60%时间特殊职业活动	非机械化农业劳动、金工切割等

5. D11—D13：用餐记录　0在外用餐（或虽在家用餐但不是家庭烹调）　1在家用餐（且至少有一种食物在家烹调）　×不吃该餐

3 天家庭用餐人次数登记表填表说明

1. 个人编码（A1）：将住户调查表中所有家庭成员的姓名及编码记录在头两列，要认真与住户调查表核对，保持每个人与住户调查表的一致性是非常重要的。在家进餐的客人不要遗漏，行号用 -1～-9。

2. 年龄（D7）：要与住户调查表一致。

3. 性别（D8）：男性在方格中填代号 1，女性填代号 2。也应与住户调查表完全一致。各点负责人应随时检查。

4. 劳动强度（D10）：按表中编码类别填写，若编码说明和工作手册中没包括进来，调查员可根据其劳动强度的大小，归入相应的类别。

5. D11 在家烹调用餐登记栏中记录各调查日早餐是否在家烹调且在家用餐。

6. D12 在家烹调用餐登记栏中记录各调查日午餐是否在家烹调且在家用餐。

7. D13 在家烹调用餐登记栏中记录各调查日晚餐是否在家烹调且在家用餐。

8. 用餐人次总数，分别计算该成员三天早、午、晚餐食用次数。

9. D14 被调查者的餐次比，应该根据其具体进餐情况确定其餐次比。一般可按早餐 0.20，午餐 0.40，晚餐 0.40，即分别填入 0.20、0.40、0.40。如果三餐的比例基本相同，可以记录为 0.30、0.30、0.40。若有人每日只用餐两次（如午、晚或早、晚）这样每餐比例为 0.50。学龄前儿童可按每餐 0.33 计算。（一般餐次比以主食计算，如某人早餐吃面包 2 两、米粥 1 两，中午吃 4 两米饭，晚上吃 4 两米饭，一天吃主食 11 两，一天餐次比的计算，早餐：3÷11=0.28。中餐：4÷11=0.36。晚餐：4÷11=0.36。也有人早上只吃牛奶、鸡蛋，不吃主食，其他餐次也以副食为主，很少吃主食，这种情况可根据总进食量综合分析，决定餐次比。）

10. 折合人日数（D15）：一个人 24 小时为一个人日，如果习惯上每日只吃两餐或者由于特殊情况（如重体力劳动，夜班生产等），每日多于三餐者也为一个人日，（D16）计算可以分为三步进行，①先分别计算出调查 3 天中在家吃的早饭、午饭、晚饭的总次数。②分别用各餐总次数分别乘以各餐次的餐次比。从而得到调查三天中在家吃的早饭、午饭、晚饭分别相当于多少个人日数。③把各餐次的人日数相加，从而得到总的折合人日。

24 小时正餐回顾询问表
（2 岁及以上者）

姓名_____ 　　　　　　　　　　　　个人编码□□ A1

当日人日数 　　　　　　　　　　　　　　　　□.□ E1

调查日　1. 第一天　2. 第二天　3. 第三天　　　　□ E2

编号	食物名称	原料名称	原料编码 E3	原料重量（g） E4	市售品或可食部 E4a	进餐时间 E5	进餐地点 E6	制作方法 E7	制作地点 E8
1									
2									
3									
4									
5									
6									
7									
8									
9									
10									
11									
12									
13									
14									
15									
16									
17									
18									
19									
20									
21									
22									
23									
24									
25									
26									
27									
28									
29									
30									

注：E4a：1. 市售品　2. 可食部

E5：1. 早餐　3. 午餐　5. 晚餐

E6：1. 在家　2. 单位　3. 饭馆　4. 亲戚/朋友家　5. 学校或幼儿园　6. 摊点　7. 其他

E7：1. 煮　2. 炒　3. 炸　4. 蒸　5. 烙　6. 熟食　7. 烤　8. 生吃　9. 其他

E8：1. 在家　2. 单位　3. 饭馆　4. 亲戚/朋友家　5. 学校或幼儿园　6. 摊点　7. 其他

24 小时正餐回顾询问表填表说明

　　此调查表每人每日一张,对象为 2 岁以上的被调查者。首先将住户调查表中的个人编码及姓名抄到表头,要严格核对。家庭成员无论在家或是在外用正餐的各种食物和饮料均应填入此表,不得遗漏。客人不询问此表。

　　调查员每日入户询问当日进餐情况,要求每日入户一次,以免时间长,被调查者忘记所吃食物。若被调查户配合,可以请住户成员帮助,自己登记每天进食的种类及数量(填写膳食记录表),然后再由调查员进行核实,填入调查表。这样连续调查三天。

　　1. E1:此人日数与表 2 家庭用餐人次登记表的意义不同,包括在家、在外吃饭的总人日数。不论在家或在外,只要吃了某餐,即该餐人次记为 1。根据餐次比分配,用某人某日的早、中、晚用餐人次 * 餐次比即为当日人日数。

　　比如:该人某日没吃早餐,在外吃的午餐,在家吃的晚餐,则该人当日人日数为:0*0.2+1*0.4+1*0.4=0.8。

　　2. 市售品或可食部(E4a):市售品是指从市场上购买的没有去掉不可食用部分的食物重量;可食部是指去掉食物中不可食用部分后剩余的食物重量。

　　3. 进餐时间(E5):按该表下编码中的代码填写每餐的进餐时间。

　　4. 原料编码:按每种菜谱构成写出原料名称,并填写相应的原料编码(E3)。填写原料编码时,注意核实编码是生食还是熟食,比如馒头,原料是面粉,当填编码时要明确是面粉的编码,还是馒头的编码。若是面粉的编码,食物名称写面粉,重量也按面粉计。若是馒头的编码,食物名称栏应该填馒头,进食量应按馒头的实际量填写。要注意不要遗漏进食量少的食物种类和数量。如午餐吃猪肉末炒圆白菜,不能忽略菜中的肉末的量。至于每餐的调味品,不必询问,只在调查表 1 中称重记录全家消耗即可。

　　5. 原料重量(E4):吃了多少量? 按照克记录,每天按餐记录,每餐之间用空格隔开。

　　6. 进餐地点(E6):按表下编码中的代码填写进餐地点。

　　7. 制作方法(E7):了解这种食物是如何制作的,以主要制作方法为准,用表下编码的代码填写。

　　8. 制作地点(E8):这种食物是在何处制作的,见表下编码,按相应的代码填写。

正餐以外的零食、饮料和营养素补充剂的消费询问表
（2岁及以上）

姓名_____　　　　　　　　　　　　　　个人编码□□ A1

调查日　1.第一天　2.第二天　3.第三天　　　　　　　　□ E2

	编码	时间 E5	食物名称	食物编码 E3	数量（g） E4	市售品或可食部 E4a	地点 E6
零食和饮料	1						
	2						
	3						
	4						
	5						
	6						
	7						
	8						
	9						
	10						
	11						
	12						
	13						
	14						
	15						
		时间 E5	品名	食物编码 E3	服用单位 E9	数量 E10	每单位重量（g）E11
营养素补充剂	16						
	17						
	18						
	19						
	20						
	21						
	22						
	23						
	24						

注：E4a：1.市售品　2.可食部

　　E5：2.上午　4.下午　6.晚上

　　E6：1.在家　2.单位　3.饭馆　4.亲戚/朋友家　5.学校或幼儿园　6.摊点　7.其他

　　E9：1.片/粒　2.勺　3.毫升　4.滴　5.袋　6.其他

3 天正餐以外的零食、饮料和营养素补充剂的消费询问表填表说明

　　此调查表是询问每人正餐以外的零食、饮料（仅指能有能量和营养素贡献的饮料；水和茶水不包括在调查内）及营养素补充剂（包括有营养素补充作用的保健食品）的消费量。

　　此调查表每人一张，对象为 2 岁以上的被调查者。首先将住户调查表中的个人编码及姓名抄到表头，要严格核对。客人不询问此表。

　　1. 市售品或可食部（E4a）：市售品是指从市场上购买的没有去掉不可食用部分的食物重量；可食部是指去掉食物中不可食用部分后剩余的食物重量。

　　2. 进餐时间（E5）：按该表下编码 E5 中的代码填写每餐的进餐时间。

　　3. 食物编码（E3）：参照附件中的食物编码表，选择相应的编码，如果有编码，按照所对应的食物名称填写。

　　写在食物编码栏中，如果没有相应的编码，使用相近的食物编码代替。

　　4. 服用单位（E9）：根据所服用营养素补充剂的类型，选择相应的服用单位，并记录服用单位数量（E10）及每单位重量（E11）。

　　5. 进餐地点（E6）：按表下编码 E6 中的代码填写进餐地点。

附录4　2010—2012年中国居民营养与健康状况监测——食物频率调查问卷

食物频率调查问卷

（6岁及以上）

一、一般情况　　　　　　　　　　　　　　　　　　　　　　　　　ID

姓名_____　　　　　　　　　　　　　　　　　个人编码□□ A1

二、食物频率调查

1. 过去一周进餐习惯

F1	过去一周进餐次数 F2	过去一周在餐馆进餐次数 F3	过去一周在单位/学校进餐次数 F4
1. 早餐			
2. 中餐			
3. 晚餐			

2. 请回忆在过去12个月里，你是否吃过以下食物，并估计这些食物的平均食用量和次数。

食物名称 F5	是否吃 F6 1 否 2 是	进食次数（选择一项）				平均每次食用量（g） F11
		次/天 F7	次/周 F8	次/月 F9	次/年 F10	
主食						
1 大米及制品（米饭/米粉等）（按生重量记录）						
2 小麦面粉及制品（馒头/面条等）（按生重量记录）						
3 其他谷类及制品（荞麦/小米等）（按生重量记录）						
4 油条、油饼						
5 其他油炸面食（炸糕、麻团等）						
6 方便面						
7 薯类（土豆/芋头/红薯等）（按生重量记录）						
8 杂豆（绿豆/红豆/花豆等）（按生重量记录）						
9 玉米面（玉米碴等）						
豆类						
10 大豆（黄豆/青豆/黑豆等）（干重）						
11 豆浆						
12 豆腐						
13 腐乳（臭豆腐乳、大块腐乳等）						
14 即食豆制品						
15 其他豆制品						
16 腐竹类（包括腐竹、油皮等）（干重）						

续表

食物名称F5		是否吃 F6 1　否 2　是	进食次数(选择一项)				平均每次食用量(g) F11
			次/天 F7	次/周 F8	次/月 F9	次/年 F10	
蔬菜类(按生重量记录)							
17	鲜豆类蔬菜(扁豆、豆角、四季豆、豇豆等)						
18	茄果类蔬菜(茄子、西红柿、青椒等)						
19	瓜类蔬菜(黄瓜、角瓜、西葫芦等)						
20	葱蒜类(蒜苗、韭菜、小葱等)						
21	茎类蔬菜(芹菜、莴笋等)						
22	块根类(萝卜、藕、山药等)						
23	甘蓝类蔬菜(菜花、甘蓝、卷心菜等)						
24	叶类蔬菜(菠菜、油菜、小白菜、大白菜等)						
25	酱腌制蔬菜类(散装)						
26	酱腌制蔬菜类(包装)						
菌藻类							
27	食用菌非蘑菇类(木耳、银耳等)(干重)						
28	蘑菇类(金针菇、香菇、平菇、草菇等)(鲜重)						
29	紫菜(鲜重)						
30	海带(鲜重)						
水果类(按可食部重量记录)							
31	柑橘类水果(橙子、柚子、桔子等)						
32	仁果类(苹果、梨等)						
33	核果类(桃、李、枇杷、枣、杏等)						
34	小水果、浆果类(草莓、葡萄、猕猴桃等)						
35	热带水果(皮不可食)(芒果、香蕉、菠萝、荔枝)						
36	热带水果(皮可食)(杨桃等)						
37	瓜类水果(西瓜、甜瓜等)						
乳类							
38	全脂液体奶						
39	低脂、脱脂液体奶						
40	全脂奶粉						
41	低脂奶粉						
42	酸奶						
43	奶酪						
44	冰激凌						

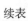

续表

食物名称F5		是否吃 F6 1　否 2　是	进食次数（选择一项）				平均每 次食用 量（g） F11
			次/天 F7	次/周 F8	次/月 F9	次/年 F10	
肉类（按可食部重量记录）							
45	鲜（冻）猪肉						
46	鲜（冻）牛肉						
47	鲜（冻）羊肉						
48	鲜（冻）禽肉						
49	其他鲜冻肉类（驴肉、马肉、鸽子肉等）						
50	熟制猪肉						
51	熟制牛肉						
52	熟制羊肉						
53	熟制禽肉						
54	熟制其他畜禽肉类（驴肉、马肉、鸽子肉等）						
55	肉制品（香肠、火腿肠、午餐肉等）						
56	猪肝						
57	猪肾						
58	其他动物内脏						
水产品（按可食部生重量记录）							
59	鲫鱼						
60	鲢鱼						
61	草鱼						
62	罗非鱼						
63	其他淡水鱼						
64	黄花鱼						
65	鲳鱼						
66	带鱼						
67	其他海水鱼						
68	虾						
69	蟹						
70	软体动物类（海蜇、贝类、螺类、鱿鱼等）						
蛋类							
71	鲜蛋（鸡蛋/鸭蛋/鹌鹑蛋等）						
72	咸鸭蛋						
73	皮蛋						

续表

食物名称 F5		是否吃 F6 1 否 2 是	进食次数（选择一项）				平均每次食用量（g）F11
			次/天 F7	次/周 F8	次/月 F9	次/年 F10	
小吃、零食							
74	面包						
75	饼干						
76	奶油蛋糕						
77	其他糕点						
78	白南瓜子						
79	花生（按可食部重量记录）						
80	其他坚果（核桃、开心果、榛子等）（按可食部重量记录）						
81	巧克力						
82	油炸小食品（薯片、薯条等）						
83	膨化食品						
84	蜜饯（杨梅、无花果、枣、橄榄、金橘等蜜饯）						
85	凉果（陈皮梅、冰糖杨梅等）						
86	果脯（苹果脯、杏脯、李干果脯、什锦果脯等）						
87	话梅						
88	九制陈皮						
89	其他话化类（甘草橄榄、话李、话杏，九制杨桃）						
90	果丹类（果丹皮、陈皮丹、山楂丹等）						
91	果糕类（山楂糕、山楂条、枣糕等）						
饮料、调味品							
92	碳酸饮料						
93	鲜榨果蔬汁						
94	果蔬汁饮料						
95	乳酸菌饮料（喜乐等）						
96	配置型乳饮料（营养快线等）						
97	咖啡						
98	茶饮料						
99	茶叶（不含水）						
100	辣椒制品（干、鲜辣椒调味制品/辣椒面/罐装剁椒等）						

3. 烹调油和调味品(每户只填写一份)

请回忆在过去一个月你们家烹调油和调味品的消费情况,以家庭为单位按月询问。

你家通常在一起就餐的人数?_____人　　　　　　　　　　　　　□F12

	食用油 F13	全家食用量 (g)F14		调味品 F15	全家食用量 (g)F16
101	花生油		110	普通食用盐	
102	豆油		111	低钠盐	
103	菜籽油		112	酱油	
104	调和油		113	醋	
105	芝麻油		114	糖	
106	动物油		115	芝麻酱	
107	茶油、橄榄油		116	酱类(黄酱、豆瓣酱、甜面酱等)	
108	玉米油、葵花子油		117	鸡精、味精、鸡粉等	
109	其他油		118	其他调味品(请写出名称)____	

食物频率调查问卷填写说明
（6 岁及以上调查对象回答）

1. 过去一周进餐习惯

分早、中、晚餐分别询问过去一周 7 天中吃了几天早餐（午餐、晚餐），其中在餐馆中就餐了几次，在单位（学生）食堂、学校集体送餐用餐次数。

2. 请回忆在过去 12 个月里，你是否吃过以下食物，并估计这些食物的平均食用量和次数

食物频率法了解被调查对象在过去一年中膳食摄入的种类及数量，问卷中的"过去一年"是指自调查之日起的前十二个月。调查的目的在于了解被调查者全年各种食物的食用次数及平均食用量，按照每种食物的要求（生重量、可食部重量）记录平均的食用量，单位是克。从来不吃的在进食量栏内填"0"，不填写进食次数和平均每次食用量；在一年内吃过的填 1，然后询问进餐次数。"进食次数"一档包括五个小栏目，每种食物只填其中一栏，根据对每种食物食用次数的多少选择一项填写平均食用次数。平均每天食用一次以上的食物在"每天"一栏填写，每周食用 1-6 次的食物在"每周"一栏填写，每月食用 1~3 次的食物在"每月"一栏填写，每年食用 1~11 次的食物在"每年"一栏填写。

明显季节性的食物，如调查对象在过去一年中有 3 个月（6~8 月）吃西瓜，每次吃 2 斤，平均每周吃 3 次，即在表格平均每次食用量一栏记录"1000"，在进食次数一栏的"每年"这一列记录"36"；也可将进食次数进行折算，一年中有 3 个月吃西瓜，每周 3 次，也就是年平均每月吃 3 次，所以在进食次数一栏的"每月"这一列记录"3"。季节不明显，但夏季多一些，冬季少一些，如玉米及一些水果，可平均后填写"次 / 月"。

主食类：应把同类食品合在一起计算。大米及制品、小麦面粉、薯类、杂豆按生重量记录；一碗饭 =4 两熟米饭 =1.8 两生米；一个馒头 =2.5 两熟重 =1.5 两面粉；一碗煮面条 =3 两熟重 =1 两面粉。

豆类：大豆按干豆量记录，水泡黄豆膨胀率为 2 倍，即 2 两水发黄豆 =1 两干黄豆；即食豆制品包括豆腐干、豆腐皮、茶干等；其他豆制品包括豆腐粉、豆豉等。

蔬菜类：同类蔬菜消费频次累加：如每周吃 1 次茄子，吃 2 次西红柿，进食次数 3 次 / 周；如夏季（7~9 月）每天吃 1 次黄瓜，其他季节每月 1 次，可填写 102 次 / 年。

菌藻类：食用菌非蘑菇类包括木耳、银耳等，食用量按照干品的量填写。水发木耳（银耳）的膨胀率为 7~8 倍；蘑菇类按鲜品重量；海带按湿品重量，干海带泡发膨胀率 3 倍。

水果类：水果消费季节性强，可按每年的次数记录，如瓜类（西瓜、甜瓜）在夏季 6 月份每周吃 1 次，7~8 月份每周吃 3 次，其他时间很少吃，可记录 28 次 / 年。食用量按照可食部分记录，香蕉、芒果、西瓜可食部为 60%；菠萝、荔枝可食部为 70%；桂圆可食部为 50%；桔子可食部为 77%。

肉类：生排骨、全鸡可食部为 70%；猪蹄可食部为 60%。

水产品：按可食部生重量记录。鲫鱼、鲢鱼、草鱼、罗非鱼等可食部为 50%~60%；带鱼、平鱼、鲅鱼等可食部为 70%~80%；虾可食部为 60%，蟹为 40%~50%；螺、蛤蜊等可食部为 30%~40%。

小吃、零食：花生按去壳花生量记录，一般一把花生（30~40g）；带壳花生可食部 70%；其他坚果按可食部重量记录，核桃可食部 40%，榛子、松子等可食部 60%，葵花子可食部 50%，南瓜子可食部 70%，开心果可食部 80%。一般一把瓜子 20~30g。膨化是以谷物、豆类、薯类、蔬菜等为原料，经膨化设备加工的酥脆香美的食品。如妙脆角、锅巴、雪米饼、旺仔小馒头、爆米花等。

3. 食用油和调味品的摄入量以家庭为单位按月询问。

家庭成员是指在一起同吃、住的所有人员。每户填一份。

附录5　2010—2012年中国居民营养与健康状况监测——医学体检表

医学体检表
（6岁及以上）

1. 基本情况

    家庭编码　　　　　　　　　　　　　　　　　　　　　　　　ID

    姓名：＿＿＿＿＿＿　　　　　　　　　　　　　个人编码　　□□ A1

2. 口服葡萄糖时间＿＿时＿＿分　　　　　　　二次采血时间＿＿时＿＿分

3. 出生日期＿＿＿＿＿＿年＿＿月＿＿日　　　　　□□□/□□/□□ H1

4. 性别：　①男　②女　　　　　　　　　　　　　　　　　□ H3

5. 体检日期＿＿＿＿＿＿年＿＿月＿＿日　　　　　□□□/□□/□□ H4

6. 身高（cm）：＿＿＿＿＿＿　　　　　　　　　　　　□□□.□ H5

7. 体重（kg）：＿＿＿＿＿＿　　　　　　　　　　　　□□□.□ H6

8. 腰围（cm）：（6岁及以上的所有受检者，孕妇除外）

    第1次＿＿＿＿＿＿　　　　　　　　　　　　　　　□□□.□ H7

    第2次＿＿＿＿＿＿　　　　　　　　　　　　　　　□□□.□ H7_1

9. 血压：（mmHg）（6岁及以上的所有受检者）

    第1次＿＿＿＿＿＿/＿＿＿＿＿＿　　　　　　　□□□/□□□ H8

    第2次＿＿＿＿＿＿/＿＿＿＿＿＿　　　　　　　□□□/□□□ H9

    第3次＿＿＿＿＿＿/＿＿＿＿＿＿　　　　　　　□□□/□□□ H10

10. 采血编号　　　　　　　　　　　　　　　　貼采血编码条处　　 H11

调查员签字：＿＿＿＿＿＿＿＿＿＿＿　　　　　　审核员签字：＿＿＿＿＿＿＿＿＿＿＿

医学体检表填写说明

1. 家庭编码：同家庭成员基本情况登记表，请将编码条贴在相应位置。

2. 姓名、个人编码（AI）：同家庭成员基本情况登记表中所有的个人编码。要认真核对，必须保证与家庭成员基本情况登记表的编码完全一致。

3. 出生日期（H1）

按阳历询问和填写。如果只记得阴历，出生在 1980 年后的，由调查员查阴阳历对照表转换成阳历；出生在 1980 年前的，将农历出生日期向后顺延一个月作为阳历出生日期。2005-2011 年出生的儿童，生日阴阳历转换见附录，若阴阳历均记不清时，可查阅户口册、免疫卡、出生记录卡等。年份填 4 位数，月份填 2 位数，日期为 2 位数。如果只记得出生年份，不记得具体出生月日，则以 6 月 30 日为准。

将出生日期按年、月、日的顺序记在记录卡的方格里。

4. 性别（H3）：方格内填写，男填 1，女填 2。

5. 调查日期（H4）：为体检当天的日期。

6. 身高（H5）：以厘米为单位，精确到小数后 1 位。必须问清儿童的实足年龄，不满 24 个月婴幼儿，要以婴儿身长测量板记录身长。

7. 体重（H6）：以公斤为单位，精确到小数后 1 位（0.1 公斤）；不满 36 个月婴幼儿，要以婴儿秤测量体重，精确到小数后 2 位。

8. 腰围（H7～H7_1）：测量 6 岁及以上受检者的腰围，以厘米为单位，精确到小数后 1 位。

9. 血压（H8～H10）：测量 6 岁及以上受检者的血压，记录收缩压和舒张压，取整数（毫米汞柱），尾数为偶数；间隔 30 秒钟，重复测量三次，并记录收缩压和舒张压。

10. 采血编码条（H11）：由项目组统一制作，将其贴在相应贴编码处。

附录6　2010—2012年中国居民营养与健康状况监测——知情同意书

您好!

国民营养与健康状况是反映一个国家居民健康水平和人口素质的重要内容,也是国家制定合理的卫生政策,最大限度的保护人民健康的必要信息。为此,卫生部2010—2012年将在全国开展居民营养与健康状况监测,掌握我国居民营养与健康状况,为政府部门制定营养与健康相关政策提供基础信息。本次调查内容包括:

(1) 一般情况、个人健康状况和身体活动调查问卷　　　　　　　　　　　　　　　□

(2) 身高、体重、腰围、血压等体检　　　　　　　　　　　　　　　　　　　　　□

(3) 膳食调查

　　A 3天24小时膳食回顾调查和食物称重　　　　　　　　　　　　　　　　　　□

　　B 食物频率调查　　　　　　　　　　　　　　　　　　　　　　　　　　　　□

　　C 即食食品调查　　　　　　　　　　　　　　　　　　　　　　　　　　　　□

(4) 血红蛋白、血糖、血脂等检测　　　　　　　　　　　　　　　　　　　　　　□

(在上述项目中,由调查员根据对该住户成员实际进行的调查或检测,在方格里划"√",以便被调查者知晓。)

我们衷心地希望这项调查能够得到您和您的家人大力支持和真诚的合作! 我们进行上述调查和检测都是免费的。如果您同意并参加这次调查,在调查完成后我们将尽快将体检和化验的结果反馈给您,并为您提供解释及提出相应的建议。同时我们保证对调查中所有可能涉及到您个人及家人隐私的问题,给予严格保密。由于调查需要调查员向您当面询问,届时登门拜访可能会给您及家人带来诸多不便,请谅解。无论现在和将来,您都可以询问关于这项调查的有关问题。如果您有不理解的问题,或者有什么建议,我们将尽力解决。

如您同意参加我们这项调查,请在下面签字。谢谢!

被调查对象签字	时间

调查员签字:＿＿＿＿＿＿

调查日期:＿＿＿＿＿＿年＿＿＿月＿＿＿日

附录7 2013年中国居民营养与健康状况监测——家庭成员基本情况

家庭成员基本情况登记表

家庭编码 ID

个人编码 A1	姓名	性别 A2	民族 A3	出生日期 A4	历法 A4a	与儿童关系 A5	文化程度 A7	职业 A8	婚姻状况 A9	目前在家或外出情况 A6
		1 男 2 女	01 汉族 02 蒙古族 03 回族 04 藏族 05 维吾尔族 06 苗族 07 彝族 08 壮族 09 布依族 10 朝鲜族 11 满族 12 侗族 13 瑶族 14 白族 15 土家族 16 哈尼族 17 哈萨克族 18 傣族 19 黎族 20 其他	年/月/日	1 阳历 2 阴历	1 儿童本人 2 母亲 3 父亲 4 兄弟姐妹 5 祖父/祖母 6 外祖父/外祖母 7 叔男 8 姑娘 9 其他	0 尚未进托幼机构 1 托幼机构 2 文盲 3 小学 4 初中 5 高中/中专 6 大专/职大 7 大学及以上	01 托幼机构/小学在校生 02 家务 03 待业 04 离退休人员 05 国家机关、党群组织、企事业单位负责人 06 专业技术人员 07 办事人员和有关人员 08 商业、服务业人员 09 农林牧渔水利业生产人员 10 生产运输设备操作人员及有关人员 11 军人 12 其他	1 未婚 2 有配偶 3 离异 4 丧偶	1 在家居住 农村居民外出打工 2 <4个月 3 4~5个月 4 ≥6个月 城市居民出国/外出工作 5 <4个月 6 4~5个月 7 ≥6个月
□□		□	□□	□□□□/□□/□□	□	□	□	□□	□	□
□□		□	□□	□□□□/□□/□□	□	□	□	□□	□	□

144

续表

家庭饮用水的主要来源是什么？

| 1 净化处理过的自来水 | 2 公共水管 | 3 受保护的井水或泉水 | 4 不受保护的井水或泉水 |
| 5 地表水 | 6 管水 | 7 收集雨雪水 | 8 桶装水或瓶装水 |

9 其他水源，请详细记录_____　□A12a

您家人平常使用的厕所类型为：

1 水冲式卫生厕所（冲入下水道、化粪池和厕坑）　2 水冲式非卫生厕所（冲入其他地方）
3 卫生旱厕（三格化粪池式、双瓮漏斗式、三联式沼气池式、粪尿分集式、双坑交替式）　4 普通旱厕　5 无厕所　□A12b

全家一共有几口人？　□□ A12

2012 年家庭年人均收入　□ A13

| ①5 000 元以下 | ②5 000～9 999 元 | ③10 000～14 999 元 | ④15 000～19 999 元 | ⑤20 000～24 999 元 |
| ⑥25 000～29 999 元 | ⑦30 000～34 999 元 | ⑧35 000～39 999 | ⑨40 000 元及以上 | 0 不回答 |

□□□□/□□/□□ A14

调查日期：_____年_____月_____日

调查员签字：_____

审核员签字：_____

家庭成员基本情况登记表填表说明

本调查涉及的常住人口的定义：本地户籍人口；或者虽然非本地户籍人口，但是在当地居住超过6个月。参与儿童养育的保姆不要记录在此表中。

1．在贴编码条处贴上家庭编码。

2．个人编码（A1）：本调查中用个人编码代表家庭中的某个人，要按照成员年龄顺序从最小的儿童开始编码"01"，其他家庭成员顺序编码"02"、"03"。同第五部分编码原则与使用方法。

3．姓名：用正楷体准确记录家庭每个成员的姓名。

4．性别（A2）：男性为1，女性为2。

5．民族（A3）：按表中给出的民族代码填写。以户口本为准。

6．出生日期（A4）：要求所有成员尽量按阳历询问和填写，并在历法（A4a）中填写"1"。如果只知道阴历的出生日期则填写阴历，并在历法（A4a）中填写"2"。2007—2013年出生的儿童如果只记得阴历，调查员可查阅本手册后面的附录，将阳历生日正确填写。若户口与身份证出生日期不符，请核实正确日期后填写。

7．历法（A4a）：说明填写的出生日期是阳历还是阴历。

8．与儿童关系（A5）：先确定儿童本人，然后根据与儿童的关系，对每个成员进行询问与填写。

9．文化程度（A7）：指调查对象接受国内外教育所取得的最高学历或现有文化水平所相当的学历，设有八个等级，分别归入相应的文化程度。

0尚未进托幼机构：指还没有入园或入托的儿童，托幼机构包括私立和公立。

1托幼机构：指已经入园或入托的儿童，包括私立和公立托幼机构。

2文盲：文盲是指不识字或识字不足一千个；识字一千以上不能阅读通俗书报，不能写便条的人（不包括正在小学读书的在校学生、已经入园或入托的儿童、尚未入园或入托的儿童）。

3小学：指接受小学教育5年或6年的毕业、肄业及在校生。也包括能阅读通俗书报、能写便条，达到扫盲标准的人。

4初中：指接受7~9年教育的初中程度的毕业、肄业及在校生。技工学校相当于初中的，填"初中"。

5高中/中专：指接受10~12年教育的普通高中、职业高中和中等专业的毕业、肄业及在校生。技工学校相当于高中的填"高中"。

6大专/职大：指接受最高一级教育为大学专科的毕业、肄业及在校生。通过自学，经国家统一举办的自学考试取得大学专科证书的，也填此项。广播电视大学、厂办大学、高等院校举办的函授大学、夜大学和其他形式的大学，凡按国家教委颁布的大学专科教育大纲进行授课的，其毕业生、肄业生、在校学生也填"大专"。

7大学及以上：指接受最高一级教育为大学本科、硕士研究生、博士研究生毕业、肄业及在校生。凡按国家教委颁布的大学本科教学大纲进行授课的各类"大学"，其毕业生、肄业生、在校生也列为此项。

凡是没有按照国家教委的教学大纲培训或只是学习单科的人，不能填"大学专科"或"大学本科"，一律按原文化程度填写。

10．职业（A8）：所有家庭成员都填报。应按当前实际从事的工作填报；若当前同时从事一种以上职业的就业人口，应填报其工作时间最长的那项职业；若刚刚更换工作，以一年内的职业为主。例如：生产工人长期脱产搞统计工作，应登记为"统计人员"。因伤、病、休假、脱产学习、企业调整而暂时未能工作的，应按原来从事的工作填报。学徒工按学习的工种填报。不满6岁的儿童可视为"12其他"。

不在业人员：

01托幼机构/小学在校生：指正在就读的大、中、小学生和托幼机构儿童。

02 家务：指无业在家做一些家务工作，如做饭、洗衣、养猪等，但不包括离退休人员。

03 待业：指毕业、肄业的学生，等待分配工作和找工作者。

04 离退休人员：指长年离开工作岗位，没有重新被聘，在家从事一般性工作。

在业人员：

05 国家机关、党群组织、企事业单位负责人：指担任有职务的、领取工资的、专职的国家正规在编行政人员。包括：①在国家各级政府机关及党、青、妇、工会等行政单位工作者；②企事业单位专职党、政、工团干部。一般的科技干部不包括在内，农村乡以下大队、村干部不列为行政干部。但在乡内供职的行政官员、政府秘书、干事及党委干部，秘书，干事应列为行政干部。

06 专业技术人员：包括科学研究人员、科技管理和辅助人员、飞机和船舶技术人员、医疗卫生人员、法律工作人员、经济管理专业人员、教师、教学辅助人员、文艺和体育工作人员。

07 办事人员和有关人员：包括行政办公人员；安全保卫和消防人员；警察；邮政和电信业务人员；其他办事人员和有关人员；无专业职称也无大学或中专文化程度的经济管理专业人员。

08 商业、服务业人员：包括购销、仓储、餐饮服务人员，饭店、旅游及健身娱乐场所服务人员，运输服务人员，医疗卫生辅助服务人员，社会服务和居民生活服务人员和其他商业、服务业工作人员。

09 农林牧渔水利业生产人员：包括农业、林业、牧业、渔业和狩猎业的劳动者，包括农业机械操作人员，包括水利设施管理养护人员。

10 生产运输设备操作人员及有关人员：包括工段长及各种生产工人、设备操作工人、司机、船员、其他生产运输工人及农村企业的各类人员；检验人员；纺织、裁剪、食品、木材、建材等行业的生产人员。

11 军人：包括中国人民解放军和中国人民武装警察部队的现役军人。

12 其他：不便分类者。

11. 婚姻状况（A9）：

1 未婚：指未结过婚的人。儿童可以填写此项。

2 有配偶：包括事实结婚，即虽未办理结婚登记手续而实际上已同居的人。

3 离异：因各种原因，夫妻双方已解除婚姻关系者。

4 丧偶：夫妻一方去世者。

12. 目前在家或外出情况（A6）：此问题一方面为了统计能参与此次调查的人数，另一方面是了解该儿童是否为留守。如果在家居住则选"1"，如果是农村居民外出打工则按实际情况在 2、3、4 中选择，城市居民出国或外出工作则按实际情况在 5、6、7 中选择。几种特殊情况：长期在外工作/打工，只是在调查期间回来探亲，可以参与调查但是仍算为外出人员，填报外出时间；如果是农民在本地打工，但是天天回家，仍算做在家居住；短期走亲访友、出差者仍算在家居住。如果居民屡次换工作，但依然在外，则将各次外出打工的时间累加记录。

13. 家庭饮用水的主要来源是什么（A12a）：选择一个最主要的。

净化处理过的自来水：指通过自来水处理厂净化、消毒后生产出来的供人们生活、生产使用的水。

公共水管：指从水源集中取水，没有经过统一净化和处理，直接由管道引入住户家中供水。

受保护的井水或泉水：指用来饮用的井水或泉水加上封闭、设置卫生保护措施。

不受保护的井水或泉水：指用来饮用的井水或泉水没有封闭、没有利于卫生的保护措施。

地表水：直接从江、河、湖、泊、池塘、河沟采集饮用。

窖水：指某些缺水地区搜集雨水、雪水或自来水等进行简单处理或不处理后，储藏于水窖、水箱。

收集雨雪水：直接收集雨水、雪水饮用。

桶装水或瓶装水：指经过净化设备净化过滤的水，如桶装或瓶装的商品化纯净水、矿泉水及家庭过滤设备自制的净化水、矿化水、磁化水、氧化水等。

其他水源，请详细记录_____：如果答案中没有的相关选项，选择此项，并在后面横线上用文字注明。

14. 家中的厕所类型（A12b）：请调查员了解实际情况，协助住户选择一个最常用的。

15. 全家一共有几口人（A12）：应包括所有经济关系，并且共同预算和饮食的成员，其中也包括由家庭资助在外上学的单身学生和户口独立但同饮食的"小家庭"。

16. 2012年家庭年人均收入（A13）：

城镇居民：全家有经济收入所有成员的收入总和，包括工资、其他现金、实物和各种代金券、卡等，以及他人赠与的现金、实物、券、卡等。职工人均工资是反映在一定时期内职工工作单位以货币形式或实物形式实际支付给职工劳动报酬，即包括计时工资、基础工资和职务工资、计件工资（包括超额工资）、各种工资性奖金和津贴、加班加点工资、附加工资、特殊情况下支付工资等，但不包括职工从工作单位得到福利费（如洗理费等）、生活困难补助费、上下班交通费、自行车补助费、独生子女费、保健用品费、文娱费、差旅费及会议补助费、误餐补助费等。

农村居民家庭纯收入：指农村常住居民家庭总收入中，扣除从事生产和非生产经营费用支出、缴纳税款和上交承包集体任务金额以后剩余的，可直接用于进行生产性、非生产性建设投资、生活消费和积蓄的那一部分收入。农村居民家庭纯收入包括从事生产性和非生产性的经营收入，取自在外人口寄回带回和国家财政救济、各种补贴等非经营性收入；既包括货币收入，又包括自产自用的实物收入。但不包括向银行、信用社和向亲友借款等属于借贷性的收入。农村居民纯收入 = 总收入 - 家庭经营费用支出 - 税费支出 - 生产性固定资产折旧 - 赠送农村内部亲友支出。

家庭年人均收入 = 家庭总收入 / 家庭人口数

17. 调查日期（A14）：填写调查当天的日期。

附录8　2013年中国居民营养与健康状况监测——一般情况调查问卷

一般情况调查问卷
（2岁以下儿童母亲）

姓名：_____

家庭编码 ID
个人编码：□□ A1

一、怀孕情况		
1.	您一共怀孕了几次（包括流产）？　（记不清填99）	□□ Ba1
2.	您一共生产过几次？　（记不清填9）	□ Ba2
3.	您本次怀孕前体重是多少公斤？　（记不清填999.9）	□□□.□ Ba3
4.	您本次临产前体重是多少公斤？　（记不清填999.9）	□□□.□ Ba4
5.	您产后42天时体重是多少公斤？　（记不清填999.9）	□□□.□ Ba5
6.	本次怀孕期间，您是否服用过下列营养素补充剂？	
	6.1 叶酸　　　①否　②是　⑨不清楚	□ Ba61
	6.2 铁　　　　①否　②是　⑨不清楚	□ Ba62
	6.3 钙　　　　①否　②是　⑨不清楚	□ Ba63
	6.4 锌　　　　①否　②是　⑨不清楚	□ Ba64
	6.5 维生素A　①否　②是　⑨不清楚	□ Ba65
	6.6 维生素D　①否　②是　⑨不清楚	□ Ba66
	6.7 鱼油　　　①否　②是　⑨不清楚	□ Ba67
	6.8 DHA　　　①否　②是　⑨不清楚	□ Ba68
	6.9 其他补充剂 Ba69x_____　①否　②是　⑨不清楚	□ Ba69
7.	本次怀孕前，您是否被医生诊断过患有贫血？　①否 ②是 ③未查过 ⑨不清楚	□ Ba7
8.	本次怀孕期间，您是否被诊断过患有贫血？ ①否（跳至9）②是　③未查过（跳至9）⑨不清楚（跳至9）	□ Ba8
	8.1 如果患有贫血，贫血的严重程度？①轻度　②中度　③重度　⑨不清楚	□ Ba81
	8.2 如果患有贫血，是在怀孕第几个月被诊断为贫血？（记不清填99）	□□ Ba82
9.	本次怀孕期间，您是否出现过下列症状或疾病？	
	9.1 小腿痉挛（抽筋）　　　①否　②是　⑨不清楚	□ Ba91
	9.2 牙龈出血　　　①否　②是　⑨不清楚	□ Ba92
	9.3 妊娠糖尿病　　　①否　②是　⑨不清楚	□ Ba93
	9.4 妊娠高血压综合症　　　①否　②是　⑨不清楚	□ Ba94
10.	本次怀孕期间，您是否接受过孕妇学校或医疗机构的健康教育？　①否　②是	□ Ba10

二、分娩情况		
1.	您是在哪分娩的？ ①省级（直辖市）及以上保健院或医院　②地市级保健院或医院 ③县级保健院或医院 ④乡镇卫生院　⑤村卫生室 ⑥家 ⑦其他 Bb1x_____	□ Bb1
2.	您采用了哪种分娩方式？ ①自然分娩　②人工辅助分娩（侧切、使用产钳等）③剖宫产（跳至4）	□ Bb2
3.	您是否采用了无痛分娩技术？　　①否　②是　⑨不知道	□ Bb3
4.	您是否有产后大出血？　　①否　②是　⑨不知道	□ Bb4
三、喂养知识和行为		
1.	您这次分娩后是否哺乳过？　　①否　②是（跳至3）	□ Bc1
2.	您未哺乳的原因是什么？	
	2.1 恢复工作　①否　②是	□ Bc21
	2.2 生病　　①否　②是	□ Bc22
	2.3 无母乳　①否　②是	□ Bc23
	2.4 觉得母乳喂养麻烦　①否　②是	□ Bc24
	2.5 担心影响身材或形象　①否　②是	□ Bc25
	2.6 认为配方粉更有营养　①否　②是	□ Bc26
	2.7 孩子生病　　①否　②是	□ Bc27
	2.8 孩子拒绝吸吮　①否　②是	□ Bc28
	2.9 其他（请注明 Bc29x_____）　①否　②是 （答完此题跳至10）	□ Bc29
3.	您产后多久开始让婴儿吸吮乳房？ （如果不满1天，请填多少小时；如果24小时以上，请填多少天）	□□小时 Bc31 □□天 Bc32
4.	您是产后多久（天）开始有奶（下奶）的？ （不满1天填00，满1天不满2天填01，以此类推）	□□ Bc4
5.	您是否有过哺乳困难？　①否（跳至7）　②是	□ Bc5
6.	您最主要的哺乳困难是什么？（单选） ①乳头结构异常　②乳房乳头疼痛　③婴儿衔接不好 ④母乳不足　⑤其他（请注明 Bc6x_____）	□ Bc6
7.	过去72小时内，您是否哺乳过？　①否　②是（跳至9）	□ Bc7
8.	您给孩子断奶的原因是什么？	
	8.1 恢复工作　　①否　②是	□ Bc81

8.2 生病　　　　　　①否　②是		□ Bc82
8.3 无母乳　　　　　①否　②是		□ Bc83
8.4 觉得母乳喂养麻烦　①否　②是		□ Bc84
8.5 担心影响身材或形象　①否　②是		□ Bc85
8.6 认为配方粉更有营养　①否　②是		□ Bc86
8.7 孩子生病　　　　　①否　②是		□ Bc87
8.8 孩子拒绝吸吮　　　①否　②是		□ Bc88
8.9 其他（请注明 Bc89x_____）　①否　②是 （答完此题跳至 10）		□ Bc89
9.	目前,您的奶够不够孩子吃?①不够　②够　⑨不知道	□ Bc9
10.	自从本次怀孕以来,您是否接受到母乳喂养方面的知识?　①否　②是	□ Bc10
11.	您认为产后多久(小时)应该开始哺乳婴儿?(不知道填99)	□□ Bc11
12.	您认为如何母乳喂养好? ①按需喂母乳(孩子想吃或者母亲想喂,就可以喂母乳) ②定时喂母乳　⑨不知道	□ Bc12
13.	您认为几月龄内孩子应该只吃母乳,不添加任何其他食物或液体(包括水、配方奶、其他奶和固体/半固体食物)?　(不知道填99)	□□ Bc13
14.	您认为母乳喂养应该持续到孩子多大(月龄)?　(不知道填99)	□□ Bc14
15.	自从本次怀孕以来,您是否接受到辅食喂养方面的知识?　①否　②是	□ Bc15
16.	您认为孩子应该从几月龄开始添加固体、半固体或糊状食物?　(不知道填99)	□□ Bc16
17.	您认为孩子多大(月龄)时可以开始吃肉(猪、牛、羊、鸡、鸭、肝和血等)? (不知道填99)	□□ Bc17
18.	您认为孩子在 6-8 个月大时,每天应该吃几次辅食(固体、半固体或糊状食物,不包括液体)?(不知道填9)	□ Bc18
19.	您认为孩子 6～8 月龄的辅食应该包括下列哪些食物?	
	19.1 谷类(粥、面条、米饭等)　　　　①否　②是	□ Bc191
	19.2 蔬菜　　　　　　　　①否　②是	□ Bc192
	19.3 水果　　　　　　　　①否　②是	□ Bc193
	19.4 肉　　　　　　　　　①否　②是	□ Bc194
	19.5 蛋　　　　　　　　　①否　②是	□ Bc195
20.	您认为孩子在 9～23 个月大时,每天应该吃几次辅食(固体、半固体或糊状食物,不包括液体)?(不知道填9)	□ Bc20

四、生活方式、行为及食物过敏		
1.	您怀孕前半年内是否吸烟？ ①不吸烟　②每天吸烟 ③不是每天吸烟	□ Bd1
2.	在您怀孕前半年内，您丈夫是否吸烟？①不吸烟 ②每天吸烟 ③不是每天吸烟	□ Bd2
3.	您怀孕期间是否吸烟？ ①不吸烟　②每天吸烟（跳至 5）　③不是每天吸烟（跳至 5）	□ Bd3
4.	您怀孕期间，您平均每周被动吸烟的天数（每天超过 15 分钟）？ ①0 天　②1～2 天　③3～5 天　④6～7 天　⑨不清楚	□ Bd4
5.	您现在吸烟吗？ ① 不吸烟 ②每天吸烟（跳至 7）③不是每天吸烟（跳至 7）	□ Bd5
6.	目前，您平均每周被动吸烟的天数（每天超过 15 分钟）？ ①0 天　②1～2 天　③3～5 天　④6～7 天　⑨不清楚	□ Bd6
7.	您怀孕前半年内，是否饮酒？　①否　②是	□ Bd7
8.	在您怀孕前半年内，您丈夫是否饮酒？　　①否　②是	□ Bd8
9.	您怀孕期间是否饮酒？　　　　①否　②是	□ Bd9
10.	您现在是否饮酒？　　　　①否　②是	□ Bd10
11.	您是否对下列食物过敏？	
	11.1 牛奶　①否　②是　⑨不清楚	□ Bd111
	11.2 鸡蛋　①否　②是　⑨不清楚	□ Bd112
	11.3 花生　①否　②是　⑨不清楚	□ Bd113
	11.4 大豆　①否　②是　⑨不清楚	□ Bd114
	11.5 小麦　①否　②是　⑨不清楚	□ Bd115
	11.6 其他（请注明 Bd1167x_____）①否　②是　⑨不清楚	□ Bd116

五、主要慢性病家族史（①否　②是　⑨不清楚）

	祖父	祖母	外祖父	外祖母	父亲	母亲
1. 高血压	□ Be11	□ Be12	□ Be13	□ Be14	□ Be15	□ Be16
2. 冠心病	□ Be21	□ Be22	□ Be23	□ Be24	□ Be25	□ Be26
3. 脑卒中	□ Be31	□ Be32	□ Be33	□ Be34	□ Be35	□ Be36
4. 糖尿病	□ Be41	□ Be42	□ Be43	□ Be44	□ Be45	□ Be46

六、最近一个月内的身体活动

1. 您通常白天在户外活动时间是每天____小时____分钟？	□□：□□ Bf1

2. 职业及家务相关身体活动

2.1	您在工作或家务中有重体力活动吗？　　①没有（跳至 2.4）　②有 即呼吸或心率显著加快，持续至少 10 分钟，如装卸、建筑、收割、翻地、搬（举）重物等。	□ Bf21

2.2	您通常每周重体力活动为____天？	□.□ Bf22
2.3	您通常每天进行这些重体力活动的时间为____小时____分钟？	□□:□□ Bf23
2.4	您在工作或家务中有中等强度体力活动吗？①没有（跳至3）　②有 即呼吸或心率少量增加，持续至少10分钟，如驾驶重型机械、安装、拔草、播种、采摘、捕鱼、搬（举）轻物等。	□ Bf24
2.5	您通常每周中等强度体力活动为____天？	□.□ Bf25
2.6	您通常每天进行这些中等强度体力活动的时间为____小时____分钟？	□□:□□ Bf26
3. 交通相关身体活动		
3.1	您是否步行或骑自行车至少连续10分钟？包括您去工作、逛街、赶集等。 ①没有（跳至4）　②有	□ Bf31
3.2	您通常每周有____天步行或骑自行车至少连续10分钟？	□.□ Bf32
3.3	您通常每天步行或骑自行车的时间为____小时____分钟？	□□:□□ Bf33
4. 休闲相关身体活动		
4.1	您是否参加大强度运动、健身或休闲活动？①没有（跳至4.4）　②有 即呼吸或心率显著加快、至少连续10分钟的活动，如跑步、踢足球、跳绳等。	□ Bf41
4.2	您通常每周有____天参加大强度运动、健身或休闲活动？	□.□ Bf42
4.3	您通常每天参加大强度运动、健身或休闲活动的时间为____小时____分钟？	□□:□□ Bf43
4.4	您是否参加中等强度运动、健身或休闲活动？①没有（跳至5）　②有 即呼吸或心率少量增加（至少连续10分钟）？例如：骑车，游泳，排球，打太极拳，扇子舞，乒乓球，羽毛球等？	□ Bf44
4.5	您通常每周有____天参加中等强度运动、健身或休闲活动？	□.□ Bf45
4.6	您通常每天参加中等强度运动、健身或休闲活动的时间为____小时____分钟？	□□:□□ Bf46
5. 安静状态		
5.1	您通常每天睡眠的时间约为____小时____分钟？	□□:□□ Bf51
5.2	您通常每天静坐或躺的时间约为____小时____分钟？（包括您在单位和家中，坐在办公桌、电脑前、坐着或躺着看电视、聊天、看书、乘车等的时间）	□□:□□ Bf52
6. 看护小孩活动		
6.1	您的孩子现在添加辅食了吗？　①否（跳至6.4）　②是	□ Bf61
6.2	您是否为孩子单独制作食物？　①否（跳至6.4）　②是	□ Bf62
6.3	制作食物时，是否按照您或家人的口味来决定孩子食物的咸淡？①否 ②是	□ Bf63
6.4	您通常每天照看小孩（吃、睡、玩）所花费的时间约为____小时____分钟？	□□:□□ Bf64
6.5	您晚上是否同小孩睡在一起？①同室同床 ②同室不同床 ③不同室	□ Bf65

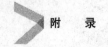

七、月子期间(产后一个月内)饮食与生活习惯调查(产后 2～6 个月内的母亲回答)

1. 请回忆您在月子期间是否吃过以下食物及进食次数?

	食物种类	是否吃过 ①否 ②是 Bg1	进食次数			平均每次食 用量(g) Bg5
			次/天 Bg2	次/周 Bg3	次/月 Bg4	
1.	谷类、薯类(米、面、杂粮、红薯、马铃薯等)(按生重计)					
2.	蔬菜(按可食部生重计)					
3.	水果(按可食部生重计)					
4.	畜禽肉及内脏(按可食部生重计)					
5.	鱼虾(按可食部生重计)					
6.	蛋类(鸡蛋、鸭蛋、鹌鹑蛋等)					
7.	奶及奶制品(牛奶、奶酪、奶粉等)(按鲜奶重量计)					
8.	豆类及坚果(大豆、豆腐、豆浆、腰果、核桃等)(按大豆生重计)					
9.	小米稀粥(按熟重计)					
10.	鱼汤(记录汤水的液体重,内容物重量写在相应食物食用量中)					
11.	鸡汤(同 10)					
12.	骨头汤(猪、牛、羊等)(同 10)					
13.	猪蹄汤(同 10)					
14.	醪糟汤(同 10)					
15.	其他汤(Bg6_____)(同 10)					
16.	水、茶水					
17.	饮料					

2.	您在月子期间是否有忌口的食物? ①否(跳至 3) ②是	□ Bg7
2.1	如果是,最主要的忌口食物包括:①_____	□ Bg71
	②_____	□ Bg72
	③_____	□ Bg73
	④_____	□ Bg74
	⑤_____	□ Bg75

3. 月子期间的身体活动		
3.1	您产后多久（天）开始下床活动？	□□ Bg8
3.2	开始下床活动后，平均每天下床活动约为____小时____分钟？	□□：□□ Bg9
3.3	在月子期间是否到户外活动？　①否　②是	□ Bg10
3.4	月子期间，平均每天睡觉时间约为____小时____分钟？	□□：□□ Bg11
4. 月子期间的卫生行为		
4.1	月子期间您是否洗澡？　①否　②是	□ Bg12
4.2	月子期间您是否洗头？　①否　②是	□ Bg13
4.3	月子期间您是否刷牙？　①否　②是	□ Bg14
4.4	月子期间您的房间是否通风？①否　②是	□ Bg15

调查日期：_____年____月____日　　　　　　　　□□□□/□□/□□ A14

调查员签字：_____　　　　　　　　审核员签字：_____

2岁以下儿童母亲一般情况问卷填表说明

2岁以下儿童母亲的姓名、个人编码要与家庭成员表一致。

一、怀孕情况

1. 您是第几次怀孕：包括流产、引产等未成功孕育和已成功生产的次数。如果是1次记01，如果记不清填99。

2. 您生产过几次：怀孕并成功分娩的次数，包括夭折的活产儿。如果记不清填9。

3. 您本次怀孕前的体重是多少公斤：怀孕之前的半年内，怀孕1-2月内体检卡记录或自己回忆体重，精确到0.1公斤；记不清楚或没有称量过填999.9。

4. 您本次临产前体重是多少公斤：根据保健卡记录或回忆临产体重，填写方法同3。

5. 您产后42天时体重是多少公斤：根据保健卡记录或回忆产后42天时体重，填写方法同3。

6. 本次怀孕期间，您是否服用过下列营养素补充剂：

怀孕期间是否补充过含叶酸、铁、钙、锌、维生素A、维生素D、鱼油和DHA（二十二碳六烯酸）的营养素补充剂，没补充营养素选①，补充过选②，记不清填⑨。如果补充过其他营养素，将补充剂的名称填写在Ba69x的横线上，并在Ba69处选②。

7. 本次怀孕前，您是否被诊断过患有贫血：询问怀孕之前的半年内通过常规体检或其他疾病检查时，血常规检查诊断结果。贫血：血红蛋白<120g/L。

8. 本次怀孕期间，您是否被诊断过患有贫血：贫血诊断标准：血红蛋白<110g/L。如果孕期被诊断为贫血，继续询问8.1贫血的严重程度①轻度贫血91~110g/L②中度贫血71~90g/L③重度贫血70g/L以下，如果不记得贫血严重程度则选⑨。如果孕期被诊断为贫血，继续询问8.2诊断月份，如怀孕3个月时被诊断为贫血，则填写03，如记不清填99。

9. 本次怀孕期间，您是否出现过下列症状或疾病：没出现过该症状或疾病选①，出现过选②，不记得或者没做过相应检查选⑨。

小腿痉挛（抽筋）。由孕妇主诉判定。

孕妇主诉牙龈出血，如刷牙、咀嚼食物时牙龈出血，但不包括意外受伤导致的牙龈出血。

妊娠糖尿病，是指由医生诊断过的，孕期出现的糖尿病。

妊娠高血压综合症，是指由医生诊断过的，孕产妇特有的疾病，常发生在孕24周以后或产后24小时内，症状有高血压，蛋白尿及水肿。严重者会抽搐、昏迷、心力衰竭等。

10. 本次怀孕期间，孕期是否接受过孕妇学校或医疗机构的健康教育：孕妇学校：由各级妇幼保健院或医院举办，由有资质和接受过专业培训的医生担任培训师，以宣传教育孕期保健知识为主要培训内容。医疗机构：医院、卫生院、疗养院、门诊部、诊所、卫生所（室）以及急救站等机构。

二、分娩情况

1. 您是在哪分娩的：按医院级别选择，如果在其他地点分娩包括私立医院，请填写在横县上。

2. 您采用了哪种分娩方式：自然分娩：指不依靠任何外部干预，胎儿自阴道娩出。人工辅助分娩（如侧切、使用产钳等）：指借助会阴侧切、产钳、胎头吸引器的帮助，将婴儿自阴道娩出。剖宫产：经腹切开子宫取出胎儿的手术。

3. 您是否采用了无痛分娩技术：在分娩时，是否使用了麻醉药或镇痛药等方法使疼痛减轻甚至消失的技术。

4. 您是否有产后大出血：大出血是指出血量大于500ml。

三、喂养知识和行为

1. 您这次分娩后是否哺乳过：是否用母乳喂养孩子，如果哺乳过选②，并跳至第3题。

2．您未哺乳的原因是什么：如果没有用母乳喂养过孩子，询问未哺乳的原因，在 2.1～2.8 中做相应选择。如果有其他原因，把具体原因填写在 Bc29x 的横线上，并在 Bc29 处选②。如果没有其他原因，在 Bc29 处选①。

3．您产后多久开始让婴儿吸吮乳房：指新生儿第一次吸吮母亲乳头的时间（婴儿试吃也算，不论是否真正吸吮到乳汁），如果不满 1 天，将小时写在 Bc31，如果为 1 天以上，将天数写在 Bc32。

4．您是产后多久（天）开始有奶（下奶）的：以生产当天开始计算，如生产当天有奶，记为 00（天），如果产后 24 小时 −48 小时开始有奶记为 01（天），依此类推。

5．您是否有过哺乳困难：如果没有哺乳困难，跳至问题 7。如果有过哺乳困难，继续询问第 6 题。

6．您最主要的哺乳困难是什么：如果是①～④，做相应选择。如果是其他原因，在 Bc6 处选⑤，并在 Bc6x 的横线上填写具体困难。答完此题，跳至问题 10。

7．过去 72 小时内，您是否哺乳过：不哺乳的母亲，选择①，继续询问第 8 题。哺乳的母亲选择②，然后跳至问题 9。

8．您给孩子断奶的原因是什么：对已经断奶的母亲，询问断奶原因。完成此题然后跳至问题 10。

9．目前，您的奶够不够孩子吃：母亲自己判断奶水够不够孩子吃饱。

10．自从本次怀孕以来，您是否接受到母乳喂养方面的信息：如果没有接受到母乳喂养信息，选①。如果接受过相关信息，选择②。

11．您认为产后多久（小时）应该开始哺乳婴儿：以小时为单位，当儿童母亲回答的是天时，应折算成小时数。

12．您认为如何母乳喂养好：如果认为孩子想吃、或者母亲想喂，就可以喂母乳，则选择①按需喂母乳；如果认为应该定时喂母乳选②。

13．您认为婴儿几月龄内应该只吃母乳，不添加任何其他食物或液体（包括水、配方奶、其他奶和固体 / 半固体食物）：如果不足一个月时，填写 00；如果满 1 个月，不满 2 个月，填写 01；依次类推。如果回答不出来，则填写 99。

14．您认为母乳喂养应该持续到孩子多大（月龄）：填写方法同 13。

15．自从本次怀孕以来，您是否接受到辅食喂养方面的信息：如果没有接受到该信息选①，如果接受过相关信息选择②。

16．您认为婴儿应该从几月龄开始添加固体、半固体或糊状食物：填写方法同 13。

17．您认为孩子多大（月龄）时，可以开始吃肉（猪、牛、羊、鸡、鸭、肝和血等）：填写方法同 13。

18．您认为孩子在 6～8 个月大时，每天应该吃几次辅食（固体、半固体或糊状食物，不包括液体）：不知道填 9。

19．您认为孩子的辅食应该包括下列哪些食物：若包括该类食物，在相应食物后面选②，否则选①。

20．您认为孩子在 9～23 个月大时，每天应该吃几次辅食（固体、半固体或糊状食物，不包括液体）：不知道填 9。

四、生活方式、行为及食物过敏

1．您怀孕前是否吸烟：如果不吸烟，选①；如果吸烟，问是否每天吸烟，如果每天吸烟选②，如果不是每天吸烟选③。吸烟定义为连续或累积吸烟 6 个月或以上者。每天吸烟定义为每天吸卷烟 1 支以上，连续或累计 6 个月，不是每天吸烟定义为每周吸卷烟超过 4 次，但平均每天不足 1 支。

2．在您怀孕前，您丈夫是否吸烟：同 1。

3．您怀孕期间是否吸烟：同 1。

4．在您怀孕期间，您平均每周被动吸烟的天数（每天超过 15 分钟）：在工作或生活环境中，吸入周围吸烟者呼出的以及卷烟末端散发出的烟雾全天累加超过 15 分钟的天数。如果没有被动吸烟，选①；如果被动吸烟的天数为 1-2 天,选 ②;依此类推。如果记不清,选⑨。

5. 您现在吸烟吗:同 1。如果回答吸烟,跳至问题 7。

6. 目前,您平均每周被动吸烟的天数:同 4。

7. 您怀孕前是否饮酒:怀这个孩子之前是否饮酒。饮酒定义为在调查前 30 天内至少饮过半瓶啤酒,0.8 两白酒或 2.5 两红酒)。

8. 您怀孕前,您丈夫是否饮酒:怀这个孩子之前,您丈夫是否饮酒。

9. 您怀孕期间是否饮酒:怀这个孩子期间,您本人是否饮酒。

10. 您现在是否饮酒:现在是否饮酒。

11. 您是否对下列食物过敏:依次询问是否对牛奶、鸡蛋、花生、大豆和小麦过敏。如果有对其他食物过敏如虾蟹等,请填写在 11.6 的横线上。

五、主要慢性病家族史

由调查员向调查对象详细询问,询问时应注意当地的习惯。

六、最近一个月的身体活动

1. 您通常白天在户外活动时间:白天在户外活动的时间,如 1 小时 30 分钟填写 01:30;不活动填 00:00,说不清楚的填 99:99。

2. 职业及家务相关身体活动

2.1　在工作或家务中有重体力活动,即呼吸或心率显著加快(至少连续 10 分钟):例如装卸、建筑、非机械化农业劳动如收割、翻地等、搬(举)重物等(详见体力活动强度说明)。每次持续至少 10 分钟的活动才计算在内。如果没有选①,跳至 2.4。

2.2　您通常每周重体力活动为几天:应该不超过 7 天,小数点后保留 1 位,如 2.5 天或 7.0 天等。

2.3　您通常每天进行这些重体力活动的时间:询问并记录平均每天进行重体力活动的时间,如 01:30即为 1 小时 30 分钟。

2.4　您在工作或家务中是否有中等强度体力活动,即呼吸或心率少量增加(至少连续 10 分钟):例如:驾驶重型机械,安装,拔草,播种,采摘,捕鱼等农活,搬(举)轻物等。每次持续至少 10 分钟的活动才计算在内。如果没有选①,跳至 3.1。

2.5　您通常每周中等强度体力活动为几天:同 2.2。

2.6　您通常每天进行这些中等强度体力活动的时间:同 2.3。

3. 交通相关身体活动

3.1　您是否步行或骑自行车至少连续 10 分钟:包括您去工作,逛街,赶集等。如果不骑车选①,跳至 4。

3.2　您通常每周有几天步行或骑自行车至少连续 10 分钟:应该为 1~7 天。

3.3　您通常每天步行或骑自行车的时间:同 2.3。

4. 休闲相关身体活动,参照工作相关身体活动的回答方式。

5. 安静状态

您通常每天睡眠的时间,包括午睡、夜晚睡眠时间,一般情况下在 4~12 小时之间。

您通常每天静坐或躺的时间,包括在单位和家中,坐在办公桌、电脑前,坐着或躺着看电视、聊天、看书、乘车等时间。

6. 看护小孩活动

6.1　您的孩子现在添加辅食:如果添加辅食选②,继续询问 6.2,如果没有添加辅食选①,并跳至 6.4。

6.2　您是否为孩子单独制作食物:指孩子的饭或菜单独烹调。如果不为孩子单独制作食物选①,并跳至 6.4。

6.3　制作食物时,是否按照您或家人的口味来决定孩子食物的咸淡:孩子菜的用盐量,是不是根据家长的口感决定咸淡。

6.4 您通常每天照看小孩（吃、睡、玩）所花费的时间：每天 24 小时中，照看孩子吃、睡、玩的总时间。

6.5 您晚上是否同小孩睡在一起：按照①同室同床 ②同室不同床③不同室选择一项。

七、产后一个月内（月子期间）饮食与生活习惯调查（产后 2～6 月内的母亲回答）

1. 月子期间食物摄入频次

询问产后 6 个月内的母亲在月子期间各类食物是否吃过，如果吃过该类食物，询问进食次数，在次 / 天或次 / 周中选择一项填写。各种汤类的食用量，只记录汤水的液体重，内容物（如鸡肉、鱼肉、猪蹄等）重量写在相应食物食用量中。奶粉按 1:7，奶酪按 1:10 折算成鲜奶。豆腐按 1:4，豆浆按 1:20 折算成黄豆。

2. 您在月子期间是否有忌口的食物

如果没有，直接跳到问题 3。如果有忌口的食物，请在 2.1 的横线上列出主要禁忌的 5 种食物。将每种食物对应的食物编码填入编码框中。忌口的食物是指按照当地风俗习惯，月子期间禁止食用的食物，不包括日常生活中忌口的食物。如果禁忌一类食物（即禁忌这类中所有的食物），蔬菜类的编码为 040000；水果类的编码为 060000。

3. 月子期间身体活动

3.1 您产后多久（天）开始下床活动：仅仅为上厕所而下床的行为不算下床活动，下床走动、做家务、看护孩子等算作下床活动。以天为单位，如果产后 24 小时之内就开始下床活动记为 00 天，第二天开始活动记为 01 天，依次类推。

3.2 开始下床活动后，平均每天下床活动的时间：一天下床活动多少小时多少分钟，如果为 2 小时 0 分钟，记为 02:00。

3.3 在月子期间是否到户外活动：产后 30 天内是否离开房间到户外活动。

3.4 月子期间，平均每天睡觉时间（小时）：月子期间的平均每天睡觉的时间，包括白天和夜晚的睡眠时间。

4. 产后一个月（月子期间）卫生行为

让儿童母亲回忆，她在月子期间是否洗过澡、洗过头发、刷牙，月子期间，房间有没有通过风。

体力活动的强度说明

轻度	散步、钓鱼(坐着)台球、飞镖
中等强度	水上项目：脚踏船、划船、水中有氧操、摸鱼、跳水、潜水、冲浪、漂流 冰上项目：滑雪(不费力的下坡)、慢速滑冰、冰壶 陆地项目 走路(①遛狗 ②以锻炼为目的 ③搬物品走平路或下楼 ④搬轻物上楼) 慢跑(小步慢跑、跑走结合(跑步 <10 分钟)) 舞蹈(如芭蕾、交谊舞、桑巴、探戈、disco 等) 骑车 <20 千米 / 小时 射击、铁饼、跳高、跳远、标枪、撑杆跳、拳击(打口袋)、摔跤、太极 儿童游戏：跳房子、丢沙包、跳皮筋、蹦床、弹球、电玩城内游戏 (如投篮、打地鼠、跳舞机等等)、滑板、踢口袋、飞盘等 球类：非比赛性质的羽毛球、篮球、保龄球、足球、排球 高尔夫、乒乓球、网球(双打)、垒球

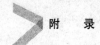

重强度	水上项目：水中走步、水球、游泳
	冰上项目：滑雪（费力的下坡）、滑（旱）冰、速滑、冰球
	陆地项目：走路（① >8 千米 / 小时 ②搬重物上楼 ③双肩背包）
	跑步（<20 千米 / 小时）、越野赛跑
	骑车（≥20 千米 / 小时）、骑马（有一定速度）
	健身操、跳绳、爬梯子、爬山、攀岩
	柔道、跆拳道、空手道、武术、拳击
	球类：沙排、排球、羽毛球、篮球、足球等比赛
	网球（单打）、壁球、橄榄球、（长）曲棍球、手球

附录 9　2013 年中国居民营养与健康状况监测——食物频率调查问卷

食物频率调查问卷
（2 岁以下儿童母亲）

家庭编码 ID

姓名：＿＿＿＿＿＿＿＿　　　　　　　　　　　　　　　　个人编码：□□ A1

请回忆在过去 1 个月里，您是否吃过以下食物，并估计这些食物的平均食用次数和平均每次食用量。

食物名称	是否吃过 ①否 ②是 F2a	进食次数			平均每次食用量 (g) F2e
		次/天 F2b	次/周 F2c	次/月 F2d	
主食					
1　米饭（按熟重计）					
2　米线、米粉等（按熟重计）					
3　米粥（按熟重计）					
4　馒头、面条、烙饼等面制品（按熟重计）					
5　油炸米面食品（油饼、油条等）（按熟重计）					
6　其他谷类及制品（大麦、小米、玉米、高粱米、荞麦等）（按生重计）					
7　杂豆（绿豆/红豆/花豆等）（按生重计）					
8　薯类（马铃薯、红薯、紫薯、芋头等）（按生重计）					
豆类及制品					
9　豆腐（按生重计）					
10　豆浆、豆腐脑等（按生重计）					
11　豆腐皮、豆腐丝、豆腐干等（按生重计）					
12　其他豆制品（按大豆生重计）					
蔬菜					
13　绿色蔬菜（青椒、西兰花、菠菜、油菜、荷兰豆、豌豆尖、小白菜、茼蒿等）（按生重计）					
14　西红柿（按生重计）					
15　橙黄色蔬菜（胡萝卜、南瓜等）（按生重计）					
16　浅色蔬菜（如、大白菜、圆白菜、白萝卜、藕、豆芽、菜花、西葫芦、黄瓜、茄子、芹菜茎、莴笋、冬瓜等）（按生重计）					
水果					
17　深色水果（如橘、橙、杏、李子、芒果、木瓜、哈密瓜、菠萝、枇杷、柿子、沙棘果、枣、猕猴桃等）（按可食部生重计）					
18　浅色水果（如苹果、梨、桃、草莓、葡萄、香蕉等）（按可食部生重计）					

食物名称	是否吃过 ①否 ②是 F2a	进食次数			平均每次 食用量 (g)F2e
		次/天 F2b	次/周 F2c	次/月 F2d	
菌藻类					
19　菌藻类(蘑菇、木耳、紫菜、海带等)(按鲜重计)					
乳类及制品					
20　配方奶或奶粉(奶粉按1:7折算成鲜奶重)					
21　鲜奶及奶粉(奶粉按1:7折算成鲜奶重)					
22　酸奶及奶酪(奶酪按1:10折算成酸奶重)					
肉类					
23　畜肉(猪、牛、羊、马等)(按可食部生重计)					
24　禽肉(鸡、鸭、鹅、鹌鹑等)(按可食部生重计)					
25　肉制品(各种香肠、火腿肠、午餐肉等)(按可食部生重计)					
26　动物肝脏					
27　动物血及制品(血豆腐、血肠等)					
水产品					
28　鱼(按可食部生重计)					
29　虾、蟹(按可食部生重计)					
30　其他水产品(海蜇、贝类、螺类等)(按可食部生重计)					
蛋类					
31　蛋类(鸡蛋、鸭蛋、鹌鹑蛋等)					
32　松花蛋					
小吃、零食					
33　方便面					
34　面包、饼干类					
35　糕点类(蛋糕、月饼、蛋黄酥、桃酥、绿豆糕、江米条等)					
36　糖果类(巧克力、糖果、蜂蜜、果酱、果冻、果丹皮等)					
37　坚果类(瓜子、花生、核桃、开心果、榛子等)					
38　油炸小食品(薯片、薯条等)					
39　膨化食品(米饼/雪米饼/妙脆角/好多鱼等)					

	食物名称	是否吃过 ①否 ②是 F2a	进食次数			平均每次 食用量 (g)F2e
			次/天 F2b	次/周 F2c	次/月 F2d	
水及饮料						
40	白水及茶水	一天一夜饮水量合计				毫升
41	碳酸饮料（可口可乐、雪碧、芬达等各种汽水）					毫升
42	100%果蔬汁					毫升
43	果蔬汁饮料或果味饮料（非100%）					毫升
44	含乳饮料（营养快线、AD钙奶、爽歪歪、喜乐、乳酸菌乳饮、酸奶乳酸菌、酸酸乳、优酸乳、味可滋奶昔、牛奶饮料、果粒奶优等）					毫升
45	其他含糖饮料（苏打水、茶饮料、功能饮料等）					毫升
补充剂						
46	营养素补充剂F2f＿＿＿＿＿＿＿ □□□□□					—
47	营养素补充剂F2g＿＿＿＿＿＿＿ □□□□□					—
48	营养素补充剂F2h＿＿＿＿＿＿＿ □□□□□					—

调查日期：＿＿＿＿＿年＿＿月＿＿日　　　　　　　　　　□□□□/□□/□□ A14

调查员签字：＿＿＿＿＿＿＿＿＿　　　　　　　　　　　审核员签字：＿＿＿＿＿＿＿＿＿

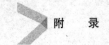

食物频率调查问卷填表说明

询问2岁以下儿童母亲过去一个月的食物消费情况。个人编码要与家庭成员登记表中一致。

请本人回忆过去1个月内，是否吃过以下食物，并估计这些食物的进食次数和平均每次食用量。"过去1月"是指自调查之日起的前1个月。过去1个月内，从来没吃过的食物在"是否吃过"栏内填"1"，不填写进食次数和平均每次食用量；在1个月内吃过的食物在"是否吃过"栏填2，然后询问进食次数。"进食次数"一档包括3个小栏目，每种食物只填其中1栏，根据对每种食物食用次数的多少选择一项填写平均食用次数。平均每天食用1次以上的食物在"次/天"栏内填写，每周食用1-6次的食物在"次/周"栏内填写，每月食用1-3次的食物在"每月"栏内填写。

按照每种食物的要求（生重、鲜重、可食部生重）记录平均的食用量，单位是克。如果询问得到食物的斤或两，一定记住要转换为"克"。1斤=500克，半斤=250克，1两=50克。水和饮料部分填写毫升，比重均按照1来估计，例如含乳饮料120克则视为120毫升。

应把同类食品合在一起计算，例如深色蔬菜，如每周吃1次青椒，吃2次西兰花，进食次数为3次/周。

营养素补充剂只询问是否吃和进食次数，不需要问平均每次食用量；如果吃过含蛋白质、维生素、矿物质的营养素补充剂，将补充剂的名称写在F1n、F1O、F1p或F2f、F2g、F2h的横线上，并在"是否吃过"栏内写2，并填写进食频次。如果没有吃过补充剂，在补充剂对应的"是否吃过"栏内填写1。

常用转化系数与可食部

蔬菜类可食部	胡萝卜、西红柿、大白菜：95-100% 南瓜、冬瓜、青椒：85% 扁豆、荷兰豆、菠菜、黄瓜、茄子：90% 芹菜茎：70%
水果的可食部	香蕉、芒果、西瓜可食部为60% 菠萝、荔枝可食部为70% 桂圆可食部为50% 桔子可食部为77%
肉类可食部	生排骨、全鸡可食部为70%，猪蹄可食部为60%
水产品可食部	鲫鱼、鲢鱼、草鱼、罗非鱼等可食部为50%～60% 带鱼、平鱼、鲅鱼等可食部为70%～80% 虾可食部为60%，蟹可食部为40%-50% 螺、蛤蜊等可食部为30%-40%
坚果类可食部	花生按去壳花生量记录，一般一把花生30-40g，带壳花生可食部70%。 一般一把瓜子20～30g，葵花子可食部50% 核桃可食部40% 榛子、松子等可食部30% 南瓜子可食部70% 开心果、栗子可食部80%
菌藻类的膨胀率	水发木耳（银耳）的膨胀率为7～8倍，干海带泡发膨胀率3倍

附录10　2013年中国居民营养与健康状况监测——医学体检表

医学体检表

家庭编码 ID

1. 母亲姓名：_____　　　　　　　　　　　　　个人编码　□□ A1

2. 母亲出生日期_____年___月___日　　　　□□□□/□□/□□ H1a

3. 母亲身高（cm）：_____　　　　　　　　　　　□□□.□ H6

4. 母亲体重（kg）：_____　　　　　　　　　　　□□□.□ H7

5. 母亲腰围（cm）：

　第1次　_____　　　　　　　　　　　　　　　□□□.□ H7_1

　第2次　_____　　　　　　　　　　　　　　　□□□.□ H7_2

6. 母亲血压（mmHg）：

　第1次_____/_____　　　　　　　　　　□□□/□□□ H8

　第2次_____/_____　　　　　　　　　　□□□/□□□ H9

　第3次_____/_____　　　　　　　　　　□□□/□□□ H10

7. 母亲采血编号　　　　　　　　　　　　　　 贴采血编码条处　 H11

　体检日期_____年_____月___日　　　　　□□□□/□□/□□ H3

调查员签字：_____　　　　　　　　审核员签字：_____

2 岁以下儿童母亲医学体检表填写说明

1. 家庭编码(ID)：请将家庭编码条贴在相应位置。

2. 母亲姓名、个人编码(Al)：2 岁以下儿童母亲的姓名和个人编码要同家庭成员基本情况登记表中严格一致。

3. 母亲出生日期(H1a)：按阳历询问和填写，将出生日期按年、月、日的顺序记在问题后面的方格里。年份填 4 位数，月份填 2 位数，日期为 2 位数。如果只记得出生年份，不记得具体出生月日，则以 6 月 30 日为准。

4. 母亲身高(H6)：以厘米为单位，精确到小数后 1 位，位数不足时注意补零。

5. 母亲体重(H7)：以公斤为单位，精确到小数后 1 位，位数不足时注意补零。

6. 母亲腰围(H7_1～H7_2)：测量 2 岁以下儿童母亲的腰围，以厘米为单位，精确到小数后 1 位。测量两次予以记录。

7. 母亲血压(H8～H10)：测量 2 岁以下儿童的母亲的血压，记录收缩压和舒张压，取整数(毫米汞柱)，尾数为偶数；间隔 30 秒钟，重复测量三次。

8. 母亲采血编码号(H11)：一定要按照要求，将 2 岁以下儿童母亲的采血编码条贴好。

9. 体检日期(H3)：为体检当天的日期。

附录11　2013年中国居民营养与健康状况监测——知情同意书

您好！

《中国妇女发展纲要》(2011—2020)、《中国儿童发展纲要》(2011—2020)明确提出提高妇女、儿童健康的目标。及时了解我国0-5岁儿童和乳母的食物营养、喂养行为、健康状况，分析其营养不良和营养相关疾病的变化趋势及影响因素，可为政府政策和措施制定提供科学依据。作为2010—2013年中国居民营养与健康状况监测整体的一部分，2013年将开展55个全国监测点的0～5岁儿童、2岁以下儿童母亲的营养与健康监测工作。本次调查内容包括：

0～5岁儿童	
1. 家庭成员基本情况、儿童喂养与健康、儿童饮水与活动相关调查	☐
2. 大运动发育评价	☐
3. 身长／身高、体重、脉搏测量	☐
4. 膳食调查	☐
A　连续3天家庭食用油和调味品称重、24小时膳食回顾调查	☐
B　食物消费频率调查	☐
5. 血红蛋白等检测	☐
2岁以下儿童的母亲	
1. 家庭成员基本情况、2岁以下儿童母亲一般情况问卷调查	☐
2. 身高、体重、腰围、血压测量	☐
3. 膳食调查	☐
A　连续3天家庭食用油和调味品称重、24小时膳食回顾调查	☐
B　食物消费频率调查	☐
4. 血红蛋白、血糖等检测	☐
其他家庭成员(除了所有儿童和2岁以下儿童母亲)	
1. 家庭成员基本情况登记表	☐
2. 膳食调查：连续3天家庭食用油和调味品称重、24小时膳食回顾调查	☐

（上述项目由调查员根据实际进行的调查或检测，在方格里划"√"，以便被调查者知晓）

我们进行上述调查和检测都是免费的，衷心希望这项调查能得到您和家人的支持与真诚合作！如果您同意参加调查，我们将在调查完成后尽快反馈体检和化验结果，并保证调查中所有可能涉及您和家人隐私的问题给予严格保密。由于调查员需要当面询问，届时登门拜访可能会给您及家人带来不便，请谅解。无论现在和将来，您都可以询问关于这项调查的任何问题。

如您同意参加调查，请在下面签字。谢谢！

被调查对象签字	时间

调查员签字：＿＿＿＿＿＿＿＿＿＿　　　　　　　　　调查日期：＿＿＿＿＿＿年＿＿＿月＿＿＿日

附录12　各省及各监测点工作队名单

北京市

北京市
马彦、赵耀、黄磊、沙怡梅、金庆中、李红、喻颖杰、滕仁明、马晓晨、李春雨、马蕊、王超、信信、郭丹丹、余晓辉

西城区
周红玲、杨青俊、简友平、徐俊、高平、关红焱、王冰、宋超、曹玮、杨宏、吴金霞、魏泽明、李丽

崇文区
卢建霞、常志荣、宋美芳、苑建伟、陈艳华、李楠、孙志锋、段旭、续文阁、孙鑫、宋光辉、田飞、刘宏杰、顾金龙、张力伟、张昊添、沈中波、高玉林、高鹏、王英娣

怀柔区
张武力、孙继东、路海英、赵明星、刘建荣、赵艳华、常姗姗、张伟涛、赵娟、张海龙、坑斌、孟晓娟、李宏刚、王红卫、孙建飞、柳丹、陈玲霞、杨丽梅、李福军、郭雪

延庆区
王晓云、陈静、姜德元、王凤兰、汪会文、张琨、王绍华、张镇权、万帝、赵铁云、刘鑫、刘凡、赵璐、刘艳妍、李美丽、林强、李行行、张立峰、付代生、李淑君

东城区北部
潘京海、邹艳杰、黄露、付秀影、顾凯辰、闫银锁、崔禾、王琳、魏祥、赵丹宁、吴伟、许晓玲、王峥、李玉梅、李珊珊、王婷、刘芳

东城区南部
王联君、刘晶磊、常志荣、孙志锋、孙中华、杨晓霞、王东瑞、高鹏、阙然、李艳宇、王璞、徐斌斌、段旭、孙鑫、续文阁、宋光辉、满洋、沈中波、高玉林

天津市

天津市
韩金艳、张磊、江国虹、常改、李静、刘昊、潘怡、王文娟、徐忠良

河西区
吴宗毅、王宝奎、丁祝平、张之健、郑鸿庆、温来欣、王淼、韩玉莹、李爱民、王玉、高菲、张黎波、曹明丽、王旭、张璐、袁丽宏、李旺、王偲

北辰区
刘文利、张景江、李玉梅、徐国和、冯润洲、顾文奎、虞宝颖、李娟、戴晓荣、朱金雷、霍兰英、张志英、吴玉丽、薛春杰、王淑惠、赵娣伟、杨光、孙增勇、董建霞、王敏、赵长龙、孙洪峡、张婕、赵凤仙

静海县
强淑红、刘绍英、李勇、陈忠花、王娅、张婵、赵光义、刘东、刘蕾、王金栋、姜雪晴、冯娟、杨敬金、翟庆生、董伟、刘寒、郝杰、刘金星、胡艳恒、胡子强、于英红、马娟娟、陈静、

马俊红、骆春梅、张婵、杨丽、刘光燕、郑惠文、翟丹、胡琴

河北省

河北省
李建国、朱小波、宋立江、刘长青、田美娜、石永亮、陈磊、何玉伏、吕佳、叶坤

唐山市迁安市
马宝贵、李成林、刘海峰、许志海、韩秀新、张建中、王小辉、王秀娟、张刚、王娜、周翠侠、刘长英、厉艳欣、刘芳、王翠玲、肖淑玉

唐山市开平区
邓伟、高静、林海霞、刘建新、刘建业、杨鸽、肖福胜、孙长志、刘蕾、郑杰、韩蕊、董国会、孙晶、王秀华、何洁、陈赛丹、王建伟、吴丽媛、董珍珍

石家庄市新华区
赵川、周吉坤、吴立强、陈凤格、赵伟、李波、徐保红、高伟利、贾志刚、白萍、范尉尉、杨军、翟士勇、陈雨、倪志红、楚秋霞、王月敏、杜亚青、马月兰、李秀娟

邯郸市邯山区
杨永清、董伯森、张卫平、王树森、王立生、李梦轩、郝敏、李秀霞、朱永芳、张雪玲、高鹏、孙红梅、邢洁、郭智斌、杜新荣、褚松玲、王海涛、李媛媛、石坤、叶志萍

石家庄市井陉县
赵川、周吉坤、李彦春、李占军、陈凤格、赵伟、徐保红、高伟利、刘会林、郝吉琳、冯冬颖、李贺、左彦生、白萍、张静、高玲、梁晓娟、高丽芳、赵艳宾、李秀娟

秦皇岛市昌黎县
杨希存、刘波、龙和平、李东运、张玉民、马艳玲、霍长有、刘兰吉、李莉、时晨、张伏静、贾玉海、张晓东、张德云、马辉、徐春梅、李建辉、刘洋、宋仲越、赵东

邯郸市涉县
杨永清、董伯森、张卫平、王树森、王立生、李梦轩、郝敏、刘永为、陈长华、李秀忠、江军平、史二丽、谢和平、宋小会、于立新、张跃秋、杨然、刘保英、孟卫丽、马海芳

衡水市武强县
林彦全、王玉春、吴蕊丽、夏晴、白平章、高江华、谷旭阳、段景涛、康世明、李颖、张书玲、刘飞、宋魁武、郑珊珊、张宁、栗念东、耿建芬、闻雅婷、王凤霞、贾翠翠、马新静、孙帅、郝娜、魏国亮、王敏伦、刘佳帅、孙贺、张会

山西省

山西省
柴志凯、任泽萍、李成莲、李学敏、边林秀、李淑琴

太原市迎泽区
赵艳红、郭淑赟、蔡娜、李潭香、田志忠、董静、李红梅、续伟明

晋中市榆次区
成广明、倪金喜、李燕青、连永光、郑永萍、曹晓玲、郭秀峰、胡云

临汾市大宁县
雷瑞芳、温清秀、房淑娟、马云平、李晓芳、刘婕、李艳婕、尚教平

忻州市河曲县

杜永田、吕维林、张继业、赵艳梅、张高峰、苗艳青、薛艳华、张馨天

忻州市河曲县

杜永田、吕维林、岳增池、张继叶、张高峰、宋国荣、张伟平、苗艳青、薛艳花、赵艳梅、韩艳萍、武贞平、张淑琴、王丽芳、翟改莲、王舒晴

长治市襄垣县

郭彦中、解茂庭、何敏、张李玲、连先平、李强、高红、连建军

阳泉市平定县

王芝纯、白海林、贾源瑶、张向涛、武金平、韩有志、吴艳红、康平、白丽、白建丽、李璐、吕之珺、侯晓雁、潘雅菊、杨艳

内蒙古自治区

内蒙古自治区

王文瑞、王海玲、宋壮志、崔春霞、蒲云霞

呼和浩特市

王红霞

包头市

贾恩厚、戴纪强、张素艳

赤峰市

崔旭初、靳桂才

通辽市

何玉龙

巴彦淖尔市

王洪亮、韩爱英

呼和浩特市新城区

丛中笑

包头市石拐区

雒引

赤峰市敖汉旗

曹国峰

通辽市库伦旗

范广飞

巴彦淖尔市五原县

杨佐鹏

通辽开鲁县

王国华

辽宁省

辽宁省

赵卓、李绥晶、栾德春、李欣、刘钟梅、刘向军、金旭伟、王瑞珊、任时、石铁跃、孙静、

崔玉丰、李卓芳、于欣、王凯琳、宋蕴奇、高邦乔、程艳菲、丛源、麻懿馨、范文今、邹淼

沈阳市

董丽君、杨楠、陈慧中、刘博、苏孟、刘雪梅、张迅、常春祥、候哲、张虹、连英姿、张玉黔、张强、杨海佳、李延军、刘东义、许志广、郭永义

大连市

赵连、张建群、孟军、袁玉、王凡、李瑞、宋晓昀、郑晓南、张磊、徐小冬、徐峰、杨丽君、陈颖、王晓静、姜振华、白欣、李倩、杜玉洁、许莹

阜新市

文永红、包昕、黄立冬、蒋春梅、马玉霞、路大川、罗周正、徐艳、李木子、杜波、张涛、韩立新、张宏生、林伟亮、郭铁志、王敏

丹东凤城市

隋立军、朱文利、魏杰、白杨、曲晟鸣、王帅、洪江、徐丽娟、刘靖瑰、康宵萌、管先聪、李杰、赫英飞、张晓美、蔡克锋、付大成、刘丽华、崔丹、刘力田、佟成训

沈阳市沈河区

王铁元、张革、于路阳、韩磊晶、马萍、何婧、李梅梅、牟玉、谷领、孙宇

大连市中山区

曲海、谌启鹏、吕德贤、赵京漪、初高峰、孙旭、刘学东、于世才、吕忠楠、汪洋、朱杰、姜大栋、郭琪

大连市沙河口区

曹苏、王浩、迟志远、张晓航、夏京、崔为军、吕嫔、孙海、关黎明、张雪、许晓琪、王慧楠、黄鹤、马丽丽、王卓文、徐桂花、张烨、刘成程、滕勇胜、赵秀秀、刘晓梅、高雪、张波、于丽辉、陈丽

阜新市太平区

孟宇、张建瑞、卢伟、马玉宏、项微、穆艳涛、丁春露、马桂玲、康红梅、胡颖、王玥、郭玉兰、周万丽

抚顺市抚顺县

张英莉、王伟、郭大为、高晓秋、刘景坤、孙继发、纪伟、陈淼、金明德、徐光、王林、孙志强、吴娜、秦昊、孙晓颖、张燚、于淼、徐哲、祝喆、关涛、孙志刚、张辉、叶永青、王海、王瑞伟、吴跃环、罗广田

丹东市宽甸满族自治县

杨成武、张忠敏、胡志钢、姜福娜、王成都、刘雯雯、王玉明、武黎明、姜文明、谢通、张凤媛、徐志刚、贾宽、肖万玲、孙吉毓、赫英智、姜忠胜、吴贵安、吴丽娜、李爽、刘丽华、王晓霞

吉林省

吉林省

方赤光、刘建伟、白光大、张丽薇、付尧、翁熹君、郭金芝、张晶莹、吴晓刚、寇泊洋

长春市朝阳区

吴静、李为群、许勇、邰晓维、姜学敏、陈辉、李英、李向丽、金英淑、孙兰华、安楠、马维峰、

孙晓波、王伟、李民、付昕光、杨静、刘志成、陈洪、李国明、马翠萍、马强

吉林市龙潭区

王旭东、周世忠、李心焱、于玲、李晶、张国富、张成海、吴云、郑敏、李立杰、郝桂玲、闫春玲、高学军、董晓雪、孙丹、刘丹、李昕、焦玉国、姜巍、殷智红、张莹、刁红时

辽源市东丰县

于浦青、王庆仁、丛玉玲、刘亚芬、张莹、王曦、郑祥庚、宋飞、郭颖、孙继红、于祥宇、陈洪浩、王宝库、赵晶、相恒红、姜丽、聂颖坤、耿冬梅、钟艳丽、尹志君、李敏、潘春林、张继娟、郑丽萍、刘小斌、郑微、武烨、于德发

黑龙江省

黑龙江省

姜戈、秦爱萍、许丽丽、李美娇、靳林、庞志刚、刘丽艳、刘淑梅

宁安市

马艳萍、曹玉梅、杨秀丽、李晶、彭晶、刘欣、樊海、王效彬、陈红娜、吴红霞、李秀成、郑喜红、廉明浩、贾青鑫、刘香、夏季峰、张淑华、徐虎善、朱静彬、朱嘉宁

哈尔滨市道外区

赵丽红、李红叶、陈爽、张萍、李岐东、汤大开、李淑环、臧伯夫、蒋玉宏、聂秀敏、杨守力、管永斌、刁映红、张波、陈俊儒、李秀彬

哈尔滨市南岗区

杨丽秋、何慧、于波、任娇娇、马滨胜、范玉松、何晓东、刘晓巍、单晓丽、王威娜、宁琳琳、范玉松

哈尔滨市延寿县

王岩峰、鲍金亮、刘岩松、姜立冬、杜凤娇、韩波、吕淼、张志冬、孙伟、杨磊、叶冬军、杨亦然、孙国伟、张佳文

黑河市孙吴县

裴秀荣、张伟、张司宇、刘同鑫、王国栋、毕帅、郭晓岩、李富强、唐明宇、郑龙军、齐欣、李婷婷、赵莉、王玉英、万晓慧、白华、丛桂敏、代梦楠、吕姗、仲崇民、赵青锋、潘丽

齐齐哈尔市依安县

娄铁峰、李英杰、李利涛、翟立辉、孙永忠、温殿勇、杨敬东、陈月梅、聂永新、石金刚、宿福生、王军、陈居英、赵红、宿阳、李晶鑫、仇荣英、马凤勤

上海市

上海市

郭常义、邹淑蓉、宋峻、施爱珍、朱珍妮、黄翠花、汪正园、臧嘉捷、姜培珍、宓铭

黄浦区

周建军、王烨菁、马立芳、何霭娜、单成迪、周伟明、曹云、王黎红、邵丹丹、姜计二、陈慧娟、姚伟庆、杨辰玲、钟月秋、戚宏磊、董琳娟、张汝芸、王静、钟莹、王芸

长宁区

孙晨光、张泽申、许浩、吴金贵、黄峥、唐传喜、刘小祥、金蓓、吴国莉、徐慧萍、卢国良、陆敏、沈斌杰、施理达、史徽君、王鑫、沈佳颖

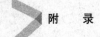

附　录

虹口区

龚向真、姚文、亓德云、付泽建、林可、沈静、许鞯、唐漪灵、宦群、张斌、余秋丽、魏伟健、陈琰、朱嘉琳、金弘毅、徐婷婷、朱敏、刘宝珍、茅美萍、祝杰

青浦区

吴健勇、高红梅、马英、朱忆闻、杨洋、李燕、付红、蔡静莲、陈云、李丹华、张彩娟、沈茜妍、费琼、张亚军、蔡红妹、俞春明、姚卫英、马春来、吴建刚、徐军

崇明县

钟萍、龚飞、黄菊慧、王雪蕾、陈锦岳、陈丽、沈乃钧、朱小称、王锦香、朱菁、成纲、钱志华、顾玉美、陈泉、陈辰、顾胜萍、张卫星

江苏省

江苏省

周明浩、周永林、戴月、甄世祺、张静娴、朱谦让

南京市

谢国祥、郭宝福、金迪、祝白春

海门市

陆洪斌、陆鸿雁、卫笑冬、丁爽

泰州市

胡金妹、黄久红

淮安市

过晓阳

南京市秦淮区

朱亦超、冯佩蓉

南京市浦口区

林其洲、郑爱林

南京市溧水区

吴涛、章红顺

泰州市高港区

王金宏

淮安市洪泽区

于浩、刘海强、成艳

浙江省

浙江省

丁钢强、章荣华、黄李春、孟佳、周标、黄恩善、方跃强

杭州市江干区

蒋雪凤、高海明、方叶珍、胡春容、钟小伶

杭州市下城区

周晓红、席胜军、王峥、商晓春、陈国伶、李旭东、方来凤

174

宁波市江东区

张立军、戎江瑞、蒋长征、胡丽明、杨双喜

金华市金东区

郑寿贵、黄礼兰、王翠蓉、王会存、严瑶琳

桐乡市桐乡县

钱一建、许皓、施坤祥、王春梅、方惠千、姚炜、徐迪波

丽水市松阳县

赵永伟、叶金龙、黄丽燕、洪秉晖、王春红、兰陈花

湖州市安吉县

刘波、郑芝灵、梁志强、徐明。

安徽省

安徽省

金少华、王淑芬、徐粒子、朱剑华、鲍军辉、孟灿、陈志飞

巢湖市

王义江、肖东民、叶正文、宋玉华、魏道文、杨志刚、金姗姗、吕少华、苏光明、王迎春、魏瑞芳、周敏、张志宽、董翠翠、王红、马晓林、汤华、张玲、倪琴琴、俞华

合肥市瑶海区

王俊、许阳、胡俊、朱晴晴、刘川玲、任平、方其花、汪婷、季宏霞、马慧、黄洋、刘芳宇、黄敏

安庆市迎江区

王学明、陈述平、李贤相、王敏、金育红、陈剑、冯皓、查玮、王祥瑞、刘斌、高伟林、武辛勤、张红梅、丁绮荣、方青、黄德威

安庆市大观区

程立、陈静、张志平、王林

安庆市怀宁县

朱厚定、何家权、何红霞、汪利兵、刘观友、张亚毅、汪小昷、汪媛、王慧、查琰、杨兰兰、李珏、江宜兰、刘芳、凌麟、琚海琴、李道具、吕凤英、王大春

亳州市利辛县

李传涛、武卫东、赵磊、卢洁萍、马雨露、孙保勤、刘琳（女）、闫伟、刘琳（男）、李影、赵梦媛、胡东平、乔晓燕、张颖、李杰、王海青、康伟伟、侯萍银、张硕、苏欣

阜阳市蒙城县

彭鸥、王勇、李银梅、薛柯华、王彬彬、李艳丽、慕孟侠、龙芳红、谭博、王伟、许辉、乔峰、李伟、陈勇、葛琛琛、桂朋、赵玲、李凡、李凤、李杰龙

福建省

福建省

郑奎城、赖善榕、陈丽萍、苏玲、薛春洪、何达、吴慧丹、阳丽君、张振华、林在生

福清市

林茂祥、黄圣兴、陈祖凰、郑德斯、罗镇波、何道逢、施育珍、赖晓燕、张敦明、钟红华、

王财福、刘开武、林少华、黄于玲、林星、薛兵、林东、邓国权、何立强、何忠清

厦门市思明区

牛建军、荣飚、梁英、白宏、洪华荣、王娟、陈剑锋、黄小金、王宝珍、叶秀恋、施红、曾妍、李恩、林炜、骆和东、黄建炜、李莉、徐雪荣、沈惠燕、黄世杰

福州市仓山区

张晓阳、郑高、徐幽琼、刘小华、王晓旭、何颖荣、谢逦鸿、张秋、邱凤金、汪攀、陈国兴、杨红、陈善林、王代榕、潘素敏、林天坦、陈鑫星、陈勤、陈玲芳、林瑾琼

福州市闽清县

邓邦昌、吴仙忠、刘雅芬、张银川、温联煌、陈诗江、郑燕慈、刘珠华、黄夏钗、黄潘、余玲莺、张剑萍、李志敏、郑祥萍、张凤娇、张莹

漳州市南靖县

黄春兰、简必安、黄小凤、彭汉真、肖振海、吴征峰、肖艺红、吴思全、黄滨、游锦加、林宝财、吴小玲、韩毅锋、成方昇、王惠燕、郭月荫、庄云婧、张新荣、王素卿、吴国梁

江西省

江西省

付俊杰、何加芬、秦俊、王永华、徐岷、刘晓玲、宋迎春、宋孝光

樟树市

皮林敏、邹小平、敖水华、邹珍珍、黄庆、羊晓辉、钟琪

南昌市东湖区

颜兴伟、樊吉义、胡堂秀、徐幼莉

抚州市广昌县

温木贵、崔万庆、唐晓龙、王志珍

上饶市万年县

冯敏、王址炎、蔡丹娜、胡军、张甫生、李小青、蔡燕、盛根英、李小霞、程水娥、应萍、李美华、董思伟、吴少莲、李鸿春、陈国安

宜春市宜丰县

李斌、王建平、周苏、熊斌洪、欧阳文秀、余良

赣州市龙南县

曾政国、钟灵、曾景、廖峻峰、赖永赣、彭旻微、傅秋生、钟雄文

山东省

山东省

周景洋、赵金山、张俊黎、闫静弋、唐慧、吴光健、肖培瑞、于连龙、张天亮、李蔚

潍坊市昌邑市

刘子洪、李出奎、毛兴林、韩大伟、明大勇、张京章、元修泰、孙洪波、姜在东、孙晓峰

烟台市蓬莱市

宁福江、牛田华、张利泉、张强、纪经海、秦宏展、马恒杰、张文华、曲艳、赵冲、葛安民、李波、李振、刘姗姗、吴涛、董鹏、马进海、陈红、张静、张国英、李莹、李金环、巩丽华

济南市历下区

马守温、范莉、张广莉、郑燕、刘萍、邵传静、周敏、王甲芳、陈曦、王立明、李春蕾、陈兢波、张俊涛、焦桂华

青岛市市北区

惠建文、辛乐忠、薛守勇、杨敏、邹健红、张海静、朱志刚、刘侠、王春辉、王康、曹玮琳、孟泉禄、王铁一、宋永宁、宁昌鹏、刘志翔、王霞、田海珍、于文霞、张绍华

莱芜市莱城区

高永生、王金刚、吴莉、孙国锋、狄芳、朱翠莲、许玉荣、亓哲、毕顺霞、王宁、韩东、亓霞、董爱凤、亓金凤、邱伟、卢清春、宋涛、吕慎军

济宁市泗水县

王孟祯、孔祥坤、李锋、姚守金、吴运良、刘蕾、徐艳、张元晴、张建国、颜艳、张玉凤、赵风德、杨洪俊、刘科、董燕、董文军、李东升、王爱敏、朱宁兵、纪炜、冯甲星、冯广丽、张伟

泰安市宁阳县

张尚房、张军、薛兴忠、刘婷婷、于庆国、曹晶、杜秋霞、张汉新、张振、张兆喜、薛跃、赵婷婷、刘静静、崔金朋、崔克阶、王刚、张伟、许笑振、黄士泉、朱星光

滨州市利津县

薄其贵、赵观伟、张沐霞、延进霞、尚英霞、李志彬、张春华、田育秋、许丽丽、陈雪璐、张岩江、李安华、张连庆、李月美、李俊珊、李金波、张彬、张秀英、王霞、刘芳芳

河南省

河南省

张丁、张书芳、付鹏钰、叶冰、周昇昇、詹瑄、钞凤、李杉、苏永恒、张二鹏

洛阳市

杨晓华、李克伟、张玉兰、宋现、郭燕、杨宗义、赵卫

郑州市

郭亚玲、韶声波、郑天柱、董志伟、窦红星、张静清、贺凯新、徐向东、王志涛、沈艳丽、程春荣、董珂

郑州市金水区

王慧敏、陈瑞琴、刘纪军、张威娜、杨军燕、杨彦宾、丁照宇、宋岩、白玮志、付俊生、张洁、冯璐、王豪佳、田玉翡、郑丽红、卢静、王晓峰、王培培、李瑞燕、杨岚

洛阳市吉利区

崔振亚、张兴波、郭建立、张春华、席兵、高静

洛阳市西工区

周梦甲、曹元平、姚孝勋、潘建丽、曲红、沈斌、张建民、张军

濮阳市台前县

李志刚、王瑞卿、麻顺广、孙冬焕、刘广学、李梦河、陆全银、姚如春、陈祥金、侯永昌、仇爱英、刘瑞英、张爱华、姚琪、徐婧、侯宪清、侯平、王洪伦、吕寻斌、邱素萍

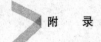
商丘市虞城县

张婷、刘运学、王渊祥、宋爱君、贺霞、王咏梅、李灏阳、王庆丽、祁冬梅、霍苑苑、王迎春、席珂、崔艳秋、杨臻、张贝贝、崔奇、史秋峰、张占营、谢梦琪、张野

周口市商水县

徐宝华、师全中、赵磊、李志红、杨雪琴、邵海峰、王丽敏、王艳、朱弘伟、王兵、周俊丽、张发亮、许丽雅、刘培

南阳市唐河县

邢运生、何昌宇、张付豪、郭庆敏、顾玉娟、龚改玲、王付雅、白雁、刘金富、赵璐、和颖、王燕、方圆、李飒、刘琼、刘宇勇、房培培、刘佳音、张潜毅、仝梅岭

开封市开封县

耿振新、马师、杨家峰、杨红波、张文玉、耿红彬、张玉祥、耿圆圆、崔彩丽、范梦晓、张林静、孟红艳、张丽、郭永慧、田高杰、郭盈志、邢美丽、李雪、李冰、董玉军

平顶山市宝丰县

李月红、郭建慧、何晓辉、郝宝平、郭永亮、张慧娟、吴一凡、程向勋、陈东耀、余新民、王恩宽、赵俊鹏、王淑娜、宋耀丽、郭强、李志红、邢海娜、魏大旭、宋亚涛

湖北省

湖北省

史廷明、龚晨睿、刘爽、程茅伟、刘晓燕、李骏、张弛、易国勤、周学文

鄂州市

杨爱莲、陈敬义、熊伟、秦艺、严松、王守槐、朱雷、陈思、余双、丁建林、刘汉贵、李莎、曹秀珍、赵敏、李君、罗敏、王浩、严绍文、夏超、柏良梅、詹刚、吴礼俊、李隽

武汉市江汉区

孙福生、周方、陈莉、陈再超、卢俊、黄凌云、胡革玲、杨琳、王珊珊、刘凯、涂钟玲、刘汉平、吕东坡、黄金华

襄阳市襄州区

李家洪、杨艳玲、祝贵才、孟红岩、骆敏、陈向云、邓少勇、郭凤梅、晏高峰、李凤琴、马新萍、邵英、窦凤丽、陈诗阳、范丽梅、王建春、石磊、彭珍、罗秀梅、武俊敏、杭连菊、张德让、张海波、卓永弟

武汉市黄陂区

韩墨、夏子波、吴艺军、董爱珍、王兵、宋程华、梅耀玲、甘晋、陈应乾、梁燕平、白长根、杜美芳、董晓琴、姜春才、陈自松、谢静、甘久思、喻腊梅、梅敏、谌智明、胡新明、王勇华、彭林、刘俊松、彭国和、魏沨

十堰市房县

张宗跃、邓发基、赵大义、易新欣、宋贝贝、李洪乔、马跃、刘运秀、朱晓红、徐开琴、杨培凤、李远娥、代菊华、杨鹏、王多为、李广平、刘青青、李奎、吴成群、郭盛成、朱华、田荣、徐耀国、朱经伟、刘清国

宜昌市远安县

谢广明、王刚、刘泽春、王晓华、付祖明、汪杰、姜鄂、余安胜、温燕华、车孝静、徐晓东、

向惠莉、黄诗珉、李平、张晓红、沈正红、陈刚、朱雪莉、李燕超、王静、刘德清、李昌军、崔庆虎、徐同武、周善财、刘刚、张庭福、边厚军、罗元宗

孝感市云梦县

蔡明忠、卢旲、张少泉、周浩、帅春仙、潘芳、熊心、陈谦、鄂云、万桂华、杜杰、左晶、李胜东、陈格山、褚友祥、张明玉、王青霞、邹新平、李传凯、周游、周敏、邓倩、张冬武、熊青群、丁红波、黎媚、丁红玲

湖南省

湖南省

黄跃龙、刘加吾、付中喜、陈碧云、李光春、金东辉、刘慧琳、殷黎

长沙市天心区

陈法明、张锡兴、龙建勋、朱彩明、陈艳、付志勇、张华成、谢知、李洋、朱应东、马翅、颜慧敏、肖萌、马元、朱智华、左郑、罗国清、谈柯宏、邓园园、彭媛

长沙市芙蓉区

张运秋、胡辉伍、陈海燕、杨俊峰、王国利、杨福泉、刘娟惠、黄丰华、吴萍、成练、周玲玲、邓敏、何艳红、李茜、郭静、肖叶、刘红秀、廖杰夫

常德市武陵区

涂林立、康兴中、于奎、郑红辉、戴珺、袁璧君、徐虹、李先知、戴晓婉、杨芬、楚国科、龚小惠、王立亚、李慧、李园

岳阳市君山区

李文斌、廖银辉、张赛男、黄涧菲、汪杨、程芳、张宏、彭霞、李红霞、毛洋、钟小燕、李丹、李桁、李拓、许国筹、肖平、周圆圆

湘西土家族苗族自治州保靖县

王建波、胡炎、姚钧、龙艳兵、刘清香、向迎波、吴永凰、金晓丽、胡金铭、彭瑛、彭勇生、彭秀琼、向珊、腾建

株洲市攸县

罗锋、符三乃、欧阳四新、周胜勇、王优桃、邓永成、易巧明、刘欢、李邹武、刘小英、向小春、刘谭莹、刘璇、晏远程、文菲、孙月臣、喻钢建

怀化市靖州苗族侗族自治县

陈几生、蒋秀豪、杨通万、黄民隆、李任华、储昌宇、胡昌才、唐昭柏、周鲜珍、粟凤秀、吴祥莲、王先虹、邱元元、黄慧珍、赵宏、陈晓军、毛志华、王小燕、田召、梁芝

芷江侗族自治县

彭刚德、刘雅、蒋平、李宗文、尹秀菊、吴仁英、刘蓓、雷满花、唐力、张道明、邓长光、李琳、田丽玲、邓艳芳、肖金梅、吴琦卓、刘馨萍、李漠贤

广东省

广东省

闻剑、李世聪、林协勤、谭剑斌、龙朝阳、张永慧

广东省公共卫生研究院

陈子慧、纪桂元、蒋琦、马文军

附　录

广州市

何洁仪、余超、张维蔚、张旭、徐建敏、张晶、夏丹、陶霞、曹毅敏、邓志爱、梁雪莹、麦惠霞、刘俊华

珠海市

谭爱军、陈琦、张秋平、孙亚军、陈丹丹、黄多女、张志雄、朱妹芳、吴秀娟、吴水宾、吴兆伦、刘丹、黄进福、黄岳嶙、黄石锋、林俊润、丁虹、肖惠芹、刘苹、杨洁云

佛山市

钟国强、肖兵、廖乐华、高峰、顾春晖、何耀能、何秀榕、雷雨绯、边翔、陈典鹏、叶碧懿、周文浩、周志伟

肇庆市

李建艺、何汉松、蔡健生、郭赐觊、李仲兰、叶坚、陈华、刘昶、何小芬、孙勇、梁敏妮、罗彦亨、廖雅芬、苏乐斌、黎健萍、谭锦权、陈志健、黄智勤、梁志勇、周日辉

南雄市

陈日新、姚为东、刘丽英、谢康林、王金龙、叶光军、邱美英、雷莲、张艳艳、温聪、朱海辉、李雪梅、谭北京、钟辉萍、凌秀芳、王军喜、孔德桂、蔡珊、吴树兰、汪忠豪

深圳市慢性病防治中心

刘小立、杨应周、徐健、卓志鹏、宋金萍、袁雪丽、池洪珊、王俊、尚庆刚、周继昌、谭洪兴、朱李佳、冯里茹、付寒、管有志、林世平、何嘉茵、傅钰、陈钢

深圳市罗湖区慢性病防治院

王瑞、谢奎、卢水兰、王斯妍、郭春江、谢震华、崔平、符科林、戴国才、周慧敏、于淮滨、童鼎

广州市天河区

张宏、李标、陆文捷、黄志玲、王莉娜、李素允、刘丽娟

佛山市禅城区

王玉梅、邵昭明、梁飞琼、易华俊

惠州市博罗县

杨科明、高群威、朱雪文、谢素芳、张月容、陈丽琼、张继东、张旭初、邱贵平、徐红妹、苏雪珍、曾考考、苏玉梅、张巧华、钟伟锋、曾福英、蔡军、游良珍、周碧兰、彭意婷

阳江市阳西县

卢灿、胡业敬、程小芳、陈茂举、谢爱仪、姚关妹、刘振品、梁秀容、苏练、柯李兼、陈娴、冯贵嫦、谢国祥、叶桂思、陈奇帅、陈丽艳、陈结红、陈缓意、姚传冰、李文思

广西壮族自治区

广西壮族自治区

唐振柱、刘展华、蒋玉艳、方志峰、陈玉柱、陆武韬、陈兴乐、周为文、李忠友、李晓鹏

南宁市

林新勤、葛利辉、刘海燕、梁惠宁、施向东、陆丽珍、王孔前、龙兮、赵丽娜、刘凤翔、梁雪坚

北海市

吴德仁、沈智勇、黄坚、谢平、白海涛、陈玲、许翠玲、宋雪琴、茹立、彭莹、苏娟、卢峰、邓积昌、李彩英、叶永梅、钱小燕、韦洁、郭波、胡小婷、韩沪影

180

桂林市

潘定权、石朝晖、秦友燕、李玲、何柳莹、张明杰、周清喜、黄茜、秦金勇、刘志冰、蒋立立、宾小燕、杨丽、方芳、邓莹莹、周云、韩丹丹、蒋铁翼

靖西市

王福春、黄德胜、谢继杰、韦彬、林鑫、冯学铭、吴俊斌、许朝仁、刘继红、农波、黄振兴、梁宏章

百色市凌云县

蔡立铭、冉光义、陆守龙、陆世格、覃凌峰、罗宗业、罗东、李天泽、刘一萱、王正毅、李文胜、李大明、黄诗琪、张凤玲、岑炳业、杨秀卿、班庆丰、王泽斌、张婷、陈庆祥

南宁市宾阳县

罗宗宾、陈源珍、莫奔强、邓赞民、陈珍、黄海燕、刘水金、黄英哲、覃善玲、吴树勤、李秋兰、戚强、蒙炜、马富诗、陈威、吴国荣、韦洁、韦宇、何作凡、葛兰香

桂林市兴安县

盘兴和、宋卫、王非非、李海燕、石灵华、谭良梅、杨德保、杨丽君、彭峥勇、蒋松言、秦琼、刘艳波、邹玉萍、王家峰、张丽娟、郑桂芳、宋运华、秦素娟、罗金凤、王雄文

北海市合浦县

苏福康、吴寿荣、王引琼、李秀兰、易丽德、昊润梅、杨述明、梁红、张晋浦、陈小芬、严冰、石艳梅、刘立球、罗静、陈志斌、苏广和、廖英、陈成富、刘必庆

海南省

海南省

江苏娟、杨斌、邢坤、吴青珊、张韵虹、邝欣欣、刘姚若、冯礼明、林峰

海口市

魏金梅、林春燕、吴云英、符卫东、秦宁宁、陈垂华、邝辉、吴芳芳、叶海媚、寇彦巧、陈红、袁坚、朱明、关清、魏仕玉、梅玉炜、林丽君、李健、何婷、王庭、李烨、符宁、容敏婷、陈小欣、何春萍、符学师、张亚伟、张志明、林海英、叶桦、黄海

海口市秀英区

欧昌明、吴清扬、王海涛、谢小凌、吴运杰、王吉晓、周昌雅、周笑冰、罗娟、邝华玲、吴秋娟、王丹、冯兴、张友标、阳香英、申娟妮、李燕、刘玉莲、林先全

海口市琼山区

蔡笃书、陈文英、王秋强、曹军、吴坚、王中元、肖思铭、张琮斌、周天敏、邓影、许丽薇、曾繁德、黄小舒、陆乙钧、吴剑雄、向治宇、史春霞、肖海菊、杨丽桦、王敦雄、吴文姬、符晓妹、曾梅、符尊忠、黄世明

海口市琼山区道客社区服务站

陈叶、陈亚香、徐应利、张雪、林丽丽、陈奕琴

海口市琼山区大园社区服务站

陈文儒、李文玲、王和芳、陈英桂、冯晶晶、云春燕、李春霞

海口市琼山区云龙卫生院

符晓、周瑞婷、王裕山、曾春妹、林云青

重庆市

重庆市

罗书全、熊鹰、杨小伶、向新志、陈京蓉、李志锋、许静茹、王正虹、陈静、张洁

江津区

林晓光、刘思扬、张凯、张英、王利、廖楷、冷崇莉、胡贵萍、王渔、庄雯雯

南岸区

康渝、田渝、伏峙浩、王鹏、罗青梅、缪银玲、王效梅、魏泽静、郝翔、丁长蓉

綦江区

金明贵、陈明亮、谢宜羚、李晓旭、罗春亮、矣肖镭、张良、张集琴、覃家燕、李凤彬

奉节县

廖和平、宋西明、周安政、张克燕、黄萍、陈玮、单勇、陈步珍、杨毅、刘兴学、简斌

四川省

四川省

兰真、毛素玲、刘祖阳、颜玲、许毅、刘蒙蒙、张誉、马梦婷、陈文、彭科怀

成都市

梁娴、李明川、李晓辉、毛丹梅、何志凡、曹晋原、王瑶、冯敏、周蓓欣、马辉勇、赖诗韵、徐萍、周自强、朱昆蓉、杨梅、杨晓松、文君、陈超、刘晓辉、周铮

乐山市

邱学朴、王勇胜、王远、王佳、罗应勤、张翼、余曦、谢忠涛、王加莉、韩革、汪冰、赵彬茜、韩祝、李铭、黄妍、谢莉亚、陈霞、李钰、章厚安、牟怀德

华蓥市

李胜春、赵吉春、邹世福、龙世新、滕彩俊、吉雄、李凤霞、邓玉华

雅安市名山区

李江、黄定华、张学斌、庞亚琴、柏同飞、卢华贵、练永国、罗惠、胡启源、陈健、赵耀、冯济尧、高树芬、江莉、高光芬、李继江、周端和、李峰、郑智静、葛晋川

自贡市贡井区

李青志、毕凤安、张菊英、周宗慧、何萍、黄喻梅、王雪莲、代东惠、李林春、汪永进、曹艳、张卫、谭玉仙、林江、叶娟、刘强、商静

广元市旺苍县

周跃金、肖汉平、米家君、齐大勇、张旭虎、赵斌、刘景、黄强、伏良、李静、赵海英、辜菊花

阿坝藏族羌族自治州黑水县

罗尔基、唐晓均、兰卡、唐志、杨佳军、安瑛、何仕有、姜琼玲、占塔木、压木见、苴基、徐琼辉、科玛芝、王异平、何仕有、常英华、泽若满、谢先泽、刘玉娥、匡丽

南充市南部县

邓元辉、刘东、孙建华、梁东、姚先林、李小波、李群英、杨金蓓、杨亚韬、张艳、柴东、朱薇、王小阳、何莉、李小霞、李敏、熊燕、敬丽萍、李邱芳、兰蓓

贵州省

贵州省

何平、汪思顺、赵松华、刘怡娅、陈桂华、李忻、姚鸣、兰子尧

凯里市

黄贵湘、杜中瑜、程妙、孔凡琴、吴琴、乐慧星、吴胜元、谭臻、孙燕萍、王真理

贵阳市云岩区

段齐恺、温建、张江萍、王艳、张威、吴雅冬、刘力允、晏家玲、刘小平、李鹏华、周义仁

贵阳市白云区

袁华、刘一丹、周艳霞、刘俊、王继艳、王刚、崔建华、高立新、秦大智、王顺丽

毕节市黔西县

米涛、刘智明、张玉明、刘忠平、朱德春、李静、杨晓笛、徐静、柳春江、陈恒林

铜仁市德江县

邓应高、田剑波、陈锐、姚燕、陈勇、张玲莉、肖忠敏、全权、吕洪光

黔东南苗族侗族自治州三穗县

吴昭峰、李秀良、张金云、蒋德伟、杨祖炎、周扬四、石敏、李洪富、万昌、陈荣彬、刘相东

云南省

云南省

陆林、赵世文、杨军、万蓉、刘志涛、万青青、张强、李娟娟、阮元、刘辉、赵江、彭敏、胡太芬、王晓雯、余思洋、刘敏、秦光和、徐晓静

个旧市

普毅、孙立、雷金、李保山、张跃辉、廖玲、蒋平洲、吴兴平、李永康、杨建彪、余伟、杨潋、梁雪飞、黄欢、唐春、李纪鑫、许维克

昆明市盘龙区

何丽明、邓明倩、王睿翊、马琳玲、李红梅、石云会、杨纪涛、姚金呈、施艳萍、唐秀娟、李佳、何晓洁、杜开顺、王红

昆明市盘龙区妇幼保健中心

李春阳、喻勋芸、贺江云、谢红群、陈莉、何丽涓

红河哈尼族彝族自治州泸西县

王汝生、孙锐莲、李华昌、朱彦波、魏琳、赵永芝、梁诚、李向勤、毕华、赵云珍、杨艳、李永明、闻琼芝、高岳忠、王建红、高立鹏、陈哲、尚聪林、王家宽、吴卫平、赵云焕

普洱市孟连县

刘华、杨绍红、李纯辉、李建敏、叶罕胆、张其良、罗燕、王永、彭玉产、岩真、李然、叶佤、叶英、冯志刚、张昆、岩依相、陶顺强、叶涛、李扎迫

丽江市宁蒗县

张绪宏、陆雁宁、张龙林、曾忠林、李金友、朱桂兰、林万美、成敏、邰先茂、毛永忠、杨玉惠、彭美芬、杨国才、王爱英、张守菊、祝阿各

昭通市水富县

唐艳霞、杨文秀、梁朝琳、杨宜秀、李华夏、肖明国、董梅、王芳、杨丛芳、陈昌琴、周焕英、罗春芳、李绍江、杨金聪、田琪、李玉龙、李杨、赵君、罗晓燕

文山壮族苗族自治州广南县

庞明江、蒙礼正、李燕琼、王竹、刘加梅、何志安、唐乘舜、黄云娟、陈有杰、岑炳兆、安世慧、罗伟、李明杰、朱华光、颜传菊

西藏自治区

西藏自治区

白国霞、嘎玛仓决、丹措、郭文敏、次旺晋美、李素娟、聂立夏、苟晓琴、次珍、罗布卓玛

拉萨市

唐辉、次仁多吉、平措旺堆

林芝市

杨晓东、李晓菊、海波、龙廷松、曹燕娥、张宪英

拉萨市城关区

次仁旺拉、阿旺晋美、巴桑、拉珍、白吉、德吉

林芝市朗县

索朗央金、何玉萍、邓少平、次仁拉姆、田君、德庆、唐雪梅

陕西省

陕西省

张同军、常锋、王林江、徐增康、孟昭伟、刘建书、赵静珺、陈萍

华阴市

孙军、王晓莹、黄晓鸽、王梓如、钱鑫、庞骅、王朝启、贠桂萍、党晓峰、孙桦、王莹、穆莎、颜彪、张荣、郭红英、杨润、汪玉红

西安市新城区

平洁、袁颖、熊建芳、郑学义、杨阳、韩宗辉、赵蕊、董晨阳、赵林、王泉龙、郭建华、董建莉、吕晓蕾、李丛芳

安康市紫阳县

雷安、龚世友、李桦、伍荣兵、钟卫斌、许金华、秦振明、王玲、刘长松、李圆圆、刘国清、李万海、郑学民、徐德强、苏仁玉、徐春、柯丽、方祥、高长友、程同林

延安市安塞县

牛贵侠、刘海利、候树来、闫忠学、李延琦、李天社、杜凯、王振刚、张婷、郭延峰、周卫峰、刘桂荣、纪宏、雷鑫、艾甜甜、李和娜、高美丽、王小梅、拓娜娜、李玉光

咸阳市乾县

侯利孝、王都行、陈琛、李亚峰、黄军党、王正团、张小兵、王鹏军、谢宇、邹军超、李学毅、陈欣、赵快利、马彦涛、徐琳、周颖、康亚庆、韩心怡、王华、赵双战

宝鸡市眉县

王宏、杨彩玲、刘剑飞、马建奇、谭文、安宁、贾利萍、兰志超、康芳侠、廉小妮、杜水泉、

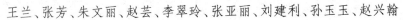

王兰、张芳、朱文丽、赵芸、李翠玲、张亚丽、刘建利、孙玉玉、赵兴翰

安康市汉阴县

黄兴平、郭保宏、吴涛、刘厚明、黄露、何云、陈世巧、彭博、肖斌、刘红霞、陈小志、张汉利、李经富、吴丹、徐倩、刘彬休、郭凯、陈善美、朱林、张浩

甘肃省

甘肃省

何健、杨海霞、陈瑞、赵文莉、杨建英、王文龙、蔡美、张清华、康芬艳、韩莹

兰州市

张英、余加琳、贾清、焦艳

兰州市安宁区

李勇、袁帆、李恺祺、岳桂琴、闫莉、鲁继英、赵鑫、尤桂凤、何秀芬、令玲、黄鲜、苏霞、刘玉琴

兰州市城关区

齐跃军、杨海峰、张英、来进韬、刘洁瑞、陈春、漆晓平、陈海燕、宋国贤、张彩虹、张雅瑾、陈福睿、高若华、李杰、鲁明骅、刘燕婷、刘欣辉、李文连、冯杰、魏孔龙、王玉琴、郭莉莉、张敏、杨玉冰、张亚楠

天水市麦积区

文具科、张辉、毛恩科、王佩、何平、张煜、胡明科、郭升卯、刘社太、何鹏先、张天生、赵小良、刘飞鹏、王建福、李忠孝、何军、雷玉龙、董澜、周凤兰、郭永兵、张亚奇、薄向红、田颖、程名晖、吕仲杰、刘星、马佩珠、程东刚、王小平、杨洁

临夏州康乐县

段永刚、张海涛、周亚鹏、刘建科、姬红、马志荣、段燕琴、赵龙、马仲义、张华、张莉、董莉、刘芸香、杨瑞芳、张亚琴、马有礼、张春英、李晓华、庄淑娟、线紫薇、杨灵君、罗正英、雍玉霞、牛文祥、马秀英、吴芳英、马春燕、吴霞

定西市通渭县

姚占国、姜铁军、崔海燕、张铎、姜亚红、白月娟、王立明、刘君、李小光、张亚敏、巩治军、段永德、李维艳、贾颖祯

陇南市成县

任晓明、马国强、任艳红、刘文娟、邱波、任军锐、陈谢会、钟莉、冯二丽、唐琳会、李海林、陈轶枫、李茸茸、权兴平、胡亚娟、李艳芳、李国斌、潘滢、张明、冯力秒、安对强、杨菲、费芳芳、石林平、吴晓芳、李宁宁

青海省

青海省

周敏茹、李溥仁、张晟、马福昌、星吉、车吉、沙琼玥、周素霞、郭淑玲

西宁市

何淑珍、陈抒、李生春、王亚丽、朱海鲁、王金东、李云章、马海滨、赵振川、祁世荣、李志红、郭占清、李虓、孙莉妹、张志芳、张敏、任亚利、崔鹏、耿海杰、黄元、祁志祥、

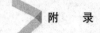

吴黎明、陶宜新

西宁市城西区

石泉霖、冯海建、王玉萍、祁兆斌、张丁鑫乐、祁松奎、陈永志、马震霖、苏燕、祁超、胡海清

海南藏族自治州贵德县

周珉、祁贵海、马晓玲、桑德卓玛、王菊、贺永庆、仲晓春、文化源、杨晓云、王建忠、司太平、陈广海

黄南藏族自治州尖扎县

马克勤、冶海成、辛文清、王清祥、贾翠玲、陈晓莲、王霞、夏吾吉、万玛才让、李生芳

宁夏回族自治区

宁夏回族自治区

赵建华、杨艺、张银娥、舒学军、袁秀娟、曹守勤、马芳、关健、田园、王晓莉

青铜峡市

刘锦平、姚占伏、李晓军、赵仲刚、马丽、李广琴、贾丽萍、王宏玲、史红娟、余兴勤、沙萍、朱桂清、刘萍娥、夏艳荣、姜晓丽、张成霞、马巧玲、周进才、朱芳、师莉娟

中卫市

雍东播、宁怀军、李生荣、韩雅雯、冯学红、王晓燕、樊彩霞、张月芬、李悦丰、刘萍、杨新凤、王菲、宋自忠、王占明、雍晓燕、张娣娟、龙文杰、房桂兰、王忠恩、闫泽山、康彦伟、杨磊、郭文平、宋瑜、孟海波

中卫市海原县

杨应彪、李进刚、田兴梅、董尚斌、谢文明、金玉发、何兴明、冯国英、谢文明、冯敏、刘鹏、张武、王志平、张毅、刘平、贾学农、金学芬、马海山、邰俊、马宏武、何海东、薛向阳、梁怀宇、田桂、田梅花、杨洁

新疆维吾尔自治区

新疆维吾尔自治区

马龙、马明辉、地力夏提、亚合甫、符俐萍、倪明建、葩丽泽、王辉、米娜娃、安瓦尔、张俊、阿斯亚、阿西木、祝宇铭

乌鲁木齐市

巴特尔、成翎、吴亚英、刘健、杨浩峰、阿巴百克力、陈超、张凯伦、黄河、刘泓、马玲、伊力努尔、孙磊、罗新、李翔、茹建国、王红、阿不都、王新迪、陈文亮、张为胜、赛力汗、高枫、沙日吐亚、杨阳、李国庆、杨艳梅、李卫东、官蕾、张妍、杨毅、王东菊、陈爽、韩志国、曹琦、李红、木尼热、桑小平、宋霞、王琴、沈晓丽、刘丽、孙磊

克拉玛依市

拜迪努尔

克州

阿不都热依木江

克孜勒苏柯尔克孜自治州阿克陶县

印安红、阿不拉艾买提、库热西、巴克、艾山江托合提、陈西荣、李剑锋、阿扎提古丽、汗克孜、李俊、依克拉木、吐热不古、艾尔肯、艾拉克孜、茹先姑力、买买提江、阿依木莎、哈尼克孜、阿力木江、热依木古力、买买提图尔荪、阿提姑力、阿不都热依木江、阿斯木古丽、玛依拉、阿提古丽、古丽努尔、米热姑力、阿提古丽、乔力番古力、艾力江、阿依努尔赛买提、阿丽米热、古拉依木、再努尔、阿帕尔、姑海尔妮萨

附录13　2010—2013年中国居民营养与健康状况相关监测样本点与样本分布情况

省/自治区/直辖市	大城市	中小城市	贫困县	非贫困县
北京	西城区 崇文区	怀柔区		延庆县
天津	河西区	北辰区		静海县
河北	石家庄市新华区	邯郸市邯山区 唐山市迁安市	衡水市武强县 邯郸市涉县	石家庄市井陉县 秦皇岛市昌黎县
山西	太原市迎泽区	晋中市榆次区	临汾市大宁县 忻州市河曲县	长治市襄垣县
内蒙古	呼和浩特市新城区	包头市石拐区	通辽市库伦旗 赤峰市敖汉旗	古巴彦淖尔市五原县
辽宁	沈阳市沈河区 大连市中山区	阜新市太平区		抚顺市抚顺县 丹东市宽甸满族自治县
吉林	长春市朝阳区	吉林市龙潭区		辽源市东丰县
黑龙江	哈尔滨市道外区	牡丹江市宁安市	哈尔滨市延寿县	黑河市孙吴县
上海	长宁区 虹口区	青浦区		崇明县
江苏	南京市秦淮区	泰州市高港区 南京市浦口区 南通市海门市		南京市溧水县 淮安市洪泽县
浙江	杭州市江干区 宁波市江东区	金华市金东区 嘉兴市桐乡市		湖州市安吉县 丽水市松阳县
安徽	合肥市瑶海区	安庆市迎江区	亳州市利辛县	安庆市怀宁县 亳州市蒙城县
福建	福州市仓山区 厦门市思明区 福州市福清市		福州市闽清县 漳州市南靖县	
江西	南昌市东湖区	宜春市樟树市	抚州市广昌县	九江市武宁县 宜春市宜丰县
山东	济南市历下区 青岛市北区	潍坊市昌邑市 莱芜市莱城区	东营市利津县 济宁市泗水县 泰安市宁阳县	
河南	郑州市金水区	洛阳市吉利区 洛阳市西工区	濮阳市台前县 商丘市虞城县	平顶山市宝丰县 开封市开封县 周口市商水县

续表

省/自治区/直辖市	大城市	中小城市	贫困县	非贫困县
湖北	武汉市江汉区	鄂州市华容区 武汉市黄陂区	十堰市房县	宜昌市远安县 孝感市云梦县
湖南	长沙市天心区	岳阳市君山区 常德市武陵区	湘西土家族苗族自治州保靖县	怀化市靖州苗族侗族自治县 株洲市攸县
广东	广州市天河区 深圳市罗湖区	珠海市金湾区 肇庆市端州区 佛山市禅城区		阳江市阳西县 惠州市博罗县
广西	南宁市兴宁区	北海市海城区	百色市凌云县	桂林市兴安县 南宁市宾阳县
海南		海口市秀英区	琼中黎苗族自治县	定安县
重庆	南岸区	江津区	奉节县	綦江县
四川	成都市金牛区	广安市华蓥市 乐山市市中区	阿坝藏族羌族自治州黑水县 广元市旺苍县	雅安市名山县 内江市隆昌县
贵州	贵阳市云岩区	贵阳市白云区	黔东南苗族侗族自治州三穗县	毕节地区黔西县
云南	昆明市盘龙区	红河哈尼族彝族自治州个旧市	普洱市孟连傣族拉祜族佤族自治县 丽江市宁蒗彝族自治县 红河哈尼族彝族自治州泸西县	昭通市水富县
西藏		拉萨市城关区		林芝地区朗县
陕西	西安市新城区	渭南市华阴市	延安市安塞县 安康市紫阳县	咸阳市乾县
甘肃	兰州市安宁区	天水市麦积区	临夏回族自治州康乐县 定西市通渭县	陇南市徽县
青海		西宁市城西区	黄南藏族自治州尖扎县	海南藏族自治州贵德县
宁夏		吴忠市青铜峡市	中卫市海原县	
新疆	乌鲁木齐市沙依巴克区		克孜勒苏柯尔克孜自治州阿克陶县	

主要参考文献

[1] 杨月欣,王光正,潘兴昌. 中国食物成分表 2002. 北京:北京大学医学出版社,2002.

[2] 中国营养学会. 中国居民膳食营养素参考摄入量(2013 版). 北京:科学出版社,2014.

[3] 中华人民共和国国家卫生和计划生育委员会. 成人体重判定(WS/T 428-2013)[S].

[4] 谢幸,苟文丽. 妇产科学. 第 8 版. 北京:人民卫生出版社,2013.

[5] IOM, NRC. Weight Gain During Pregnancy: Reexamining the Guidelines[EB/OL]. [2015-10-10]. http://www.nap.edu/catalog/12584/weight-gain-during-pregnancy-reexamining-the-guidelines.

[6] 王杰,杨振宇,庞学红,等. 2013 年中国乳母产后体重滞留状况及其影响因素[J]. 中华预防医学杂志, 2016, 50(12): 1067-1073. doi: 10.3760/cma.j.issn.0253-9624.2016.12.009.

[7] Baker JL, Gamborg M, Heitmann BL, et al. Breastfeeding reduces postpartum weight retention[J]. Am J Clin Nutr, 2008, 88(6): 1543-1551. doi: 10.3945/ajcn.2008.26379.

[8] 胡亚美,江载芳,申昆玲,等. 诸福棠实用儿科学. 第 8 版. 北京:人民卫生出版社,2015.

[9] 中国高血压防治指南(2018 年修订版)[J]. 中国心血管杂志,2019, 24(01): 24-56.

[10] Metzger BE, Gabbe SG, Persson B, et al. International association of diabetes and pregnancy study groups recommendations on the diagnosis and classification of hyperglycemia in pregnancy[J]. Diabetes Care, 2010, 33(3): 676-682. doi: 10.2337/dc09-1848.

[11] 杨慧霞,徐先明,王子莲,等. 妊娠合并糖尿病诊治指南(2014)[J]. 糖尿病天地(临床),2014, 8(11): 489-498.

[12] 中国 2 型糖尿病防治指南(2017 年版)[J]. 中国实用内科杂志,2018, 38(04): 292-344.

[13] WHO. Iron Deficiency Anaemia Assessment, Prevention, and Control.[EB/OL]. http://www.who.int/nutrition/publications/micronutrients/anaemia_iron_deficiency/WHO_NHD_01.3/en/.

[14] WHO. C-reactive protein concentrations as a marker of inflammation or infection for interpreting biomarkers of micronutrient status[EB/OL]. http://apps.who.int/iris/bitstream/10665/133708/1/WHO_NMH_NHD_EPG_14.7_eng.pdf? ua=1.

[15] International Zinc Nutrition Consultative G, Brown KH, Rivera JA, et al. International Zinc Nutrition Consultative Group(IZiNCG)technical document #1. Assessment of the risk of zinc deficiency in populations and options for its control[J]. Food Nutr Bull, 2004, 25(1 Suppl 2): S99-203.

[16] WHO. Indicators for assessing vitamin A deficiency and their application in monitoring and evaluating intervention programmes[EB/OL]. http://www.who.int/nutrition/publications/micronutrients/vitamin_a_deficiency/WHONUT96.10.pdf? ua=1.

[17] Aspray TJ, Bowring C, Fraser W, et al. National Osteoporosis Society vitamin D guideline summary[J].

Age Ageing, 2014, 43（5）: 592-595. doi: 10.1093/ageing/afu093.

[18] Pfeiffer CM, Sternberg MR, Schleicher RL, et al. The CDC's Second National Report on Biochemical Indicators of Diet and Nutrition in the U.S. Population is a valuable tool for researchers and policy makers［J］. J Nutr, 2013, 143（6）: 938S-947S. doi: 10.3945/jn.112.172858.

[19] WHO. Global physical activity questionnaire（GPAQ）［EB/OL］. ［2016-04-20］. http://www.who.int/chp/steps/GPAQ_EN.pdf? ua=1.

[20] WHO. Global physical activity questionnaire（GPAQ）analysis guide［EB/OL］. ［2016-04-20］. http://www.who.int/chp/steps/resources/GPAQ_Analysis_Guide.pdf? ua=1.

[21] 荫士安. 中国妇女营养与健康状况（育龄妇女、孕妇和乳母）-2002 年中国居民营养与健康状况调查. 北京: 人民卫生出版社, 2008.